中华传统医学养生丛书

水果蔬菜

养生宝典

柳书琴◎主编

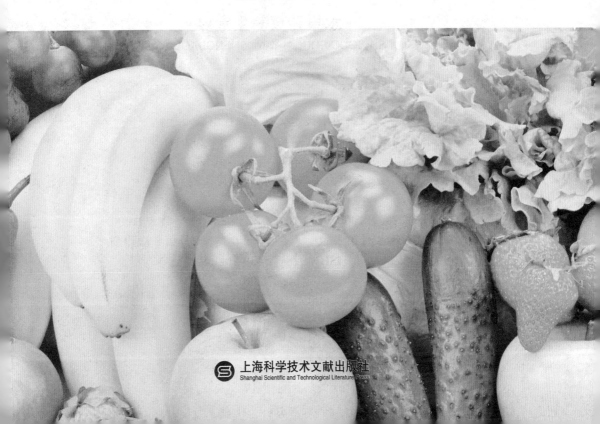

上海科学技术文献出版社
Shanghai Scientific and Technological Literature Press

图书在版编目（CIP）数据

水果蔬菜养生宝典 / 柳书琴主编. —上海：上海
科学技术文献出版社，2016（2023.4 重印）
（中华传统医学养生丛书）
ISBN 978-7-5439-7080-9

Ⅰ.①水…　Ⅱ.①柳…　Ⅲ.①水果—食物养生②蔬菜
—食物养生　Ⅳ.①R247. 1

中国版本图书馆 CIP 数据核字（2016）第 150750 号

责任编辑：张　树　王　珺

水果蔬菜养生宝典
SHUIGUO SHUCAI YANGSHENGBAODIAN

柳书琴　主编

*

上海科学技术文献出版社出版发行
（上海市长乐路 746 号　邮政编码 200040）
全 国 新 华 书 店 经 销
唐山玺鸣印务有限公司印刷

*

开本 700×1000　　1/16　　印张 20　　字数 390 000
2016 年 9 月第 1 版　　　　2023 年 4 月第 2 次印刷
ISBN 978-7-5439-7080-9
定价：78.00 元

http://www.sstlp.com

前　言

　　每个人都希望拥有快乐的人生,可实现这一目标的必要条件就是要有一个健康的身体。而维持生命健康的就是一些微量元素,而这些微量元素来自哪里呢? 对,微量元素就是来自我们的日常饮食,科技的发展可以分析出我们的身体需要哪些微量元素,缺少了就会出现诸多不良症状。这就让我们的"吃"变得更有意义,而不仅仅是为了生存。

　　平日里我们喜爱的水果蔬菜不仅仅是为了满足我们味觉上的享受,更是因为它们拥有的营养元素在维护着我们的身体健康。现代医学的发展,可以把每种水果蔬菜所含的微量元素明确解析出来,这样我们就可以针对我们身体所表现出来的某种元素缺乏现象,合理选择果蔬进食。

　　中华医学讲究药食同源,这可以从古老的医学典籍中得到答案。而本书更是将现代医学文明与古老中医养生学完美地结合在一起,将不同的水果蔬菜与中药材进行了合理的配伍,同时给出最简便的操作方法,让每种食材所含的营养物质发挥最大的效用。

　　为了方便读者针对自己的体质有目的地阅读,本书分为水果和蔬菜两大篇,每篇对每种水果、蔬菜的性味、营养都给出了详细的解释,而对一些常见病的食疗方法给出了明晰的操作步骤。读者可以通过食用美味健康的食品达到健康养生的目的。

编者
2016 年 8 月

目 录

水果养生篇

蔬菜养生篇

水果养生篇

杧　果

　　杧果,俗名为芒果,又名望果、檬果、庵波罗果、蜜望子、沙果梨,果实椭圆滑润,有圆形、肾形、心形;皮色初时也有浅绿色、黄色、深红色之分,成熟后却呈柠檬黄色。它味道甘醇,形色美艳,令人赏心悦目,充满温馨和亲切之感。

　　杧果原产于热带地区,被誉为"热带水果之王",现分布于亚洲、南美洲、北美洲、非洲、大洋洲的 100 多个国家。我国是杧果主要生产国之一,我国的杧果主要分布于台湾、两广、海南以及福建、云南、四川等省区。

【性味归经】

　　性凉,味甘酸。归肺、脾、胃经。

【食用方法】

　　鲜果生食或做成蜜饯、果干、罐头及饮料。

【营养成分】

　　每 100 克杧果肉含水分 85.2 克,蛋白质 0.6 克,脂肪 0.3 克,糖类 13.1 克,钙 11 毫克,磷 14 毫克,铁 0.8 毫克,胡萝卜素 5.7 毫克,维生素 A 原 3.81 毫克,维生素 B_1 0.06 毫克,维生素 B_2 0.06 毫克,烟酸 1.6 毫克,维生素 C 76.8 毫克,钾 304 毫克,能产热量 297 千焦。另外,杧果还含有杧果酮酸、没食子酸、杧果苷、杧果醇酸、异杧果醇酸、阿波酮酸、阿波醇酸、槲皮素等酚类化合物。

【保健功效】

化痰止咳：杧果含杧果苷成分，具有祛痰止咳作用。

抗菌杀毒：据研究，青杧果、杧果叶及皮的提取物对葡萄球菌、大肠杆菌、绿脓杆菌等细菌均有抑制作用。此外，它对流感病毒也有抑制效果。

降脂养心：由于杧果肉和杧果叶中均含有大量的维生素 C 成分，并且加热不容易破坏，因此，常食杧果可为机体补充大量的天然维生素 C，有利于降低血清胆固醇和三酰甘油，防治心血管病。

防癌抗癌：据研究，杧果肉中含杧果酮酸、异杧果醇酸等三萜酸和多酚类化合物，具有一定的防癌和抗癌作用。

养眼护眼：杧果富含糖类及多种维生素，尤其是维生素 A 含量居水果之冠，因此，有利于保护视力。

【功能主治】

生津止渴，镇咳祛痰，开胃利尿，止晕止呕。可治疗烦热口渴，肺热咳嗽，消化不良，淤血，经闭，少尿，眩晕症，梅尼埃病，高血压病，头晕，牙龈出血，气喘，癌症，性功能减退，恶心欲吐等症。

【药用验方】

晕船呕吐：鲜熟杧果 1～2 个，生食或加水煎汁饮。功能：解渴止晕。

牙龈出血：鲜杧果 2 个，取果皮及果肉吃，1 次/日。功能：凉血止血。

慢性咽喉炎：杧果 2 个去皮切块，加水适量煎煮，取汁，代茶频饮，1 次/日。功能：生津润燥，清热止咳。

多发性疣：杧果 1～2 个，分 2 次食果肉；另取杧果皮擦皮肤患处。功能：杀毒散疣。

肺热咳喘：杧果 10 个洗净去皮，食杧果肉。1 个/次，3 次/日。功能：生津解暑，化痰止咳。

疝气:(1)杧果 1 个洗净切碎,碧桃干(桃子未成熟的幼果晒干)30 克,加水 500 毫升煎至 250 毫升,去渣留汁。1 剂/日,分 1～2 次饮服。(2)杧果核 50 克,柴胡 9 克,川楝子 9 克,白芍 30 克,枳实 9 克,荔枝核 30 克,水煎服,2 剂/日。功能:解郁止痛。

皮肤水肿:杧果皮 15 克,核仁 30 克,水煎服,1 次/日。功能:利尿消肿。

脾胃虚弱:杧果肉 250 克切片;锅加油炒鱿鱼 100 克、虾肉 25 克至八成熟;原锅入葱、姜爆炒,放入鱿鱼、虾片和杧果片同炒,烹入黄酒、精盐、白糖和少许清水,加盖稍焖,用鸡蛋 1 个和水淀粉调薄芡翻炒,调味,佐餐食之。功能:健脾益胃。

血亏消渴:青杧果 250 克去皮切片,洋葱和番茄各 1 个切块;鸡肉 500 克切块放入碗内加入生粉拌匀;锅加花生油烧热,入洋葱稍炒,放鸡肉炒匀,加适量白兰地酒、白糖、蚝油、胡椒粉、精盐,倒入杧果、番茄,加适量水,炒熟后倒入盘内。佐餐食之。功能:补脾胃,益气血,生津液。

消化不良:鲜杧果 3 个去皮核榨汁,每次口服 20 毫升,2 次/日。功能:益胃,消食,止呕。

肺部脓疡:青杧果 2～3 个切开晒干,与陈皮半个、猪瘦肉 150 克慢火煲 3 小时。1 剂/日,分 2～3 次服食。功能:清肺化痰,解毒排脓。

气逆呕吐:杧果片 30 克,生姜 5 片,加水适量煎汁。代茶饮,或杧果 1 个生食。功能:降逆止呕。

烦热口渴:将杧果、芦根、天花粉各 30 克,知母 15 克,加水适量煎汁,代茶饮。功能:清热解暑。

声音嘶哑:杧果 2 个去皮核切片放入锅内,加水煮沸 15 分钟,入白糖适量搅匀,代茶频饮。功能:生津、止渴、开音。

慢性支气管炎,咽峡炎:琼脂 3 克用开水泡软煮化,杧果 2 个榨汁;将牛奶 100 毫升煮开后加白糖 30 克溶化,离火晾凉,加琼脂液、杧果汁搅匀,置于冰箱冷却。当点心食。功能:清热益胃,化痰止咳。

闭经:杧果片 20 克,桃仁 9 克,红花 9 克,当归 9 克,赤芍 9 克,熟地黄 30 克,加水适量煎汁。1 剂/日,代茶温饮。功能:行经化淤,益气活血。

湿疹皮疹:杧果皮150克,加水煎汁,洗患处,3次/日。功能:利尿
祛湿。

腹痛:取杧果叶15克,枳实10克,郁金10克,川楝子9克,水煎服,2
剂/日。功能:止痛。

【食用宜忌】

☆ 选购杧果时,长形的较甜,圆形的较香,果皮油润的味道最为
鲜美。

☆ 杧果性带湿毒,皮肤病或肿瘤患者忌食;杧果含糖分高,糖尿病患
者忌食;肾炎患者应该少食。

☆ 不宜与大蒜、胡椒、辣椒等辛辣食物同食,饱餐后不宜食用,过敏
体质者亦应慎食。

梨

梨,又称雪梨、鸭梨、白梨、黄梨、快果、果宗、玉乳、蜜父等,树开白
花,果实多汁,既可食用,又可入药。梨的品种很多,我国原产名优品种
有鸭梨、雪花梨、砀山酥梨、苹果梨、南果梨、库尔勒香梨等,国外引进的
优良品种有巴梨、茄梨、红茄梨、伏茄梨、幸水等。

【性味归经】

性凉,味甘,微酸。入肺、胃经。

【食用方法】

果肉脆嫩多汁、香甜可口,生食最佳,也常采用煮、蒸、烤、冻、冰糖炖
等方法来吃,可削减梨之冷利,对人体更为有益。此外,还可加工制成罐
头、梨汁、梨干、梨酒、梨醋等。

【营养成分】

每 100 克梨果肉含水分 83.6 克,蛋白质 0.1 克,脂肪 0.1 克,糖类 9.0 克,粗纤维 1.3 克,灰分 0.2 克,钙 5.0 毫克,磷 6 毫克,铁 0.2 毫克,维生素 A 0.01 毫克,维生素 B_1 0.02 毫克,维生素 B_2 0.01 毫克,烟酸 0.2 毫克,胡萝卜素 0.01 毫克,维生素 C 4 毫克,钾 135 毫克,钠 0.7 毫克,镁 10.2 毫克,能产热量 155 千焦。另外,梨还含苹果酸、柠檬酸等成分。

【保健功效】

祛痰止咳:梨中含有配糖体、鞣酸等成分,具有祛痰止咳的作用,尤其对肺结核、咳嗽有效。此外,它还有润喉清咽功能。

清热降压:据研究,梨可软化血管壁,降低血压。中医认为,梨乃凉性果,尤其对肝阳上亢或肝火上炎型高血压患者能清热镇静,改善头晕目眩,有助于降低血压。

养肝护肝:梨中含有大量的糖类(以果糖为主)和多种维生素等成

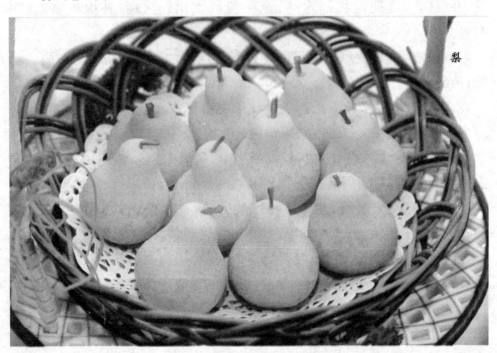

梨

分,易被人体吸收,促进食欲,并且能利尿退黄,有利于保护肝脏,促进黄疸消退和肝功能恢复。

降压强心:梨中维生素尤其维生素 B_1、维生素 B_2、维生素 B_3 以及叶酸等成分含量丰富,能保护心脏,减轻疲劳,增强心肌活力,降低血压。

防治癌症:据研究,梨能防止动脉粥样硬化,抑制致癌物质亚硝胺的形成,防治癌症。

润肠通便:梨中含果胶丰富,有助于胃肠的消化,促进大便的排泄。

【功能主治】

清热解酒,润肺生津,止咳化痰。可治疗热病伤津烦渴,肺热咳嗽,急慢性支气管炎,肺结核,糖尿病,高血压,习惯性便秘,传染性肝炎,酒精中毒等病症。

【药用验方】

肺结核虚弱,脑血管意外后遗偏瘫:鲜梨洗净榨汁 100 毫升,加入人乳 100 毫升,放炖盅内隔水炖,至沸腾后饮用。功能:补虚生血,养阴润燥。

感冒咳嗽,急性气管炎:生梨 1 个,切碎,加冰糖适量,炖水服。功能:清肺止咳。

周身水肿:沙梨皮 50 克,五加皮 13 克,陈皮 10 克,桑白皮 15 克,茯苓皮 20 克,水煎服。功能:利尿消肿。

慢性咽炎:雪梨干 30 克,罗汉果半个,乌梅 13 克,水煎 20 分钟后,候温饮汁。功能:利咽润喉。

支气管炎:梨 2 个,生萝卜 250 克,鲜藕 250 克,洗净切碎绞汁,与 250 毫升蜂蜜调匀,分 3 次饮服。功能:顺气润肺,化痰止咳。

咳嗽痰稠,咽干,便结:大鸭梨 1 个洗净,从蒂处切开挖去梨核,放入川贝粉 5 克和冰糖适量,盖好蒂盖,加水 100 毫升,隔水蒸熟。每日食用 1 个。功能:润燥化痰。

慢性气管炎,习惯性便秘:雪梨 500 克去皮核切碎,百合 250 克浸泡捞出切碎,同放入盆中加冰糖200克,隔水炖至膏状。20克/次,温开水送饮,2次/日。功能:清热润肺,止咳化痰。

秋燥干咳,肠燥便秘:雪梨1个去皮核切片,加入蜂蜜适量和清水50毫升,隔水蒸熟。分1～2次食梨喝汤。功能:润燥通便。

肺阴亏虚,大便干结:雪梨1个去皮核后切成菱形块,百合、麦冬各10克,胖大海5枚,加水400毫升,大火烧开,加冰糖适量,小火再煮15分钟。分1～2次食梨和胖大海,喝汤。功能:滋阴润肺,润肠通便。

慢性气管炎:雪梨3个去皮核洗净,萝卜250克洗净切碎,莲藕250克洗净切片,共捣碎绞汁,加入蜂蜜适量调匀。1剂/日,分2～3次饮服。功能:生津润燥,化痰止咳。

妊娠呕吐,反胃:雪梨1个去皮核,酿入丁香15粒并上盖,装于碗中,隔水蒸熟。1个/日,连食3～4日。功能:养胃止呕。

口舌生疮,口腔糜烂:雪梨250克去皮核后切片,白萝卜200克切片,加水500毫升,大火烧开加冰糖20克,煮至酥烂。分2次食梨、萝卜,喝汤。功能:清热降火。

风热咳嗽:雪梨150克去皮核后切片,白萝卜150克切片,胡椒7粒捣碎,加蜂蜜200毫升和水200毫升,隔水蒸熟。热服。功能:疏风散热,润肺止咳。

支气管炎,风热咳嗽:雪梨1个去皮核后切片,葱白连须齐茎切段,加水500毫升煮至300毫升,去葱白,加白糖适量煮沸。分2次食梨喝汤。功能:疏风清热,止咳化痰。

小儿痰热闭阻:牛黄末0.5克放于茶杯中,加入雪梨汁250毫升调匀。分2～3次服。功能:清热止惊。

小儿哮喘痰多:梨1个洗净除去皮核,半夏6克填入梨中放于大瓷碗,加冰糖25克和水200毫升,盖好隔水蒸熟,去半夏。1剂/日,分1～2次食梨喝汤,连服6～8日。功能:润肺湿燥,化痰止咳。

肺热咳嗽,肾虚腰痛:黑豆60克洗净用清水泡胀沥干,雪梨2个去皮切盖,挖出梨核,将黑豆和适量冰糖分别放入梨空腔,盖好,隔水蒸至酥烂。1剂/日,分2次食完。功能:化痰止咳,益气补肾。

7

麻疹咳嗽:瓜蒌皮 1 个焙焦研末,梨 1 个挖洞填入瓜蒌末,用面包裹烧熟,每日分 3 次服食。2 周岁以内的患儿每 2 天吃 1 个。功能:润肺化痰。

虚劳咳嗽,热病伤津:将梨 1 个去皮切块,与甜杏仁 10 克(去皮尖打碎)加水适量同煮,调入冰糖适量。1 次/日。功能:润肺平喘,清热化痰。

小儿疳热厌食,热病烦渴:将梨 3~5 个连皮切碎捣汁,与粳米 50 克、冰糖适量同入砂锅,加水 400 毫升煮为稀粥,服食。1 剂/日,分 2~3 次食完。功能:生津润燥,清热止咳,调养脾胃。

支气管哮喘,溃疡性结肠炎,贫血:将雪梨 2 个去皮核切成薄片,加凉开水淹没梨片半天,与番茄 500 克(切片)同榨汁。1 剂/日,分 2 次服。功能:清热除烦,滋阴养血。

卒中偏瘫,语言不利:雪梨 2 个,去皮榨汁,1~2 次/日。功能:散郁热,通肺气。

咽峡炎,慢性气管炎:将雪梨 3 个去核切成薄片,加凉开水浸泡半日。1 剂/日,分 2 次食。功能:清热止渴,润肺降火。

中暑,习惯性便秘:将雪梨 250 克、生荸荠 100 克洗净去皮,西瓜 500 克取瓤,共捣烂取汁。1 剂/日,分 2 次饮。功能:清热解暑,生津养胃。

痔疮出血:梨 2 个洗净切片,生地黄 15 克,加水煎汁,取汁与粳米 100 克同熬煮成粥。1 剂/日,分 2 次服。功能:清热生津,凉血止血。

胃及十二指肠溃疡,痔疮出血:梨 2 个,鲜藕 250 克,生荸荠 100 克,白茅根 15 克,白糖适量,煎煮成汤,调入白糖。1 剂/日,分 2 次食。功能:清热泻火,凉血止血。

咳嗽:秋梨、白藕各 500 克。将梨洗净,去皮核切碎,白藕洗净,去节切碎,分别以纱布绞汁,再将二汁混匀即成,随时饮用。1 剂/日,分 3~4 次服用,连服 5~7 日。功能:润肺爽喉,化痰止咳。

急慢性支气管炎:老胡萝卜 2 个,白梨 7 个,川贝 100 克。将老胡萝卜去皮,白梨洗净,去核,川贝研末,共入锅内,加适量清水煮熟,待熟烂后搅匀,过滤去渣,继续用小火熬成膏,装瓶备用。每次服 1 匙,3 次/日,连服 7 日为 1 个疗程。功能:清热润肺。

病毒性肝炎:雪梨2个,荸荠、猪瘦肉各100克,食盐适量。将雪梨洗净,去皮核,切片,荸荠洗净,去蒂,去皮,切片;猪瘦肉洗净,切成小块,三味一起加适量水煮熟,加入食盐调味,饮汤食肉。1剂/日,分2次食用,连服30日为1个疗程。功能:滋肝补肾,清热利湿。

儿童咳嗽:大梨1个,贝母2克。将梨挖心,加入贝母(蜂蜜60毫升亦可),再放在碗中隔水蒸1小时左右即成。吃梨饮汤。功能:润肺止咳。

小儿风热:雪梨3个,大米适量。将雪梨洗净,切片,再将大米淘洗干净,然后一起放入锅内,加适量水煮成粥即成。食之。功能:生津润肺。

慢性支气管炎:雪梨1个,北杏10克,白砂糖30～40克,加入清水2500毫升,放入碗中隔水煮1小时,食梨饮汤。3次/日。本方也可用于治疗秋冬燥咳、干咳、口干咽痛、肠燥便秘等症。功能:清热止咳。

食管癌:雪梨汁50毫升,人乳25毫升,甘蔗汁、竹沥、芦根汁各25毫升,童尿30毫升,混匀频频饮服。功能:清热健脾,生津润燥。

【食用宜忌】

☆ 饭后吃梨能促进胃酸分泌,帮助消化,增进食欲。

☆ 梨的热量和脂肪低,适于喜甜又想减肥者食用。

☆ 多吃伤脾胃,脾胃虚寒、慢性腹泻者不宜食用;外伤、产后、小儿出痘后尤忌。

苹 果

苹果,又名柰、频婆、平波、天然子、超凡子等,原产于西伯利亚西南部及土耳其,在欧洲经长期种植后,于19世纪末传入我国山东,称为西洋苹果。不过,早在从西方引进苹果的1000多年前,我国的文献资料中就有"柰",又名"频婆",此后又有"林檎",或名"来禽""文林郎果",这些都是与西洋苹果同类不同名的记载。

苹果是有名的营养水果,素有水果之王的美誉。西方传统膳食观念认为,一天一个苹果不用看医生;许多美国人还把苹果作为减肥瘦身的必备品,每周节食一天,这一天只吃苹果,号称"苹果日"。

【性味归经】

性凉,味甘。归脾、肺、胃、心经。

【食用方法】

苹果可以生吃、捣汁或熬膏,外用可捣汁涂患处;苹果还可以加工成罐头、果干、果脯及苹果酱、苹果酒等。

【营养成分】

每 100 克苹果果肉含蛋白质 0.4 克,脂肪 0.5 克,糖类 13 克,粗纤维 1.2 克,钙 11 毫克,磷 9 毫克,铁 0.3 毫克,维生素 A 0.08 毫克,维生素 B_1 0.01 毫克,维生素 B_2 0.01 毫克,烟酸 0.1 毫克,钾 110 毫克,钠 1.4 毫克,镁 8.1 毫克,氯 0.8 毫克,能产热量 242.44 千焦;尚含有苹果酸、柠檬酸、酒石酸、鞣酸、芳香醇、果胶、维生素 C、胡萝卜素、烟酸、有机酸、纤维素等。

【保健功效】

消除疲劳:因苹果含钾丰富,可影响机体的钾及钠代谢,因此,具有消除和预防疲劳的作用。

降低血压:苹果中的钾还可与体内过量的钠离子交换而促使其排出体外,使血管壁的张力降低,血压下降。

促进消化:苹果可中和胃酸,促进胆汁分泌,增强胆汁酸的功能;对消化不良、腹部胀满者有一定的助消化作用,尤其对因脾胃虚弱引起的消化不良有较好作用。

增智助长:苹果还含有较多的锌元素。研究发现,儿童摄入锌不足,会严重影响智力和记忆力。多食苹果可以保证锌的摄入,有益于智力和记忆力的增长开发。另外,苹果中的胡萝卜素被人体吸收后可转化成维生素 A 成分,能促进人体的生长发育。

止泻通便:因为苹果中含有鞣酸、有机酸、果胶和纤维等物质,前两者有收敛作用,后两者能吸收细菌和毒素,从而达到止泻之功效。然而,苹果中的粗纤维又可使大便松软,有机酸成分能刺激肠道平滑肌的蠕动,均可促进排便。因此,苹果对轻度腹泻有止泻效果,对大便秘结者又有治疗作用。

养心降压:据研究,苹果含有维生素 C,能促进胆固醇的转化,降低血液中胆固醇和三酰甘油的含量。国外的流行病学调查发现,每天吃 2 个以上苹果的人其血压水平相对较低。

防癌治癌:苹果中含有一种分裂原物质,可刺激淋巴细胞分裂,提高淋巴细胞数量,诱生 R 型干扰素,这对防治癌症有一定作用。另外,苹果中含有大量的纤维素物质,可降低肠道内的胆固醇含量,使排便量增多,从而减少直肠癌的发生。

益气补血:孕妇易出现缺铁性贫血,而铁质必须在酸性条件下或在维生素 C 存在的情况下才能被吸收,故苹果是孕妇很好的补血食品。

养颜美容:苹果中含有镁,可使皮肤红润有光泽,再加上丰富的胡萝卜素及多种维生素和铁质,常食苹果可营养皮肤,并可遏制黄褐斑、蝴蝶斑的生成。

养护心脏:苹果中的果胶可降低胆固醇,每天吃一两个苹果不易得心脏病。苹果中的果胶大部分都在皮上,因此吃苹果最好不削皮。

降胆固醇:单宁酸及有机酸均有收敛作用,并能吸收细菌及毒素。苹果还可降低血中胆固醇。

【功能主治】

润肺生津,解暑除烦,开胃醒酒,可治疗暑热烦渴、口腔糜烂、大便秘结、面色无华等病症。

【药用验方】

高血压,便秘:苹果 1000 克洗净绞汁,50～100 毫升/次,2～3 次/日,饮服。功能:润肠通便,降脂降压。

白内障:苹果皮 15 克,杏 3 个,苍术 15 克,水煎服,1～2 次/日。功能:解毒明目。

贫血,心动过速,皮肤干燥症:苹果 3 个削皮去核切块,用开水烫一下。炒锅加糖适量搅至糖溶化,放入苹果及蜂蜜适量,小火烧 5 分钟,待汤汁浓稠裹在苹果上。当点心食之。功能:生血补心,养颜美容。

热病初起,口舌生疮,口腔糜烂:苹果 250 克,胡萝卜 200 克,洗净绞汁,分 2～3 次服。功能:润燥敛疮。

痔疮肿痛,大便秘结:苹果 300 克,芜菁叶 2000 克,芜菁根 100 克,胡萝卜 300～400 克,橘子 100 克,同加冷开水榨汁,加蜂蜜适量调匀,分 2～3次饮服。功能:消肿止痛,润肠通便。

疲倦烦渴:苹果 200 克,嫩竹笋、莲藕各 150 克,绞取汁,1 剂/日,分 1～2 次饮服。功能:生津润燥,除烦止渴。

大便秘结,面枯无华:柠檬 1 个捣烂绞汁,苹果 500 克加冷开水绞汁,再加柠檬汁和蜂蜜适量混匀。30～50 毫升/次,2～3 次/日。功能:养颜护肤,润肠通便。

心脏病,咳嗽,咯血:银耳 10 克水发去蒂撕碎,加水 400 毫升煮沸,小火炖至酥烂,加苹果 200 克(去皮核切片)和白糖适量煮熟。1 剂/日,分 2次食苹果、喝汤。功能:补心益气,润燥止咳。

慢性腹泻,神经性结肠炎:苹果 1000 克连皮切块烘干研粉,空腹时用温开水调服。15 克/次,2～3 次/日,至愈。功能:厚肠止泻。

便秘:甘笋 150 克和苹果 300 克洗净同榨汁,再撒入芹菜末少量。2～3 杯/日,连服 7 日。功能:通利大便。

贫血,痔疮出血,习惯性便秘:苹果、莴苣各 200 克,胡萝卜 60 克,洗净去皮同榨汁,加入柠檬汁 15 毫升调匀。1 剂/日,分早晚饮服。功能:养血润发,生津润肠。

慢性胃炎,胃酸缺乏症,前列腺炎,高血压病,糖尿病:红萝卜 1 个,苹果 1 个去皮核切成片,与芹菜 50 克同榨汁,柠檬 1/4 个取汁搅匀。1 剂/日,分 2 次服。功能:利湿降压,润燥养胃。

小儿消化不良,单纯性肥胖症,高血压,牙龈炎:苹果 200 克去皮核,粗、细茎芹菜各 100 克洗净切段,同榨汁,柠檬 1/2 个取汁调匀。1 剂/日,分 2 次服。功能:益肾护齿,平肝降压。

产后腹痛,孕产期消化不良,高血压:苹果 200 克去皮核切成丝状,与鲜枸杞叶 50 克、胡萝卜 150 克同榨汁,取汁加入少量冷开水、蜂蜜 30 毫升调匀。1 次/日,分早晚饮服。功能:益肾平肝,清热明目。

高脂血症,冠心病:苹果 2 个洗净去核,连皮切碎如泥糊。锅上火加水适量,调入玉米粉 50 克,大火煮沸,小火煨成稀糊,倒入苹果泥、红糖(20 克)及适量清水拌匀,小火煨煮至沸。1 剂/日,分 2 次饮服。功能:补中益气,除烦去淤,活血降脂。

喘息性支气管炎:大苹果 1 个,巴豆 1 粒。将苹果洗净,挖洞,再将巴豆去皮放入苹果中,入锅,加适量水蒸 30 分钟左右离火,冷后取出巴豆,吃苹果饮汁。轻患者每日睡前吃 1 个,重患者每日早晚各吃 1 个。功能:清热润燥。

噎食呕吐,急慢性胃肠炎:苹果 2 个,蜂蜜 20 毫升。先将苹果洗净备用,再把蜂蜜蒸 20 分钟,苹果蘸蜜同吃,1 次吃完。功能:养胃止吐。

高血压:苹果 1 个,海蜇 60 克。将苹果洗净、去皮、切块,海蜇洗净、切块入锅,加适量水煎煮即成。1 次吃完,2～3 次/日。功能:益气降脂。

贫血:苹果 1 个,番茄 1 个,芝麻 15 克。先将苹果和番茄洗净,再将 3 味生食。1 次吃完,1～2 次/日。功能:生津养血。

妊娠呕吐:新鲜苹果皮 60 克,大米 30 克。将大米洗净,苹果皮晾干炒黄,大米、苹果入锅,加适量水煎即成。代茶饮用。功能:益气止吐。

小儿腹泻,大便溏薄:苹果若干。将苹果用开水洗净,削皮,隔水蒸熟,捣烂成泥。4 次/日,每次约 100 克。1 岁以下婴儿每次约 50 克,日服 3～4 次,此时不食其他食物,待症状好转后可减少吃苹果泥,而适当增加牛奶酪。功能:益脾健胃,厚肠止泻。

轻度腹泻：苹果 1000 克（成熟度较好者），洗净、去皮核、捣烂如泥食用，4 次/日，100 克/次。1 周岁以下婴儿，可服苹果汁，半汤匙/次，3 次/日。功能：健脾止泻。

【食用宜忌】

☆ 食用苹果过量有损心、肾，患有心肌梗死、肾炎、糖尿病的人以及痛经者忌食。

☆ 饭后立即吃苹果，不但不会助消化，反而会造成胀气和便秘。因此，吃苹果宜在饭后 2 小时或饭前 1 小时。

☆ 平时有胃寒觉堵者忌食生冷苹果。

【小常识】

苹果或梨削皮后，由于接触空气会发生氧化反应而变成褐色，若用醋水洗一下，即可保持原色。

植物学家认为，如果一个苹果能吃 15 分钟，苹果的有机酸和果胶质就可以把口腔里的细菌杀死 90%。

医学专家发现，苹果中含有 10% 的发酵糖类，吃完苹果应马上漱口，防止龋齿发生。

经常感到忧郁和压抑的人，若多闻些苹果香味，可使情绪得以舒缓。

橘

橘，俗称为桔，又名黄橘、红橘、大红蜜橘、大红袍、朱橘、福橘。它外表灿烂鲜艳，果肉酸甜可口，广受人们的喜爱。橘子营养丰富，几乎全身是宝。它的外皮阴干之后，就是常用的中药——陈皮；核有行气、散结的作用；瓤表面的白色筋络叫络，可通络、行气、化痰。此外，在我国南方一些地区称为"大"，谐音"大吉"，以图吉祥。誉为宝，可见并不过分。

【性味归经】

性凉,味甘酸。入肺、胃经。

【食用方法】

鲜果除生食外,还可制成果汁、果酱、果酒等;将鲜橘子用蜜糖渍制而成的"橘饼"不仅好吃,而且还有宽中下气、化痰止咳的功效。

【营养成分】

每100克橘子果肉含水分85.4克,蛋白质0.9克,脂肪0.3克,糖类12.8克,粗纤维0.4克,灰分0.4克,钙56毫克,磷20毫克,铁2毫克,维生素A原0.55毫克,维生素B_1 0.08毫克,维生素B_2 0.03毫克,烟酸0.3毫克,胡萝卜素0.55毫克,维生素C 34毫克,钾199毫克,钠1.4毫克,镁13.9毫克,能产热量234千焦;还含柠檬酸、苹果酸、叶酸等。

【保健功效】

调节代谢:橘子含有丰富的葡萄糖、果糖、蔗糖、苹果酸、柠檬酸和多种维生素,对调节人体的新陈代谢相当有益。

益血护脉:据研究,橘含有大量的维生素C、维生素P、橙皮苷、6—二乙胺甲基陈皮苷、磷酰橙皮苷和黄酮苷等成分,对扩张周围血管、降低血压、改善冠脉血液循环、降低血清胆固醇和防止毛细血管破裂出血等均有显著的功效。此外,维生素C对防止动脉粥样硬化和促使沉积的粥样斑块溶解还有明显作用,人体每日如果摄入44.9毫克的维生素C,其患卒中死亡的危险性将下降50%。

健胃厚肠:橘含橘皮苷等多种物质,既能抑制肠道平滑肌过分蠕动,起止痛、止呕、止泻作用,又能兴奋减弱了功能的肠道平滑肌,从而促进消化,减轻腹胀等。

祛痰止咳:橘含挥发油、柠檬烯,能促进呼吸道黏膜分泌,缓解支气管痉挛,从而达到排痰、止咳和平喘效果。

醒酒止渴：橘子含有大量的水分、多种维生素和丰富的糖类物质，有利尿、止渴和解酒之功。

防癌抗衰：橘子由于含有抗癌的类黄酮和限制胆固醇的松烯，可预防癌症、早衰、冠状动脉硬化等症。

【功能主治】

润肺止嗽，化痰镇咳，理气开胃，降逆止痢。可治疗胸膈结气，呕逆，消渴，肺热咳嗽，食欲不振，赤白痢等病症。

【药用验方】

消化不良：取橘子2个剥去皮，生食，2个/日。功能：和胃消食。

秋燥干咳，咽喉痒痛，大便燥结：橘子1个（去外皮捣碎），大枣6枚（去核），竹叶5克，加水400毫升，煮开后加入冰糖20克，小火煮至糖溶化。1剂/日，分1～2次服。功能：生津润燥。

肺热咳嗽，口干舌燥，食欲不振，慢性气管炎，饮酒过多：橘子1000克去皮剥去白衣绞汁去渣。50毫升/次，2次/日。功能：生津止渴，消食开胃，清肺化痰。

慢性胃炎，恶心厌食：将橘子1个和草莓75克绞汁，二汁混匀，加入蜂蜜和葡萄酒各适量搅匀。1剂/日，分早晚饮。功能：理气开胃，增进食欲。

月经不调，面枯，脱发，更年期综合征：海带20克洗净切丝浸入100毫升凉开水中，橘子1个去皮榨汁，取汁与麻油、海带搅匀。1剂/日，早晚分食。功能：美发护发，生肌益脾。

暑热证，消化不良，胃肠炎：将牛奶150毫升煮开晾凉，倒入橘汁50毫升、白糖20克拌匀。每日早晚各服1饮。功能：补益脾胃，生津止渴。

慢性气管炎，慢性胃炎：山楂糕250克切碎块。锅上火，加水将山楂糕煮10分钟后，放入白糖50克、橘子250克（去皮核），煮沸后用玉米粉适量勾芡。1剂/日，分2次服。功能：理气开胃，生津润肺。

慢性气管炎，冠心病，动脉硬化症：净橘子200克，莲子30克，加水煮开,加大枣 10 枚、白糖适量煮沸,湿淀粉适量勾芡。1 剂/日,分 2 次服食。功能:健脾养心。

慢性气管炎,疲劳综合征:橘子 2 个去皮核捣泥,锅上火入黄酒适量,打入鸡蛋 2 个搅匀,放橘子泥、白糖适量边煮边搅至变稠,待晾凉置于冰箱中做成冰淇淋。当点心食用。功能:润肺祛痰,益气健脾。

小儿消化不良,消化性溃疡,慢性胃炎:鸡蛋 4 个去黄取清,加 15 克白糖、适量水调匀,上笼蒸熟;橘瓣 50 克摆在鸡蛋清上。炒锅上火,再加 15 克白糖,熬至白糖溶化浇在橘瓣上,撒上适量青红丝即成。佐餐食。功能:补养脾胃。

肿块疼痛,睾丸肿痛:取橘核 30 粒与米酒 100 毫升、水 100 毫升同煎汁服,2 次/日。功能:理气止痛。

感冒:鲜橘皮 30 克(干品 15 克),姜片 3 片,白糖适量。将前 2 味洗净,然后放入锅内,加适量水煎后,加白糖调匀即成。趁热喝,每次 1 剂,3 次/日,连服 2 周。功能:清热通窍。

气管炎:橘子 100 克,蜂蜜少许。将橘子连皮入锅,煎汤,兑入蜂蜜即成。每次吃橘肉饮汁,每次 1 剂,2 次/日,连服 10 天为 1 个疗程。功能:生津理气。

咳嗽痰多,胃寒呕吐:橘皮、生姜、苏叶各 6 克,红糖适量。将前 3 味洗净,入锅内,加水煎煮后加红糖调匀。2～3 次/日。功能:化痰止咳。

不思饮食:橘皮 15 克,粳米 100 克,白糖适量。将橘皮洗净,烘干,研为细末,再将粳米淘洗干净煮成粥,把橘皮细末加入粥内,稍煮片刻,加入白糖即可食;或将洗净的橘皮煮约 20 分钟去渣取汁,与洗净的粳米煮粥,加白糖即可食。可常服食。功能:理气开胃。

慢性胃炎:干橘皮 30 克,白糖适量。将干橘皮炒后研为末,然后加白糖调匀即可。3 次/日,每次服 6 克,饭前开水冲服。功能:健胃厚肠。

受寒胃疼:橘络 3 克,生姜 6 克,红糖适量。将橘络洗净,生姜洗净、切片,入锅,加适量水,煎后加红糖。趁热喝。功能:益血养胃。

胃脘胀痛:红茶、橘花各 3 克,以沸水冲泡。每日代茶饮。功能:宽中下气。

冠心病：佛手、橘皮各 10 克。将佛手与橘皮洗净，以沸水冲泡。代茶饮。功能：益气养心。

心脏病：橘子 80 克，枳实、生姜各 15 克，丹参 10 克。将橘子洗净，连皮切块，再将后 3 味加水煎汤。1 剂/日，分早晚 2 次饭前服完。功能：护脉养心。

脑血管意外后遗症：橘叶 180 克（鲜品），鲜生姜 120 克，鲜大葱 80克。将 3 味共捣烂如泥，入锅，加水蒸熟后，取适量敷于头顶处。1 次/日，连用 1～2 个月。功能：益血护脉。

眩晕：橘皮 9 克，薏米 30 克，红糖适量。将前 2 味装入布包入锅，加适量水煎，去渣与红糖拌匀备用。1 剂/日，连服数日。功能：理气清热。

腰部疼痛：橘核、杜仲各 100 克，盐、酒各少许。将前 2 味干燥后研成末，然后用盐酒调和送下。2～3 次/日。功能：益血补肾。

冻疮：橘皮、萝卜缨各 120 克。将 2 味入锅，加水煎煮。频洗患处。功能：活血化淤。

妊娠发热：橘子 2 个，黄瓜 1 条。将上 2 味洗净，掏烂取汁。饮汁，2～3 次/日。功能：生津清热。

乳汁不畅：鲜橘叶、青橘皮及鹿角霜各 15 克，黄酒少许。将上 3 味入锅，加适量水煎后去渣，兑入黄酒温饮。每日早晚各 1 剂，连服 1 周。功能：疏肝行气，散结止痛。

急性喉炎：梨 2 个，橘子皮 20 克。橘子皮水煎，将梨洗净，榨汁，然后与橘皮混合同饮。2～3 次/日。功能：清热利咽。

下焦结热，小便不利：直接食橘 1～2 个，或取汁同茶水兑服。1～2次/日。功能：理气清热。

【食用宜忌】

☆ 橘子不宜多食，成人日食不超过 3 个，儿童则不宜超过 2 个。

☆ 橘子味酸，容易聚痰，故风寒咳嗽及有痰饮者不宜食用。

☆ 肠胃功能欠佳者，吃太多橘子容易发生胃病。

☆ 橘子忌与萝卜、动物肝脏等同食。

☆ 在服用西药维生素 K、磺胺类药物、女体舒通、氨苯喋啶和补钾药物时,均应忌食橘子。

【小常识】

挑选橘子的方法:一论大小。应选中等个为好,因为个大则皮厚,肉实不饱满;个小则发育不好,味欠佳。二辨色泽。应选橙红或橙黄色,皮要光滑的。三比弹性。用两手指轻压,弹力好的则佳。四看底窝。底部凹的较好,底部平坦或外凸的则欠佳。橘子的简易贮藏:在箱或筐的底部垫上两张大报纸,再用裁好的 32 开报纸,逐一包好每一个橘子,然后将包好的橘子依次排列在箱内。排好一层橘子隔一张大报纸,最多只能叠六层,因为太多层易压坏。最好用报纸或其他吸湿性强的纸,这样才能使橘子保持水分,不至于干瘪。

橘子放干了,可将干橘子放于凉开水中浸泡 24 小时,剥皮就容易了;如果浸泡 48 小时,橘肉水分增加,橘子可恢复原状,不仅易剥皮,而且吃起来味道更加鲜美。

吃橘子前后 1 小时不宜喝牛奶,因为牛奶中的蛋白质遇到橘子中的果酸即会凝固,从而影响消化和吸收。

一般人吃橘子时,只吃橘瓣而把缠绕在橘瓣上的橘络撕掉。其实,带有橘络的橘瓣更有生津止渴、祛痰止咳的作用,年老体弱及咳嗽有痰的人,吃橘子应带着橘络吃;橘络还含有丰富的维生素 P,可用于防治高血压病,所以吃橘子时最好不要撕去橘络。

葡　萄

葡萄,又名蒲桃、山葫芦、草龙珠、菩提子等,果汁多味美。原产于西域,是 2000 多年前张骞出使西域时发现并带回我国的。全世界如今有葡萄品种 8000 余种。我国就有 1000 多个品种,新疆的吐鲁番葡萄分去半壁江山,高达 600 多种,其中最著名的是以制葡萄干为主的无核白,以鲜食为主的马奶子、红葡萄，以及药用的索索葡萄。据《大明会典》记载，索索葡萄的价值比骆驼皮和水獭皮还高。欧洲优良的葡萄品种有玫瑰香、牛奶、意大利红宝石、龙眼、无核白鸡心、红地球、秋黑、巨峰等。

葡萄的含糖量达 8％～10％，并含有多种无机盐、维生素以及对生理调节功能有益的物质。此外，它的含钾量也相当高。

【性味归经】

性平，味甘。归肺、脾、肾、肝、胃经。

【食用方法】

可鲜食，也可煎汤、捣汁或浸酒服食；葡萄还可提炼果汁、晒制干品以及酿酒等。

【营养成分】

每 100 克葡萄果肉含蛋白质 0.2 克，脂肪 0.6 克，糖类 8.2 克，钙 4 毫克，磷 15 毫克，铁 0.6 毫克，胡萝卜素 0.04 毫克，维生素 A 原 0.4 毫克，维生素 B_1 0.05 毫克，维生素 B_2 0.01 毫克，烟酸 0.1 毫克，维生素 C 4 毫克，钾 252 毫克，钠 2.0 毫克，镁 6.6 毫克，氯 2.0 毫克，能产热量 167 千焦；还含有酒石酸、草酸、柠檬酸、苹果酸等。

【保健功效】

抑制病毒：葡萄中含有一种天然的聚合苯酚物质，它能与病毒或细菌中的蛋白质化合，使其失去致病能力，尤其对肝炎病毒、脊髓灰质炎病毒等有较好的抑制作用。

防治贫血：恶性贫血与维生素 B_{12} 缺乏或不足有关，而葡萄中含有丰富的维生素 B_{12}，能防治恶性贫血的发生。

养心护脉：葡萄不仅能增加血浆中高密度脂蛋白水平，而且还可降低低密度脂蛋白含量。高密度脂蛋白有预防动脉粥样硬化发生的作用，而低密度脂蛋白在该病临床中具有主导作用。此外，葡萄中含有大量的钾元素,对调节心肾功能也有一定作用。

防癌抗癌:葡萄所含的白藜芦醇化合物质,对阻止正常细胞癌突变和抑制癌变细胞扩散均有效果;所含的鞣花酸也是强抗癌物质,常食葡萄者患癌的概率大大低于不常食葡萄者。

利尿安胎:葡萄根、藤、叶等均有很好的利尿、消肿和安胎作用,是民间治疗妊娠恶阻、呕哕、水肿等病的常用物。

增强活力:由于葡萄中含有大量的葡萄糖、有机酸、氨基酸、维生素等营养物质,具有营养机体、补益气血和兴奋大脑神经等作用,对神经衰弱和过度疲劳等均有一定疗效。

利肝护胃:葡萄含有维生素 P,能降低胃酸对胃黏膜的损伤;葡萄富含铁质、果酸、有机酸,易被人体吸收,以促进肠胃消化,并排除尿酸,保护肝脏不受病毒侵袭。

养护肾脏:葡萄富含钾元素,它能帮助人体积累钙质,以促进肾脏功能,调节心搏次数。

健身滋补:葡萄具有滋补肝肾、养血益气、强壮筋骨、生津除烦、健脑养神之功效,是气血两虚、肺虚咳嗽、冠心病、脂肪肝、贫血等患者的康复营养佳果,也是儿童、老人、孕妇、体弱多病者的健身滋补品。

保护骨质:葡萄中硼含量很高,有益于更年期妇女维持体内雌激素水平,预防骨质疏松症。

灭菌抗病:葡萄含天然聚合苯酚,能与细菌及病毒中的蛋白质化合,使之失去传染疾病能力,对于脊髓灰质炎病毒及其他一些病毒有良好的杀灭作用,从而使人体产生抗体。

【功能主治】

补气血,强筋骨,利小便。治气血虚弱,肺虚咳嗽,心悸盗汗,风湿痹痛,小便不畅等。

葡萄对于心性、肾性及营养不良性水肿以及胃炎、肠炎、痢疾、慢性病毒性肝炎、疹、痘、疮有效。

葡萄能补诸虚不足,延长寿命;葡萄干为营养食品,有滋养、健胃、益气功能,适合体质虚弱者食用,并有补虚、止呕、镇痛功效;葡萄制酒富含维生素 B$_{12}$,对恶性贫血有益,有营养滋补功能,并能提高人体功能水平。

葡萄可治疗脾胃虚弱、食欲不振,暑热伤津、心烦口渴,咳嗽、盗汗、醉酒口渴等症。

【药用验方】

妊娠呕吐:葡萄干 30 克,南瓜蒂 5 个,加水 800 毫升,煎至 300 毫升,去渣饮汤。1 次/日,症减即停。功能:止呕养胃。

病后体弱,慢性胃炎,婴儿厌食:将葡萄 500 克用冷开水洗净绞汁。15 毫升/次,3 次/日。功能:和中健胃,补气益血。

营养不良性水肿:将葡萄干 30 克、生姜皮 15 克分别洗净,加水 300 毫升,煎 20 分钟,每日分 1~2 次口服,连服 2~3 日。功能:益气通利。

高血压:将葡萄 250 克、芹菜 500 克洗净榨汁,15 毫升/次,3 次/日。功能:利尿降压。

暑热证,疲劳,口渴咽干:鲜葡萄 500 克去籽,苹果 500 克去皮核切块,柠檬汁 50 毫升,同榨汁,加蜂蜜 25 毫升拌匀。50~100 毫升/次,2~3 次/日。功能:生津止渴,益气生力。

慢性肾炎,肢体水肿,尿少胀痛:葡萄干 30 克,赤小豆、薏苡仁各 15 克,粳米 30 克,加水适量同煮成粥。1 剂/日,分 2 次服食。功能:健脾益肾,清热利湿。

气血亏损,肺虚咳嗽:将葡萄 1000 克洗净用竹签去核沥干,清水 500 毫升及白糖 500 克煮开后,放入葡萄熬煮搅拌,待水将干时,加入柠檬汁 15 毫升拌匀待凉。20~30 毫升/次,2~3 次/日。功能:益气补血。

烦躁口干,恶心纳呆,便秘尿黄:葡萄汁、甘蔗汁各 100 毫升,鲜梨汁 50 毫升,混合加热温服,2 次/日。功能:生津润燥,补益气血。

慢性肾炎水肿,胎动不安:将粳米 60 克洗净,与大枣 15 克、葡萄干 30 克加水适量同煮粥。1 剂/日,分 2 次服食。功能:健脾益肾,清热安胎。

水痘:葡萄干、金银花各 9 克,洗净同放入大茶盅中,加沸水 250 毫升盖好浸半小时。1剂/日,代茶饮,嚼食葡萄干。功能:解毒润燥。

细菌性痢疾,腹泻:茶叶10克,加水200毫升,以小火煎1小时去渣取汁,加入葡萄汁100毫升、姜汁50毫升和蜂蜜50毫升调匀。1剂/日,分1~2次服。功能:生津补液,收敛止泻。

习惯性流产:葡萄干30克,莲子肉90克,加水500毫升,煮开后加入冰糖适量,以小火煮至莲肉酥烂。1剂/日,分2~3次服,连服3~5日。功能:保胎安神。

眩晕症,疲劳综合征,慢性胃炎:先用沸水冲泡绿茶5克,加入葡萄汁、生姜汁各50毫升和蜂蜜适量。2次/日,随意饮服。功能:补益气血,健脾和胃。

高血压:葡萄汁、芹菜汁各15毫升,2次/日,温开水送服。功能:利尿降压。

肺结核,淋巴结核,慢性气管炎:葡萄500克去皮籽,白糖250克,以清水250毫升加白糖小火煮沸,调入葡萄,熬煮搅拌收干。15克/次,2次/日。功能:清热止咳。

食欲不振,病后体虚:鲜葡萄汁500毫升,用小火熬浓至稠,加蜂蜜1000毫升,煮沸后晾凉。10~20克/次,2次/日。功能:滋阴养血,和胃止渴。

感冒:鲜葡萄200克,蜂蜜少许。将葡萄捣烂,过滤取汁,以瓦罐熬稠,加入蜂蜜调匀。用适量开水冲服,代茶饮。功能:抗毒杀菌,提高免疫力。

呕吐:葡萄汁1盅,姜汁少许。将二汁混合,调匀即可。每日饮用1~2次。功能:养胃止吐。

大便干结:粳米、葡萄干各适量。将二汁加适量水,共煮粥即成。每日早晚各服食1次。功能:润肠通便。

慢性肾炎:桑葚子60克,薏苡仁40克,葡萄30克,大米适量。将4味加适量水,煮粥即成。1~2次/日。功能:益肾健脾。

神经衰弱:葡萄干50克,枸杞30克。将2味洗净后,加水800毫升,用武火煮沸,再以文火煎煮30分钟,待温后饮汤食葡萄干及枸杞子。2

次/日,早晨空腹和夜间临睡时各服用 1 次。功能:益气补虚。

痢疾:白葡萄汁 3 杯,生姜汁半杯,蜂蜜 1 杯,茶叶 9 克。将茶叶水煎 1 小时后取汁,冲入各汁 1 次饮服。2～3 次/日。功能:和中益气。

【食用宜忌】

☆ 每日饮少量葡萄酒,对慢性胃炎患者有治疗作用。

☆ 葡萄糖多性温,多食会引起内热、便秘或腹泻、烦闷不安等不良反应,故应节食;糖尿病患者忌食。

【小常识】

葡萄干中含丰富的丙酸、酒石酸,能有效地抑制真菌生长,所以它是面包的保护剂。制作面包时,加入适量的葡萄干,可起到防霉、保鲜和增甜的效果。

食用葡萄后应间隔 4 小时再吃水产品,否则葡萄中的鞣酸与水产品中的钙质形成难以吸收的物质,影响健康。

葡萄皮里含有逆转醇,不但有抗衰老作用,而且可以降血压、降血脂,所以"吃葡萄不吐葡萄皮"绝对是一句科学的至理名言。

枇 杷

枇杷,古称无忧扇,又名金丸、腊兄、琵琶果、芦、枇杷果等,为蔷薇科乔木植物枇杷的果实,状如民族乐器中的琵琶,故而得名。

枇杷果实黄色圆球形,柔甜多汁,甘酸适口,是夏季人们比较喜欢的水果之一。

枇杷原产于我国淮河以南地区,迄今已有 2000 多年的栽培历史。汉代司马相如在《上林赋》中曾提到过枇杷,在江陵发掘出的一个 2140 年前的古墓中也存有枣、桃、杏、枇杷的种子。以安徽的"三潭"枇杷最为著名,在民间有"天上王母蟠桃,地上三潭枇杷"之说,与樱桃、梅子并称为"三友"。

【性味归经】

性平,味甘。入肺、胃经。

【食用方法】

枇杷不但可作为水果鲜食,还可以加工成罐头,如糖水枇杷、果酱、果膏和果酒等。饮食业发达的南方,如广东、福建有些名菜,是将枇杷作为菜肴的作料,熟制成枇杷咕噜肉、枇杷炒鸭子等。

【营养成分】

每100克枇杷果肉含水分90克,蛋白质1.1克,脂肪0.5克,糖类7.2克,钙54毫克,磷28毫克,胡萝卜素1.52毫克,维生素C16毫克,能产热量121千焦;并含有苹果酸、果胶、还原糖、戊聚糖、有机酸、鞣质等。

【保健功效】

祛痰止咳:枇杷核中含有苦杏仁苷成分,具有镇咳祛痰作用,对各种原因引起的咳嗽均有效。

预防流感:枇杷果实及叶中含有抑制流感病毒的成分,可预防流行性感冒及普通感冒。

补充营养:枇杷含有多种营养成分,如胡萝卜素、维生素C、多聚糖等,能为机体提供适当的营养物质,增强机体的抗病能力。

降逆止呕:枇杷叶泄热苦降,下气降逆,对各种呕吐呃逆均有作用。

【功能主治】

具有生津止渴、清肺止咳、和胃除逆的功效,主要用于治疗肺热咳嗽、食欲不振、盗汗醉酒、久咳不愈、咽干口渴、胃气不足、吐血衄血、燥泻呕逆等病症。

【药用验方】

急慢性咽喉炎,咯血:鲜枇杷 150 克去皮核,加入适量冰糖和水 200 毫升,隔水蒸熟。1 剂/日,分 1～2 次食枇杷肉喝汤。功能:清肺止咳。

肺热咳嗽,痰多,咯血:鲜枇杷 250 克,洗净生食。3～4 个/次,2～3 次/日。功能:润肺止咳,下气退热。

肺虚久咳:枇杷 200 克(去皮核),甜杏仁 20 克(去皮尖),加水 500 毫升,煎至 300 毫升,调入蜂蜜适量。1 剂/日,分 2 次连渣服。功能:润肺,清热止咳。

肺热咳嗽,心烦口渴:鲜枇杷 100 克去皮留核,鲜芦根 50 克切段,加水 500 毫升煎至 250 毫升,去渣取汁。1 剂/日,分 2 次食枇杷肉喝汤。功能:生津润肺,清热止咳。

肺结核,热伤肺阴,吐痰无力:银耳 10 克用温水泡发洗净,加水蒸熟;新鲜枇杷 150 克去皮核切小片。锅加水煮沸,下银耳、枇杷片和白糖 30 克。1 剂/日,分 2 次饮服。功能:滋补润肺,生津止咳。

慢性气管炎,慢性胃炎:将枇杷 200 克去皮核,黄瓜 500 克切片,同榨取汁,加柠檬汁及白糖适量搅匀。1 剂/日,分 2 次饮服。功能:润肺止咳,和胃生津。

慢性气管炎,慢性咽炎:桃子 150 克去皮核捣烂,枇杷 250 克去皮核捣烂,两者混合,加入柠檬汁适量和白糖 30 克。每日早晚分食。功能:止咳润肺。

慢性气管炎,中暑:琼脂 10 克用水泡软。取锅加白糖 30 克、琼脂、水熬汁,将汁倒入装有枇杷 500 克(去皮核)的碗中,放入冰箱内冷却。当点心食。功能:清肺化痰,清暑解热。

慢性气管炎,食欲不振:枇杷 500 克洗净晾干,白糖 100 克,加入封缸酒 1000 毫升、蜂蜜适量搅匀,密封 1 个月。20 毫升/次,3 次/日。功能:清肺止咳,润燥健胃。

流行性感冒:枇杷叶 15 克。将枇杷叶去毛,洗净,入锅,加适量水煎煮即成。连服 3 天。功能:疏肝理气。

痰多咳嗽:枇杷 30 克,冰糖适量。将枇杷核去外壳,晒干,捣碎,入锅,加适量水煎煮 10～15 分钟,去渣,加冰糖即成。2 次/日。功能:润肺止咳。

风湿性关节炎:鲜枇杷根 120～200 克,猪蹄 1 个,黄酒 250 毫升。将 3 味入锅,加适量水文火炖熟即成。饮汤吃枇杷肉。功能:消胀止痛。

淋巴结核:枇杷适量,酒少许。将枇杷研为末,然后调酒即可。外敷。功能:生津泻热。

疝气:枇杷核 10～20 克。将枇杷核杵碎,入锅,加适量水,以文火煎汤。2 次/日,服之。功能:消胀理气。

回乳时乳房胀痛:枇杷叶 5 片,土牛膝 9 克。将枇杷叶去毛洗净,和土牛膝一同放入锅内,加适量水煎汤。代茶饮。功能:理气止痛。

小儿惊风发热:枇杷适量,果汁少许。将枇杷去皮核,取果汁加适量水煮沸即成。温时少量频频喂服。功能:润肺清热。

小儿麻疹后热咳不止:枇杷叶、桑白皮、生石膏各 15 克,冰糖适量。先将前 1 味去毛,洗净,再将后 2 味一同入锅,加适量水煎煮,然后去渣,加冰糖即成。1 日 2～3 次分服。功能:清热止咳。

声音嘶哑:枇杷叶 50 克,淡竹叶 25 克。先将枇杷叶去毛,再与淡竹叶一同放入锅内,加适量水煎汤。饮用,连服数日。功能:生津润肺。

鼻血不止:枇杷叶 50 克。将枇杷叶去毛焙干,研为末即可。用茶水送服,5～10 克/次,早晚各服 1 次。功能:清热止血。

【食用宜忌】

☆ 肺痿咳嗽、胸闷多疾以及劳作吐血之人宜食,坏血病患者食用亦佳。

☆ 糖尿病患者忌食。

☆ 脾虚、腹泻者忌食。

☆ 枇杷仁含氢氰酸,有毒,故忌食。

☆ 忌食未成熟的枇杷。

菠 萝

　　菠萝,又名凤梨、地菠萝、番梨、露兜子、王梨、婆那娑、天婆罗、树婆罗、优珠昙等,夏季开紫色花,果实密集在一起,外部呈鳞片状,是热带和亚热带地区的著名水果。菠萝果形美观,汁多味甜,有特殊香味,是深受人们喜爱的水果。菠萝树是一种原产于中、南美洲的热带果树,我国台湾、广东、广西、福建均有种植。

　　菠萝的原产地虽然不在中国,但用它酿酒却是我们的创举。雷州半岛是我国的菠萝之乡,徐闻县连绵起伏近2万公顷的菠萝园,堪称"菠萝的海",这里酿制出的优质菠萝酒享誉全球。

【性味归经】

性平,味甘微涩。入脾、肾经。

【食用方法】

　　菠萝除生吃外,主要加工成罐头,亦可制成果酱、果酒、果汁等;除供食外,也有食疗功效。此外,菠萝的树叶可用来治疗溃疡。

菠萝

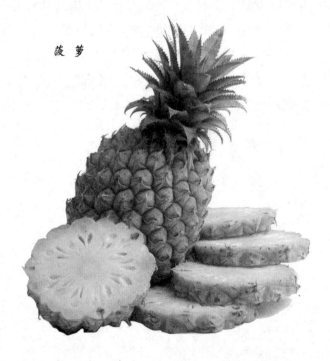

【营养成分】

　　每 100 克菠萝果肉含水分 87.1 克,蛋白质 0.5 克,脂肪 0.1 克,纤维 1.2 克,灰分 0.3 克,糖类

8.5 毫克,磷 6 毫克,铁 0.2 毫克,胡萝卜素 0.08 毫克,维生素 B$_1$ 0.21 毫克,维生素 B$_2$ 0.25 毫克,维生素 C 18 毫克,烟酸 0.5 毫克,钾 126 毫克,钠 1.2 毫克,锌 0.08 毫克,还含有菠萝蛋白酶、氨基酸、有机酸等成分。

【保健功效】

健胃助消:菠萝果皮中富含菠萝朊酶和菠萝蛋白酶,能帮助胃分解和消化蛋白质,尤其是进食过多的肉类和油腻食物之后吃菠萝较有益处。此外,它还有消除局部炎症和促进组织愈合的作用。

补水止渴:菠萝富含维生素 C、糖类、水分、无机盐和各种有机酸等成分,可为机体补充足量的水分、电解质和营养物质,且清香可口,清热消渴。

防止血栓:菠萝中含有菠萝蛋白酶,能溶解导致心脏病发作的血栓,防止血栓的形成。此外,菠萝还有加速溶解组织中纤维蛋白和蛋白凝块的功能,从而改善局部血液循环,起到消炎、消肿的作用。

利尿抗癌:因菠萝中含糖分较高,故有渗透性利尿作用。此外,它所含的酶类物质也有利尿、解热、解暑、解酒、降血压、抗癌等功效。

增进食欲:菠萝还含有一种天然消化成分,称菠萝酵素,有类似木瓜酵素的作用,能分解蛋白质,帮助消化,增进食欲。

【功能主治】

清暑解渴,祛湿消肿,消食止泻。可治疗暑热烦渴,消化不良,脘中痞满,小便不利,支气管炎,肠炎,头昏目暗等症。

【药用验方】

消化不良,食欲不振:菠萝 1 个,去皮捣汁。15～20 毫升/次,3 次/日。功能:消食开胃。

急性肾炎:菠萝肉 100 克,鲜白茅根 50 克。水煎服,2 次/日。功能:利尿消肿。

虚热烦渴,消化不良:菠萝 1 个,削皮绞汁,取汁 100 毫升/次,加冷开水 400 毫升,调精盐少许,分 2 次食。功能:生津止渴。

眩晕无力:菠萝肉 250 克,鸡脯肉 100 克,切成片,锅上油,加鸡脯肉和盐炒至半熟,再放菠萝片同炒,加适量水焖至熟透调味。佐餐食之。功能:生津醒脑,益气活血。

中暑:菠萝 1 个剥去皮,捣烂绞汁。100 毫升/次,加凉开水冲服。功能:生津解暑。

肾炎水肿:菠萝肉 100 克用盐水稍泡切片,白茅根 100 克切段,车前子 15 克(纱布包),加水 800 毫升煎至 400 毫升,去渣留汁。1 剂/日,分 2 次饮服。功能:利尿消肿。

急性支气管炎:菠萝肉 100 克用盐水稍泡切片,白茅根 50 克切段,加水 600 毫升煎至 300 毫升去渣,调蜂蜜适量,煮沸。1 剂/日,分 2 次饮汤。功能:清热消炎。

慢性气管炎,神经官能症,肺结核,淋巴结核:银耳 50 克用温开水泡涨,菠萝 100 克去皮洗净切片。锅上火,加清水,下冰糖 30 克,待水开后入银耳、菠萝片,再煮沸。当点心食之。功能:滋阴生津,润肺止咳。

慢性气管炎,咽喉炎:菠萝 100 克去皮榨汁,梨 2 个去皮核榨汁。将二汁加白糖、冰块各适量。1 剂/日,分上下午 2 次饮服。功能:补气生津,化痰止咳。

单纯性肥胖症,高脂血症,脂肪肝:菠萝 150 克去皮洗净榨汁,加入鸡蛋 1 个及少量清水,搅拌均匀后,再加柠檬汁、苏打水适量搅匀。每日分 2 次饮食。功能:补气降脂。

慢性肾炎:菠萝肉 60 克,鲜茅根 30 克。将菠萝肉、鲜茅根分别洗净,放入砂锅内,加适量水,先武火煮沸,再用文水慢熬至菠萝肉烂熟,去渣取药汁。饮药汁,2 次/日,连服 15 日为 1 个疗程。功能:滋阴清热,凉血止血。

气管炎:菠萝肉 120 克,蜂蜜 30 毫升。将 2 味入锅,加适量水,文火煎汁。吃菠萝肉,饮汁。2 次/日。功能:益气消炎。

慢性肝炎:菠萝罐头 250 克,白醋少许,冻粉(泡发好的)200 克,白糖 250 克。将菠萝切成片,分摆在 10 个小茶碗内,将白糖、醋、水、冻粉和罐头汤上笼蒸溶化,稍凉,分倒茶碗内,然后入冰箱冷冻。食时取出,每次服食 10～15 克,2～3 次/日。功能:润肺消炎。

肠炎腹泻:菠萝叶 30 克。将菠萝叶入锅,加适量水煎汤。饮汤。功能:消食止泻。

脾肾气虚:菠萝、蜂蜜各适量。将菠萝去皮,切碎,加蜂蜜调均匀,然后加适量水文火熬成膏。分早晚服食。功能:健脾益气。

菌痢:菠萝种子仁、米汤各适量。将菠萝种子仁炒干后磨粉,用米汤调匀。每次服 15 克,2～3 次/日。功能:固元益气止泻。

小便不利:菠萝若干。菠萝去皮,切块,入锅,加适量水煮熟即成。每次 25 克。功能:利尿补脾。

【食用宜忌】

☆ 由于菠萝蛋白酶能溶解纤维蛋白和酪蛋白,故胃溃疡患者、肾病患者和血液凝血功能不全的人,不宜多吃菠萝。

☆ 一些对菠萝过敏的人,食用菠萝后会得"菠萝病"。用盐水浸泡菠萝,使菠萝蛋白酶的活性被破坏,就可避免这种病的发生。

☆ 没有经过处理的生菠萝,因含一种苷类而有刺激性,会使口腔发痒,但对健康无害。

☆ 菠萝最适宜饭后食用。

☆ 菠萝汁中的生物苷及菠萝蛋白酶会刺激口腔黏膜,引起发痒、发麻等不适,有些人吃后会出现腹痛、腹泻、恶心、呕吐、头晕、头痛、皮肤发麻等反应,严重者会出现呼吸困难、休克,甚至因昏迷而死亡。因此,食用菠萝时,要将菠萝皮削去,切成小块在盐水中浸泡 10 分钟左右再吃。

☆ 有胃寒、寒咳、虚咳者,不宜生食或生饮菠萝汁,可煎煮后食用。有皮肤湿疹、疮疖者忌食。

【小常识】

吃菠萝时,可先把果皮削去,除尽果丁,然后切开,用盐水浸泡。这样可促进菠萝中一些有机酸的分解,减少对人体不利的因素,味道也更鲜美。但若有的人因体质因素对菠萝过敏,则不宜食用。

甜 橙

甜橙,又名橙子、广柑、雪柑、印子柑、黄果、金球等,果实为圆球形,外形整齐漂亮,颜色鲜艳,酸甜可口;果皮又名黄果皮、理陈皮,富含维生素 A 及果酸,有香气。甜橙原产于我国,栽培历史悠久,现主要产于我国南方各省。甜橙被称为"疗疾佳果",是深受人们喜爱的水果。甜橙种类繁多,备受青睐的主要有脐橙、冰糖橙、血橙和美国新奇士橙。

【性味归经】

性凉,味酸甘。入脾、胃经。

【食用方法】

可鲜食或绞汁饮用,也可加工成果汁、罐头、果酒及橙皮制品以供食用。

【营养成分】

每 100 克甜橙果肉含蛋白质 0.6～0.7 克,脂肪 0.1～0.2 克,糖类9.8～12.2 克,钙 41～58 毫克,磷 15～19 毫克,铁 0.2～0.5 毫克,维生素 A 0.05～0.1 毫克,维生素 B_1 0.08～0.09 毫克,维生素 B_2 0.02～0.03 毫克,烟酸 0.2～0.3 毫克,胡萝卜素 0.11 毫克,维生素 C 37～54毫克,钾 182 毫克,钠 0.9 毫克,镁 10.8 毫克,氯 1.0 毫克,能产热量 184～218 千焦;还含有橙皮苷、柠檬酸、苹果酸、琥珀酸、果胶、黄酮苷、内酯、生物碱、挥发油等成分。

【保健功效】

保护血管:鲜橙果实中含有的橙皮苷成分,能降低毛细血管脆性,保护毛细血管,防止微血管出血。

调节代谢:鲜甜橙中含有大量的维生素 C、维生素 P 及有机酸等成分,具有调节机体新陈代谢,增强机体免疫功能。

疏肝通乳:甜橙具有疏肝理气、促进乳汁分泌的作用,可作为乳汁不通、乳腺红肿胀痛者之食疗佳品。

止痛停泻:甜橙果皮煎剂能抑制胃肠道平滑肌蠕动,具有止痛、止呕和止泻作用。

和胃促消:橙皮中含有果胶成分,能促进肠蠕动,加速肠道中的粪脂质及胆固醇类物质排泄;同时还能减少外源性胆固醇的吸收,消除胃肠胀气和促进消化。

止咳化痰:橙皮中含 0.93%～1.95% 的橙皮油和那可汀等成分,具有止咳化痰作用,对慢性支气管炎、肺炎等均有较好的辅助疗效。

美容养颜:多食橙子可增加皮肤弹性,减少皱纹。

防治癌症:橙子中含丰富的维生素 C,有防癌作用。

【功能主治】

可治疗痔疮肿痛、肝气郁结、疮疖肿痛、疝气、淋病、腰痛、慢性支气管炎、咽喉炎、胸腹胀满、食欲减退、大小便不畅、胃气不和、妇女乳腺红肿及缺乏维生素等病症,可以辅助治疗高血压。

【药用验方】

大小便困难,维生素 C 缺乏症:生甜橙 2500 克,每月食 3～4 次,每次食 1/2～1 个。功能:清热生津。

胃滞纳少:甜橙 1 个洗净,带皮切成 4 瓣,加水 300 毫升,烧开后加蜂蜜 30 毫升,小火煮至熟去渣。当茶饮。功能:消食开胃。

急慢性支气管炎,咳嗽痰多:甜橙 1 个洗净,带皮切成 4 瓣,加入冰糖适量和水 200 毫升,盖好,隔水蒸熟。每日早晚各服 1 次,连皮食橙喝汤。功能:润肺化痰,降气和胃。

咳嗽咳痰,恶心纳少,咽干口燥:鲜橙子 500 克用刀划棱,放入水中浸去酸涩味(每日换水),待软(1～2日)后取出除去核,再浸1～2日取出。将三棱针插入棱缝,触碎内瓤,入锅加水煮七八分烂时趁热拌白糖500克晾晒,待糖溶尽,晒干压扁。每日食1个。功能:宽胸理气,和中开胃,生津止渴。

胸闷脘胀,饮酒过多:橙子1500克划破去核切成片,生姜250克去皮切片,将两者捣烂如泥,加炙甘草末10克、檀香末25克揉和成饼,焙干研为细末。3～5克/次,加盐少许,开水冲服。功能:宽胸顺气,生津止渴。

乳房肿痛,乳汁不通:将新鲜甜橙2个划破去核,连皮榨汁,调入米酒15～20毫升饮用。每日1～2次服完。功能:理气消肿,通乳止痛。

痔疮肿痛:将橙子(隔年风干者为佳)10个置于桶内,烧烟熏之至熟。0.5个/次,4次/日。功能:消炎止血,消肿定痛。

夏暑烦渴,小便赤短:夏橙100克剥皮榨汁,与蜂蜜20毫升搅匀,加适量冰再搅拌20～30分钟,注入苏打水100毫升。1剂/日,随意饮之。功能:解暑生津。

慢性胃炎,咽峡炎,吸收不良综合征:鲜橙子250克在沸水中稍烫,绞汁。1剂/日,分2次饮。功能:生津止渴,帮助消化。

暑热证,神经衰弱,健忘:甜橙250克,柠檬15克,均去皮核,加凉开水250毫升、白糖25克、冰块100克搅拌1分钟,过滤取汁。1剂/日,分2次饮。功能:清热解暑,生津健脑。

暑热证,咽峡炎:橙子150克压汁,加白糖25克,放入冰箱冷却。1剂/日,分早晚饮服。功能:消暑解毒。

慢性气管炎:橙子1个去皮核榨汁,加鸡蛋黄1个搅匀。锅上火,将牛奶150毫升、白糖25克煮沸,倒入橙汁、鸡蛋黄搅匀稍煮。1次/日,随早餐饮用。功能:止咳化痰。

月经不调,更年期综合征:牛奶100毫升煮沸,加白糖适量待凉。鲜橙子1个切盖,挖出橙子瓤,置高脚圆口杯中,加入牛奶、橙肉,盖上盖,入冰箱冷却。1次/日,随早餐饮用。功能:和胃补虚。

慢性气管炎,月经不调,宫颈癌,肺癌:甜橙250克去圆顶取肉,将熟蟹肉 25 克、熟蟹黄 50 克填入橙中,盖上圆顶固定并放入大碗中,加入黄酒和香醋各适量,入笼蒸 30 分钟,取出蘸精盐、香醋,佐餐食。功能:滋阴生津,软坚化痰。

乳腺炎早期:甜橙 4 个去皮,用纱布绞取汁,将汁兑入 30 毫升黄酒中混匀饮下。1 剂/日,连饮 1 周。功能:理气散结。

【食用宜忌】

☆ 橙中含较多鞣质,能与铁结合,妨碍铁的吸收和利用,因此,贫血患者不宜多吃。

☆ 忌食皮厚或底部发霉的橙子。

☆ 甜橙性偏凉,体寒者不宜多食。

☆ 糖尿病患者忌食。

☆ 饭前或空腹不宜食用,否则橙子中的有机酸会刺激胃黏膜,对胃不利。

☆ 橙子味美,却不可多吃,多食易伤肝气。

桃 子

桃子,又名桃实、蜜桃、毛桃、寿桃、仙桃、白桃、圣桃等;桃树属蔷薇科落叶小乔木,果实有核,汁多味美。桃子原产于我国西部,迄今已有三千年以上的栽培历史。汉武帝时,张骞出使西域,桃随之越天山,历大宛,传入波斯,继而辗转落户世界各地。

我国种桃现已很普遍,分布十分广泛。我国桃类品种繁多,约有 800种。桃子在我国被视为健康长寿、幸福祥瑞的象征,素有"寿仙"和"仙桃"的美称。它以美观的外形、甜美的肉质被称为"天下第一果"。

【性味归经】

性温,味甘酸。入肝、大肠经。

【食用方法】

桃子一般以鲜食为主,也可捣汁饮服,或制成果脯、桃片食用。桃子汁还被加工成各种饮料。

【营养成分】

每100克桃子果肉含蛋白质0.5~1.7克,脂肪0.1~1.1克,糖类6.6~15.8克,粗纤维4.1克,灰分0.5克,钙7~24毫克,磷20~52毫克,铁0.8~2.5毫克,维生素A 0.02~0.06毫克,维生素B_1 0.01~0.10毫克,维生素B_2 0.7毫克,烟酸0.02~0.07毫克,维生素C 3~26毫克,钾252毫克,钠0.7毫克,镁12.9毫克,氯2.2毫克,能产热量147~335千焦;还含有胡萝卜素(0.01毫克)、挥发油、有机酸、多种糖类等。

【保健功效】

止咳平喘:桃仁中含有苦杏仁苷、苦杏仁酶等物质,水解后对呼吸系统有抑制镇静作用,故能止咳平喘。

防治贫血:桃肉中含铁元素较高,仅次于樱桃,而铁元素是合成血红蛋白的重要物质,可促进血红蛋白的生成。因此,常食桃有益于防治各种原因引起的缺铁性贫血。

改善循环:药理研究证实,桃仁醇提取物具有提高血小板中(AMP)水平,抑制血小板聚集,抗血凝,改善微循环作用。

养护肝脏:桃仁提取物具有增强肝组织胶原酶活性,促进肝内胶原物质分解,抑制肝纤维组织增生,有明显抗肝纤维化及早期肝硬化的作用;它还能扩张肝脏门静脉,改善肝脏血流速度,从而起到降低门静脉压的作用。此外,它还能促进胆汁分泌,利胆退黄。

防癌抗癌:桃仁中所含苦杏仁苷的水解产物氢氰酸和苯甲醛对癌细胞有协同破坏作用,而氢氰酸和苯甲醛的代谢产物,分别对改善肿瘤患者的贫血及缓解疼痛有一定作用。

利尿消肿:桃花中含有山萘酚,具有利尿作用,能消肿满,医治黄疸、淋证等;同时它还能导泻,且对肠壁无刺激作用。

活血化淤:桃子有缓和活血化淤作用,对因过食生冷食物而引起的痛经很有效,并可辅助治疗女性闭经。

滑肠通便:桃肉富含果胶,经常食用可预防便秘。

【功能主治】

解热生津,润肠消积,活血养颜。可治疗肺结核,便秘,食欲不振,老人体虚,妇女淤血痛经,闭经,肝脾肿大,高血压,缺铁性贫血等病症。

【药用验方】

高血压:鲜桃子1~2个,生食。每日早晚食。功能:活血降压。

睾丸肿痛:碧桃干(未成熟桃子晒干)30克,杞果1个。水煎服,早晚各1次。功能:理气止痛。

遗精过频,自汗盗汗:鲜桃子250克,生食;或取碧桃干30克,炒至外壳开始变焦,加水适量,入大枣30克煎汁,每晚睡前服1次。功能:止遗、固肾、敛汗。

脾胃虚弱,食欲不振:鲜桃300克洗净去皮核切片,加入白糖适量拌匀,腌渍2小时。1剂/日,分1~2次饭后食。功能:消积润肠。

肠燥便秘,食欲不振:鲜桃500克去皮核切块,加入白糖100克和水100毫升,碗口用纱布包好,薄荷叶适量堆放在纱布上蒸20分钟,出笼去薄荷叶,凉后随意食之。功能:生津润燥,消积通便。

过度疲劳,喘咳:鲜桃3个削去皮核,加入冰糖适量和水50毫升,盖好盖,隔水蒸熟。1次/日,连服7日。功能:补心润燥。

养颜美容:桃子100克,苹果1个,分别去皮核捣烂绞汁,加红葡萄酒、柠檬汁、蜂蜜各15毫升拌匀。1剂/日,分1~2次饮用。功能:生津润燥,光泽肌肤。

妇女经闭,月经量少:鲜桃子2个削皮去核,桃仁15克去红皮捣碎,加冰糖适量和水200毫升盖好,隔水蒸熟。1剂/日,分1~2次食桃肉喝汤。功能:活血祛淤。

肺虚气短,咳喘盗汗:鲜桃子 1 个洗净去核捣烂,取粳米 50 克煮成粥,加白糖适量调匀。1 剂/日,早晚食用。功能:补虚益气,润燥止咳。

习惯性便秘,脂肪肝,肝脾肿大:琼脂 5 克泡软切碎,加白糖 30 克、水适量拌匀,上笼蒸 20 分钟。鲜桃子 500 克去核,上笼蒸至熟烂,去桃皮压成泥,与琼脂拌匀,撒上糖汁,当点心食。功能:生津润肺,和肝消积。

血滞经闭,贫血:桃仁 10 克,墨鱼 200 克洗净切片,加水适量同煮汤,调味。食墨鱼饮汤。功能:活血祛淤,滋阴养血。

哮喘:桃仁、杏仁、白胡椒各 6 克,生糯米 10 粒。将 4 味共研为细末,用鸡蛋清调匀。外敷双脚心和双手心。功能:止咳平喘。

膀胱炎:桃仁 8 克,滑石 25 克,2 味共研成细末。开水送服。功能:理气利尿。

大便秘结:桃仁 9 克,郁李仁、火麻仁各 15 克,3 味入锅,加适量水煎汤。1 剂/日。功能:润肠通便。

淋巴腺炎:桃叶适量,黄酒少许。将桃叶捣烂,加黄酒炖热。敷于患处。功能:消炎益气。

皮肤瘙痒,痔疮:取桃树叶适量洗净,加适量水入锅,煎汤。熏洗患处,1～2 次/日。功能:消肿止痒。

产后恶露不畅:桃仁 10 克,莲藕 250 克,食盐少许。将桃仁、莲藕洗净切成小块,加清水煮汤,然后以食盐调味。饮汤食藕。功能:益血消炎。

口疮:取桃嫩叶适量洗净,晾干,捣烂。敷于患处。功能:生津消炎。

【食用宜忌】

☆ 肺病、肝病患者食用,会有很好的辅助疗效。

☆ 高血压患者,若每日早晚吃一个剥皮的鲜桃,有利于保持血压平稳。

☆ 桃仁虽有破血行淤、滑肠通便之功效,但桃仁含有挥发油和大量脂肪油,泻多补少,所以便溏者、咯血者及孕妇应该少食或不食。

☆ 过量服用桃仁,会导致中毒。

☆ 桃虽好吃,但多吃令人生热上火。凡内热偏盛,易生疮疖的人不宜多吃,但食果脯则无此弊。

☆ 糖尿病患者慎食。

☆ 胃肠功能不良者及老人、小孩不宜多食。

☆ 忌与甲鱼同食,忌食烂桃、生桃。

【小常识】

鲜桃味美甘甜,唯其上面一层细毛,弄不好沾在皮肤上痒得令人难忍。可以在温水中放少许碱,将桃浸1~2分钟,再洗细毛即掉。

柿 子

柿子,又名秭、米果、猴枣、金稞、红柿、大盖柿等。柿子的故乡在中国,世界各地的柿子品种几乎都来自我国。我国栽种柿子的历史已有3000多年。柿子主要产在黄河流域,但北方和江南地区也有分布。柿子品种繁多,大约有300多个品种。其中著名品种有北京的大磨盘柿,河北的莲花柿,陕西的鸡心黄柿和尖柿,山东菏泽的镜面柿,浙江杭州的方柿,此外,还有河北易县的甜心柿,安徽的铃灯柿等。

柿子营养丰富,全身是宝,制成的柿饼可治吐血、咯血、痔漏等症;柿霜、柿蒂、柿糕有降血压的功效,还有一定的抗病毒功效。在古代柿子有"铁杆庄稼"之称。所谓"铁杆",是指它树大强健、长寿果丰,旱涝保收;"庄稼"本是粮食的同义语,故又叫它"木本粮食"。

【性味归经】

性寒,味甘、涩。入心、肺、大肠经。

【食用方法】

可生食,也可加工成柿饼、柿糕,还可用来酿酒、制醋等。

【营养成分】

每 100 克鲜柿含水分 82.4 克,蛋白质 0.4~0.9 克,脂肪 0.1~0.2 克,糖类 10.0~16.2 克,粗纤维 3.1 克,灰分 2.9 克,钙 18~30 毫克,磷 19~40 毫克,铁 0.2~1.2 毫克,维生素 A 原 0.10~0.85 毫克,维生素 B_1 0.01~0.02 毫克,维生素 B_2 0.01~0.02 毫克,烟酸 0.1~0.3 毫克,维生素 C 11~57 毫克,能产热量 197~322 千焦;尚含有甘露糖、果胶、鞣质、玉蜀黍黄素、胡萝卜素、番茄红素等。

【保健功效】

治缺碘病:据测定,柿子含有丰富的碘,因此,有益于治疗因缺碘所致的地方性甲状腺肿大。

利尿解酒:柿子具有促进血液中乙醇氧化的作用,并且还含有大量水分和甘露醇等,非常有利于酒精从尿中排泄,从而降低血中酒精浓度,减少酒精对机体的损害,促进清醒。

健胃增食:柿子中含有机酸等成分,能改善胃肠的消化功能,增强食欲。

护佑心脏:柿子叶含黄酮苷物质,能降低血压,软化血管,改善冠状动脉血流量,有益于改善心功能和防治心血管病。

补充营养:柿子中含有大量的水分、糖类、维生素 C、蛋白质、氨基酸等物质,能为机体补充水分和多种营养物质。

【功能主治】

清热解毒,润肺止咳,消肿软坚,健脾益气,养胃和中,涩肠止血。可治疗肺热咳嗽、肺结核、咯血、痢疾、口疮肿痛、甲状腺肿大等病症。

【药用验方】

慢性胃炎,慢性肝炎,肝硬化:柿子 3 个,加水适量煮沸,再放入白梅花 3 克、白糖适量,煮开。服 1 次/日。功能:生津润肝。

带状疱疹:柿子 1 个压汁,以汁涂患处,3～4 次/日。功能:解毒消痘。

小儿痢疾:50 克粳米煮粥,将熟时加入干柿子末 2～3 克,稍煮温食。功能:涩肠止泻。

高血压,地方性甲状腺肿:青柿子 500 克洗净,榨取汁液。15～20 毫升/次,2 次/日,早晚服。功能:生津利尿,补碘消肿。

咯血吐血:未成熟青柿子 2 个洗净剖成 4 瓣,加入黄酒适量,以小火煮至柿子熟。弃酒食柿,分 2 日服完。功能:润肺止血。

酒精中毒:鲜柿子 2～4 个,去皮食肉。功能:生津止渴,利尿排毒。

慢性溃疡:柿子 1 个,连肉撕皮贴患处。功能:清热去肿。

肺结核,虚热咳嗽:鲜柿子 500 克洗净去核切片,冰糖 200 克敲碎,同浸泡于 2000 毫升醋中,密封 15 日。食 2 片/次,2 次/日,饮醋 20 毫升。功能:润肺止咳,软结消肿。

咽喉热痛,咳嗽痰多,干咳带血:粳米 100 克,加水 1000 毫升煮沸,加入柿饼 4 个(切成小粒),小火慢熬至粥将成时,加入红糖适量。分 2 次空腹服。功能:润燥生津,化痰止咳。

地方性甲状腺肿,甲状腺功能亢进,动脉硬化:青柿 1000 克去核切碎,加水 1200 毫升,大火煮沸,小火熬至青柿酥烂,小火浓缩柿汁,加蜂蜜 500 毫升熬制成膏。15～30 毫升/次,3 次/日,温开水服。功能:软坚消肿,软化血管。

高血压,动脉硬化症:柿子 2 个连蒂及皮切碎去核捣烂,搅成糊状,用纱布滤汁,兑入已煮沸晾凉的新鲜牛奶 200 毫升。1 剂/日,每日早晚分饮。功能:清热止渴,降低血压。

湿疹:熟柿子 1 个,茶叶细末 3 克,共捣成膏状,涂患处。1～2 次/日。功能:祛湿止痒。

虫咬丹毒:柿子1个挤烂涂患处。1~2次/日。功能:解毒抗炎。

尿路感染:柿饼2个,灯心草6克,白砂糖适量。将柿饼洗净,去蒂,灯心草洗净,共放入锅内,加适量水用文火煎煮20分钟,加白糖调味饮用。1剂/日,分2次服用,连服3~7日。功能:清心泻火,通利小便。

胃寒呃逆:茶叶10克,柿蒂3个,2味加开水浸泡即可。2~3次/日,温饮顿服。功能:健胃生津。

反复呕吐:柿饼200克,黄酒少许。将柿饼烧存性,研末,黄酒送下。服6克/次。功能:健脾益胃。

高血压:(1)柿树叶、白茅根各30克。将2味入锅,加适量水煎汤。2次/日。功能:清热降压。(2)柿叶10克入锅,加适量水煎汤。代茶饮。功能:降压。

乳房硬块:柿叶10克,瓜蒌30克,枣仁15克,薄荷3克。将上4味加适量水煎汤。饮汤,1~2次/日。功能:清热消炎,消炎化滞。

产后出血,恶露不尽:柿饼10个,老黄酒适量。将柿饼烧灰存性,以老黄酒冲服。2~3次/日。功能:益气止血。

新生儿脐炎:鲜柿叶5克,葱白3克。将2味共捣烂敷患处,2次/日。功能:清热止血。

小儿腹泻:米糠50克,柿干50克,2味炒黄,研成细末。以温开水冲服,2~3克/次,2~3次/日。功能:涩肠止泻。

淋巴结核:青柿子1个捣烂,敷患处,1次/日。功能:消炎去肿。

冻疮溃烂:柿子皮50克。将柿子皮烧存性,研成细末,用熟猪油调匀即可。涂患处。功能:消肿软坚。

口舌生疮:柿霜适量涂患处,3次/日。功能:清热消炎。

久咳不愈:柿饼2个,川贝母90克。先将柿饼挖开去核,纳入川贝母后放在饭上蒸熟。1次服完,2次/日。还可取柿子3个,水煎,入蜂蜜服用。功能:润肺止咳。

早期高血压:柿饼50克,黑木耳6克,冰糖适量,同煮烂食用。功能:降压益气。

【食用宜忌】

☆ 食用蛋白质丰富的螃蟹后,不宜马上吃柿子,以防出现结石,造成消化道梗阻;柿子还不能和红薯、海产品同食。

☆ 产后胃寒者忌食。

☆ 柿子含糖量高,多吃对牙齿、口腔等不利,并会影响食欲。

☆ 柿子含有大量的鞣酸、树胶和果胶,鞣酸在胃内经胃酸的作用,会沉淀凝结成块,留在胃中,形成"胃柿结石"。"胃柿结石"会越结越牢,不易粉碎,会引起胃黏膜充血、水肿、糜烂、溃疡,严重者可引起胃穿孔。故忌与酸性食物同食。

☆ 柿子中含有大量的单宁,具有较强的收敛性,这就是吃柿子时感到口涩、舌麻的原因。单宁物质到了肠里,会刺激肠壁收缩,造成肠液分泌减少,消化吸收功能降低。因此柿子吃多了会大便干燥。

☆ 柿子未成熟时,鞣酸主要存在于柿肉中,而成熟后鞣酸则集中于柿皮中,所以柿子皮不宜吃。

【小常识】

古人创造了许多柿子脱涩的简便易行方法,如温水脱涩、混入仁果类中脱涩、石灰水脱涩、松叶脱涩等,至今仍有实用价值。

硬柿一般采用温水脱涩法:将柿浸入温水中,温度保持 30～40℃(水温太高易煮"死",太低脱涩缓慢)。成熟的柿子一般经过 15～24 小时即可脱涩食用。软柿多采用自然脱涩法,即将熟柿贮藏于阴凉处,使之自然脱涩变软。这种方法来得较慢。

香 蕉

香蕉,又名焦子、蕉果、甘蕉,果实长而弯,果肉绵软,味道香甜。

香蕉原产于印度,在我国也有 2000 多年的历史。19 世纪初,香蕉传入中美洲地区。如今,中美洲的香蕉种植业已经超过了亚非地区,成为世界上主要的香蕉产区;特别是南美洲的厄瓜多尔,因生产质量上乘的香蕉而驰名于世,素有"香蕉国"之称。

我国香蕉的主要产地分布在广东、广西、福建、台湾等地,著名的品种有广东和福建的"龙牙蕉""香牙蕉"以及台湾的"北蕉""花莲蕉"。

【性味归经】

性寒,味甘。入肺、大肠经。

【食用方法】

香蕉一般生食,也可炖熟食用,还可以加工成罐头、蕉干、蕉粉、蕉汁和香蕉酒等。

【营养成分】

每100克香蕉含水分77.1克,蛋白质1.2克,脂肪0.6克,糖类19.5克,粗纤维0.9克,灰分0.7克,钙9毫克,磷31毫克,铁0.6毫克,胡萝卜素0.73毫克,维生素B_1 0.06毫克,维生素B_2 0.15毫克,维生素C 17毫克,烟酸0.7毫克,还含有果胶、少量5—羟色胺、去甲肾上腺素等。

【保健功效】

补充热量:香蕉中含有大量的糖类物质及人体所需的多种营养成分,人在饥饿时吃适量香蕉充饥,能补充一定的营养及热量。

润肠通便:香蕉性寒味甘,寒可清肠热,甘能润肠通便,故民间常用于热病烦渴、大便秘结、习惯性便秘的治疗。

治脂肪痢:香蕉果糖与葡萄糖1∶1共食,可治疗脂肪痢。

保护胃黏膜:未成熟的香蕉中存在一种化学物质,能增强胃壁的抗酸能力,从而保护胃黏膜不受胃酸的侵蚀,并能促进胃黏膜生长,修复胃壁。

降压护心：香蕉中含有血管紧张素转化酶抑制物质，可抑制血压升高，对降低血压有辅助作用。此外，香蕉中含有大量的钾盐，能降低钠盐的吸收，有利于防治动脉粥样硬化和冠心病。

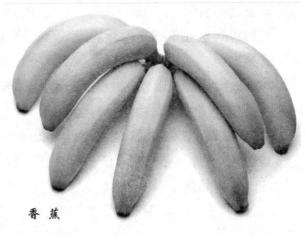

香蕉

抑菌解毒：香蕉果肉甲醇提取物的水溶性部分，对细菌、真菌有抑制作用，对人体具有消炎解毒之功。

防癌抗癌：香蕉中含有大量的糖类、粗纤维，能将体内致癌物质迅速排出体外，其经细菌消化生成的丁酸盐是癌细胞生长的强效抑制物质。此外，5－羟色胺能保护胃黏膜，改善胃溃疡，预防胃癌。

调节心情：据现代研究发现，香蕉中含有一种能协助人脑产生羟色胺的物质，它能将化学"信号"传达给大脑的神经末梢，使人的心情变得愉快和安宁，甚至有助于缓解疼痛。

降低尿糖：糖尿病患者常食香蕉，可使尿糖相对降低。

预防感染：香蕉富含维生素 B_6 与维生素 C，是天然的免疫强化剂，可抵抗各类感染。

强身美容：食用香蕉不仅能供给人体丰富营养和多种维生素，还能使人皮肤柔嫩光泽、眼睛明亮、精力充沛以及延年益寿。

【功能主治】

清热润肺，止渴除烦，润肠通便，通脉降压。可治疗热性便秘，痔疮出血，烦渴咳嗽，高血压等症。

【药用验方】

心力衰竭：香蕉 2 个去皮，焙干研为末。每次服 3 克，2 次/日。功能:降血钠,利尿。

　　高血压,大便秘结:生食香蕉,1～2 个/次,3 次/日。功能:降低血压,清热润肠。

　　痔疮便血:香蕉 2 个,加水适量小火炖熟。1 次/日,于清晨或临睡前连皮食完,连用 3 日。功能:清热润肠。

　　高血压,动脉硬化症,高脂血症:黑芝麻 15 克,微火翻炒;香蕉(去皮)3 个。每次取香蕉 1 个,黑芝麻 5 克,细嚼缓缓咽下,3 次/日。功能:补益肝肾,清热降压。

　　肠胃不适,痤疮:香蕉(去皮切段)2 个,荷叶(剪小块)1 张,山楂 30 克,加水 500 毫升煎至 300 毫升。分 2 次食香蕉喝汤。功能:解暑,消积,清热解毒。

　　肺热咳嗽,大便秘结:香蕉(去皮切块)2 个,川贝母(捣碎)10 克,放于大瓷碗中,加蜂蜜和水 200 毫升,隔水蒸熟。分 1～2 次食香蕉喝汤。功能:润肺通便。

　　体虚便秘:香蕉(去皮)2 个,冰糖(捣碎)25 克,加水 250 毫升,隔水蒸熟。分 1～2 次食蕉喝汤。功能:润肠补虚。

　　高血压,便秘:黑芝麻 15 克,香蕉(去皮)500 克,分 3 次拌芝麻食,1 日食完。功能:降压通便。

　　高热烦渴,咽喉肿痛:鲜熟香蕉 1～2 个剥皮吃,3 次/日。功能:生津润燥。

　　饮酒过多:香蕉皮 60 克加水煎汤服用。功能:生津解酒。

　　动脉硬化症,高血压,冠心病:香蕉 50 克去皮榨汁。牛奶 75 毫升煮沸晾凉。香蕉汁与牛奶搅匀。分 2 次饮服。功能:益气生津,通脉填髓。

　　高血压,习惯性便秘:将香蕉 3 个剥去外皮,取出香蕉肉,切成薄片,与牛奶 200 毫升同入砂锅,用小火煮至沸。每日早晚分饮。功能:滋阴通脉,清热降压。

　　习惯性便秘,神经衰弱:将香蕉 200 克去皮切成小段。取牛奶 240 毫升,打入鸡蛋 2 个,搅打均匀入锅煮沸,加香蕉和蜂蜜 30 毫升搅匀。分 2

次饮服。功能:润肠通便,强身健体。

单纯性肥胖症:将香蕉 3 个去皮捣泥,再将香蕉泥、柠檬汁、酸乳酪各 20 毫升搅匀,加蜂蜜 20 毫升搅匀。1 剂/日,分 2 次食。功能:健身减肥。

慢性气管炎,慢性咽炎,习惯性便秘:香蕉 250 克去皮切块,加白糖适量拌匀煮软。取 2 个鸡蛋加精盐适量搅匀,上火蒸熟,放入香蕉拌匀。当点心食用。功能:清热润肺,生津通便。

眩晕症,神经衰弱,皮肤干燥症,月经不调:香蕉 3 个去皮捣泥,柠檬 3 个榨汁倒入香蕉泥中,加白糖 30 克搅匀,兑入凉开水搅拌,入冰箱冷却。当点心食用。功能:润肤补气。

口臭,便秘,消化性溃疡:香蕉 2 个洗净。锅上火,加水及香蕉炖熟,取出去皮,蘸白糖食用。功能:润燥清肠。

胃溃疡:青香蕉去皮干燥后研为细末,5～10 克/次,饭后服。功能:护胃止痛。

手足皲裂:香蕉放炉旁焙热,睡前热水洗手脚,用热香蕉少许擦患处。功能:润肤防裂。

肺热咳嗽:鲜香蕉根 120 克,食盐少许。将前味捣烂,绞汁,然后入锅,加适量水煮熟,加食盐调匀即成。2～3 次/日。功能:清热润肺。

消化性溃疡:香蕉 200 克,贝壳 30 克。将香蕉去皮晒干,与贝壳研末。每次饭前服 2～3 克,3 次/日。功能:生津养胃。

咯血:香蕉皮、野菊花各 30 克,冰糖 20 克。将 3 味入锅,加适量水文火煎汤。代茶饮。功能:清热消炎。

眩晕:香蕉肉 200 克,绿茶 0.5 克,食盐 0.3 克,蜂蜜 25 毫升。将上 4 味共置于大碗中搅拌,再加开水 300 毫升泡 5 分钟。代茶饮,1 次/日。功能:清热补气。

老年性便秘:香蕉、菠菜各 250 克,粳米 100 克。先将粳米和菠菜洗净,一同下锅煮粥,待米开花时加入香蕉,稍煮即成。1 剂/日,分 2～3 次食用,连服 3 日。功能:润肠通便。

妊娠高血压:香蕉根适量。将香蕉根洗净,入锅,加适量水煎煮即可。代茶饮用。功能:清热降压。

烫伤,疖肿:香蕉 1 个,去皮,捣烂。挤汁涂敷患处,2 次/日。功能:消肿止痛。

风火牙痛:香蕉皮 1 个,冰糖适量。将香蕉皮洗净,加冰糖入锅,加适量水煎炖。饮汤。2 次/日。功能:清热止痛。

白喉:香蕉皮 60 克。将香蕉皮洗净,加水煎汤。3 次/日。功能:抑菌解毒。

高血压,动脉硬化,冠心病:每日吃香蕉 3～5 个;或饮香蕉茶(将 50 克香蕉研碎,加入等量的茶汁中,再加适量糖),每次服 1 小杯,每日饮 3 次;或取香蕉梗 25 克,白菜根 1 个,水煎,加适量冰糖服用;也可取香蕉皮(或果柄)30～65 克水煎服,2 次/日。功能:清热降压。

子宫脱垂:取香蕉花(凋谢落地者)炒黄存性研末,每次 1 汤匙,2 次/日,开水送服;或取香蕉根 60 克,水煎服,1 剂/日。功能:益气活血。

【食用宜忌】

☆ 香蕉性寒,脾胃虚寒、胃疼腹泻、食欲减退者均不宜食。

☆ 患关节炎、肌肉疼痛、肾炎、心力衰竭和水肿的人,亦不宜吃香蕉。

☆ 空腹时不宜大量吃香蕉,因为它含有大量的镁,可造成体液中镁与钙的比值改变,使血中的镁大幅度增加,对心血管系统产生抑制作用,引起明显的麻木、嗜睡乏力等症状。

☆ 需做尿液中吲哚或儿茶酚胺检查时,忌食香蕉。

☆ 风寒感冒咳嗽者忌食。

☆ 女子月经来潮期间及有痛经者忌食。

【小常识】

香蕉不宜冷藏。香蕉是热带水果,它的理想贮藏温度是 11～13℃。冰箱的温度低,皮很快就会变黑,再与空气接触就会腐烂,味道也差多了。

在青绿的香蕉中有一种安全的活性物质,对胃溃疡有治疗作用,而黄熟的甜香蕉就没有该功效。

草 莓

草莓，又叫大草莓、洋莓果、野草莓、凤梨草莓、麝香草莓、红莓、杨梅、地莓等，属蔷薇科植物。草莓是世界上七大水果之一，它繁殖快，生长周期短，色泽鲜红，形如心脏，香气清新，味美甘甜，可谓色、香、味俱全，是水果中难得的三者和谐统一的珍品，因此素有"果中皇后"的美誉。

草莓的栽培始于14世纪的法国。草莓品种繁多，但我国仅有10多种，主要有五月香、柴晶、广州地绵、鸭嘴、中心果、小鸡心等；美国、波兰和俄罗斯是世界上种植草莓最多的国家。我国种植草莓的时间不长，且多栽培在城市郊区，产量较多的有京、津、沈、杭等市。

【性味归经】

性凉，味甘。入脾、胃、肺经。

【食用方法】

草莓的吃法很多。草莓拌奶油或与鲜奶共食，其味极佳；将洗净的草莓加糖、奶油捣烂成草莓泥，冷冻后是冷甜、香软、可口的夏令食品；草莓酱可做元宵、馒头、面饼的馅心，更是绝妙的食品。

草莓还可加工成果汁、果酒和罐头等。

【营养成分】

每100克鲜草莓含水分90.7克，脂肪0.6克，糖类5.7克，蛋白质1克，粗纤维1.4克，灰分0.6克，胡萝卜素0.01毫克，钙32毫克，磷41毫克，铁1.1毫克，维生素B_1 0.02毫克，维生素B_2 0.02毫克，烟酸0.3毫克，还含有柠檬酸、苹果酸、多种氨基酸等。其中维生素C最为丰富（35毫克），是西瓜、苹果、葡萄的10倍，且果糖、蔗糖、葡萄糖、有机酸和矿物质的含量比例较为均衡。

【保健功效】

健胃消食：饭前食用草莓可刺激胃液大量分泌，促进消化，增进食欲，消除餐后腹胀等症状。

养血补血：草莓中含有大量的营养物质，如各种糖类、柠檬酸、苹果酸、氨基酸及有机酸，且矿物质含量比例均衡，易被人体吸收，故常食草莓有养血和补血作用。

解毒疗疮：草莓含有多种有机酸、维生素和矿物质，有凉血解毒、排脓生肌之功。

养颜美容：草莓含有丰富的营养物质和微量元素，常食草莓对女性头发、皮肤均有很好的保养作用；它还含有一种天冬氨酸，所以又具有减肥疗效。此外，它还有助于提高机体的免疫力，增强体质。

防治癌症：草莓含有鞣花酸和异蛋白物质，能防止多环芳香碳氢化合物、亚硝酸、黄曲霉素等致癌物质对机体组织的伤害，对抑制恶性肿瘤细胞的生长颇有作用，故可防治某些癌症。

降胆固醇：草莓所含丰富的纤维素有消除便秘、降低胆固醇的作用。

明目养肝：草莓所含的胡萝卜素是合成维生素 A 的重要物质，具有明目养肝作用。

护脉保心：草莓除了可以预防坏血病外，对防治动脉硬化、冠心病也有较好的功效。

此外，草莓中的维生素及果胶对改善便秘和治疗痔疮、高血压、高脂血症均有一定效果；它还含有一种胺类物质，对白血病、再生障碍性贫血等血液病亦有辅助治疗作用。

【功能主治】

生津润肺，健脾和胃，醒酒解毒，利尿止泻，利咽止咳。可治疗烦热干渴，声音嘶哑，咳嗽无痰，胃腹胀痛，风热咳嗽，咽喉肿痛，剧烈腹泻，鼻咽癌，肺癌，扁桃体癌，喉癌等症。

【药用验方】

毒虫咬伤,小面积烧伤,脓疱疮:草莓全草 30～60 克洗净捣烂如糊状,外敷患处。功能:清热解毒,凉血消肿。

伤暑,痢疾,淋巴结肿大,癌症:草莓草 10～30 克,洗净加水适量煎汁,1 剂/日,温服。功能:清热解毒,凉血止痢。

咯血吐血:草莓草 100 克,洗净捣烂取汁,加入冰糖适量,顿服。功能:清热凉血。

夏季腹泻:草莓 50 克,水煎,饮服。功能:解毒消炎。

咽干舌燥,久咳无痰:新鲜草莓 100 克洗净捣烂,加入牛奶 100 毫升和蜂蜜 15 毫升,搅取汁,分 2 次饮服。功能:润肺止咳。

慢性胃炎,慢性咽炎,坏血病:新鲜草莓 100 克洗净去蒂研成稀糊状。粳米 100 克洗净加水适量,煨煮成粥,加入糖 20 克、草莓糊拌匀煮沸。1 剂/日,分 2 次食。功能:健脾和胃,养血益心。

小便短赤,牙龈出血:鲜草莓 100 克洗净捣烂,用冷开水冲泡调匀。2～3 次/日。功能:清热解毒,凉血止血。

干咳无痰,烦渴:鲜草莓 500 克捣烂。白糖 500 克加水溶化,调入捣烂的草莓,煮沸后慢熬浓缩。当点心食。功能:生津止渴,润喉止咳。

咽喉肿痛,声音嘶哑:鲜草莓 500 克榨汁,30 毫升/次,2 次/日,早晚各服 1 次。功能:生津润喉。

夏日烦渴,预防腹泻:鲜草莓 1000 克捣烂绞汁,其渣再用水煎后去渣取汁,二汁混合,加白糖 500 克煮沸待凉。每次取草莓汁 20 毫升兑冷开水 100 毫升饮,2 次/日。功能:生津润燥。

皮肤粗糙,皱纹增多:草莓 500 克洗净,苹果 500 克去皮核切成小块,同榨汁。取汁代饮料饮用。功能:滋润皮肤,除皱美容。

脾胃不和,食欲不振:鲜草莓 200 克洗净,鲜橘子 100 克剥去外皮,加白糖 100 克及水 500 毫升,用旺火煮沸 3 分钟,代茶饮用。功能:生津和胃。

消瘦,贫血,久病体虚,营养不良:鲜草莓 500 克洗净捣烂,用纱布滤取其汁;再将果汁与米酒 400 毫升同盛入罐中,密封 7 日后饮用。20 毫升/次,3 次/日。功能:补气养血。

胃肠炎,习惯性便秘:酵母适量用水稀释。草莓 500 克洗净挤汁放入锅中,置火上煮 15 分钟,冷却去渣。取汁加白糖(250 克)、酵母搅匀,置冰箱内冷却。1 剂/日,分 2 次饮服。功能:和胃行气。

高血压,冠心病,动脉硬化症:将草莓 250 克去柄蒂,芹菜 30 克洗净切碎,橘子 1 个、番茄 1 个和菠萝 100 克去皮,同榨汁。1 剂/日,分 2 次饮服。功能:平肝降压。

暑热证,厌食症,消化不良综合征:草莓 500 克洗净,加白糖 50 克腌 2 小时。再将红白葡萄酒各 200 毫升倒入搅匀,装瓶密封,冷藏 7 日。50 毫升/次,2 次/日。功能:祛暑解毒,醒脾开胃。

支气管哮喘,慢性咽炎,慢性气管炎,贫血:将鸡蛋 2 个打入盆中,加牛奶 25 毫升及精盐少许搅成糊状。锅烧热,加油,倒入蛋糊做成圆饼,再将草莓酱 100 克放在中间,把两端折叠起来卷成椭圆状,翻面烤熟。佐餐食。功能:滋补养血,滋阴润肺。

疮疖肿痛:鲜草莓 200 克洗净捣烂,加入红糖 150 克调匀,取适量涂敷患处。功能:凉血解毒。

暑热证,中暑:草莓酱 500 克,橘子汁 250 毫升,白糖 30 克,淀粉适量,加水适量搅匀煮沸后离火晾凉,做成冰糕。代点心食。功能:祛暑解渴。

大便秘结:草莓 50 克,麻油适量。将草莓捣烂与麻油混合调匀,空腹口服。功能:行气通便。

糖尿病:鲜草莓适量洗净,频频食之。功能:生津益气。

气血不足:草莓 250 克,葡萄干 100 克,白糖 100 克。将 3 味入锅,加水 800 毫升,煮沸后改文火烧 5 分钟,离火浸泡 10 小时后食用。饮汤,吃草莓、葡萄干。功能:补血益气。

气虚贫血:草莓 100 克,红枣 50 克,荔枝干 30 克,糯米 150 克,4 味入锅,加适量水熬粥食之。功能:补血益气。

高血脂:草莓 100 克,山楂 30 克,荷叶 15 克,冬瓜皮、子各 15 克。将

5味入锅,加适量水煎汤。饮汤。功能:清热凉血。

遗精遗尿:草莓干品10～20克,覆盆子干品10克,韭菜子(炒)5克,芡实10克,糖适量。将前4味入锅,加适量水煎汤,后加糖即成。每日2～3次分服。功能:生津益气。

口舌生疮:草莓若干洗净,每日吃草莓150克,分2～3次服食。功能:消炎清热。

风热咳嗽:草莓50克生食;或草莓30克,雪梨1个,绞汁服,2～3次/日。功能:凉血解毒。

积食胀痛:每顿饭前吃50～60克鲜草莓。功能:健胃消食。

【食用宜忌】

☆ 草莓是寒凉之物,不宜多食。

☆ 草莓中含有的草酸钙较多,由草酸钙引起的尿路结石患者不宜吃得过多。

【小常识】

由于草莓表面粗糙,污物不易洗去,且易被病菌污染,有的草莓还附有化肥、农药等有害物质,因此食前一定要清洗干净。具体方法是:先摘掉叶子,在流水下冲洗,随后放入洁净容器内,倒入食盐溶液浸泡5～10分钟,然后在凉开水中浸泡1～2分钟即可食用。

柚

柚,又名文旦、臭橙、抛、雪柚、胡柑、朱奕、香奕等,属常绿果树乔木,一般在10～11月份果实成熟时采摘。它的果实小者如柑,大者如瓜,黄色的外皮很厚,果肉较粗,味道甜酸可口,也有略带苦味的。

柚子产地极广,东南亚和美洲许多国家及地区都有种植。我国在两千余年前就出现了柚子栽培,历史可谓十分悠久。柚子多产于南方地区,其中广西的沙田柚、福建的坪山柚则是驰名中外的佼佼者。

　　柚子在我国颇受人们青睐,它个大体圆,被人们认为是亲人团圆和生活美满的象征,因此每年中秋佳节,人们都会准备好柚子、月饼一起赏月过节。柚子富含营养,果皮、花都可入药,简直一身是宝。

【性味归经】

性寒,味甘。入脾、肝、胃经。

【食用方法】

生食,绞汁,或取瓤汁煎汤、熬膏。

【营养成分】

　　每100克鲜柚肉含水分84.8克,蛋白质0.7克,脂肪0.6克,糖类12.2克,粗纤维0.8克,灰分0.9克,钙41毫克,磷43毫克,铁0.9毫克,胡萝卜素0.12毫克,维生素$B_1$0.07毫克,维生素$B_2$0.02毫克,烟酸0.5毫克,抗坏血酸41毫克,钾257毫克,钠0.8毫克,镁16.1毫克,能产热量238千焦;还含有丰富的有机酸、柚皮苷、新橙皮苷、挥发油等。

【保健功效】

　　抗菌消炎:柚中的柚皮苷元和橙皮苷能抑制金黄色葡萄球菌、大肠杆菌、痢疾杆菌、伤寒杆菌等细菌的生长,橙皮苷对真菌和某些病毒感染也有一定的预防作用。

　　降低血糖:柚子中含有胰岛素样成分,具有降低血糖和治疗糖尿病的作用。

　　治疗白内障:柚中的某些成分能抑制眼醛糖还原酶,对治疗白内障有作用。

　　祛痰止咳:柚子皮含柠檬烯和蒎烯,可使呼吸道分泌物变稀而利于痰液排出,具有良好的祛痰镇咳效果。

疗伤美容：柚富含维生素 P，能强化皮肤毛细孔功能，加速受伤的皮肤组织复原。

滑肠通便：常食柚子能润肠通便，对大便秘结有一定的疗效。

醒酒解毒：柚子能解酒毒，除去酒后口中的异味。酒后食鲜柚子，可使人唇液生香，不至于酒气熏天。

加快血流：柚皮苷与其他黄酮类相似，可改变毛细血管通透性，抑制 ADP 转变为 ATP，从而阻止毛细血管前括约肌的松弛，可以降低血小板的凝集、增进血液浮悬的稳定及加快血流等，这对心血管病的治疗十分有效。

【功能主治】

宽中理气，化痰止咳，健胃消食，解酒毒。治老年喘咳，咳嗽痰多，胸闷食少，气滞胃痛等。

【药用验方】

消化不良，口淡乏味：取柚子 1 个剥皮取肉，60 克/次，3 次/日。功能：健脾宽中，增进食欲。

饮酒过多：取柚子肉 150 克，慢慢嚼食，顿食。功能：健胃醒酒。

老年喘咳，咳嗽痰多：柚子 1 个，除外皮和内层白瓣，取净肉切碎，加黄酒 15 毫升腌浸，隔水蒸烂，加入蜂蜜 30 毫升调匀。2～3 次/日，含咽。功能：润肺止咳，清热化痰。

顽固性头痛，恶心欲呕，胸闷食少，咳嗽痰多：柚子肉 500 克切碎放入瓷罐中，加白糖 25 克，封罐口浸泡 1 夜。将柚子肉倒入铝锅中，小火熬至浓稠时，加蜂蜜 250 毫升拌匀，晾凉。5～10 克/次，3 次/日，用温开水冲服。功能：理气降逆，化痰宽膈。

支气管哮喘：柚子肉 200 克切片，加百合 20 克，水 600 毫升，同煮沸，小火炖 2 小时，加白糖 20 克调匀。1 剂/日，分 2 次连渣服。功能：润肺化痰，行气宽胸。

皮肤过敏，不明原因疹块、瘙痒：酸柚子 1 个，皮肉同切碎，加水煎汁,外洗患处,3 次/日。同时,食酸柚子肉 60 克,3 次/日。功能:祛风理气,消疹止痒。

肺燥咳嗽:柚子肉 100 克,猪瘦肉片 200 克,黄芪 10 克,加水 500 毫升煮至猪肉熟透,去黄芪,下精盐、味精调味。1 剂/日,分 2 次食柚、肉,喝汤。功能:润肺化痰。

寒冷腹痛,胃痛,积食不化,慢性支气管炎:柚肉 250 克切碎,净母鸡 1 只切块,同放于大瓷碗中,加姜片、精盐和水 400 毫升,盖好隔水蒸至酥烂,调味精,淋麻油。分 2 次食肉喝汤。功能:散寒理气,化痰消炎。

消化不良,口淡无味:鲜柚皮 500 克削表皮切片,放水中浸泡 2 日(每日换水 1 次)。取出加水 600 毫升、红糖 500 克,同煮至糖汁吸尽,随意食之。功能:健脾消食。

哮喘不愈,身体虚弱:未熟青柚 1 个,切去顶盖挖出肉瓣。母鸡 1 只切块纳入青柚空腔中,加黄酒、姜丝、精盐和味精,加水少许盖好,隔水蒸至酥烂。分 1~2 次食鸡肉喝汤。功能:化痰止咳,补虚益气。

肺虚咳嗽,发作性哮喘:公鸡 1 只去杂,柚子 1 个(隔年越冬者佳)去皮取肉,放入鸡肚内,加水适量,隔水蒸熟。饮汤吃鸡,1 次/周,连服 3 次。功能:温中益气补肺,下气消痰,润肺止咳。

恶心呕吐,胃脘疼痛:柚子 5~8 个去皮核绞取汁,文火煎浓稠后,加蜂蜜 500 毫升、冰糖 100 克和姜汁 10 毫升,同熬成膏状冷却装瓶。20 毫升/次,2 次/日,沸水冲服。功能:温中理气,和胃止呕。

腹痛腹泻,消化不良:将熟柚子 1 个顶部切盖取柚肉,装进绿茶 100 克,然后盖顶包扎,置阴凉处 1 年以上。再取茶叶以沸水冲服。功能:行气消食,清热止痛。

肝胃不和,妊娠呕吐,腹胀嗳逆:将柚皮 15 克洗净切碎,加水 700 毫升,煮熟去渣取汁约 500 毫升,加橄榄 30 克,用旺火蒸至橄榄熟透,随意服食。1 次/日,7 日为 1 个疗程。功能:和中安胃,降逆止呕。

脱发:柚子核 15 克用沸水浸泡,涂患部,2~3 次/日。功能:防脱发。

咳嗽痰多:柚果肉 90 克,米酒 15 毫升,蜜糖 30 克。将 3 味入锅,加适量水,炖熟。1 次/日。功能:润肺止咳。

肺热咳嗽:柚子100克,大生梨100克,冰糖适量。将前2味同煮烂,然后入冰糖调匀。饮汤,2～3次/日。功能:化痰止咳。

慢性支气管炎:①柚子1个,童子鸡1只。柚子剥去外皮,一瓣一瓣分开,童子鸡去杂,洗净,再将柚子放入鸡肚内,然后将鸡放入炖盅内,加适量水炖3小时,调味即成。饮汤吃鸡,每2周1次,连服3次。②取柚子皮9～15克,洗净,切碎,用沸水冲泡即成。代茶饮,常用有效。功能:清热行气。

支气管哮喘:柚子皮1个,乌肉鸡1只。将鸡去杂,以柚子皮纳鸡腹内,用砂纸密封,黄泥包裹,烧熟即成。取鸡肉食,每隔2日吃1次。功能:理气宽膈。

食欲不振:柚子皮15克,鸡内金、山楂各10克,砂仁5克。将4味入锅,加适量水煎汤即成。饮汤,连服数日。功能:健脾消食。

腹痛:柚子1个(经霜的更好),仔鸡1个,黄酒、红糖各适量。将柚子切碎,仔鸡去内脏,同放锅中,加适量水和红糖蒸至烂熟。每日分2次吃完。功能:祛塞散滞。

急性胃肠炎:柚皮9克,细茶叶6克,生姜2片。将3味入锅,加适量水煎汤即成。饮汤,2～3次/日。功能:抗菌消炎。

病毒性肝炎:柚子皮、茵陈各适量。将柚子皮去白,再将2味共研细末,温开水送下。1日3次,每次服6克。功能:散寒燥湿。

头痛:取柚叶、葱白各等量捣烂,敷太阳穴上。功能:消炎镇痛。

睾丸胀痛:柚核、小茴香、荔枝核各15克。将3味入锅,加适量水煎汤。饮汤,2～3次/日。功能:消炎利湿。

创伤出血:柚皮60克,烧灰存性,研细末敷伤口。功能:消炎止血。

关节痛:柚叶、生姜各适量,共捣烂,加适量桐油敷患处。功能:消炎止痛。

妊娠呕吐:萝卜子12克,生姜、柚皮各10克,加适量水煎汤。1剂/日,分2～3次服饮。功能:宽中理气。

冻疮:柚皮50克入锅,加适量水煎汤。浸泡冻疮部位,每日数次。功能:散寒燥湿。

发黄脱落：柚子核 15 克开水冲泡，涂患处，2 次/日。亦治斑秃。功能：理气生发。

【食用宜忌】

☆ 酒醉、口臭或乘车船昏眩呕吐，慢慢嚼服柚肉可以缓解症状。

☆ 大便干燥多食柚子，能收到理想的疗效。

☆ 柚子有滑肠之效，故腹部寒冷、常患腹泻者少食。

杨　桃

杨桃，又名羊桃、阳桃、洋桃、山敛、五敛子、五棱子、鬼桃、木踏子等，外形呈五棱形，横切面犹如星星，十分美观。其果皮光滑且颜色鲜艳（一般成熟的杨桃果皮为金色），果肉黄亮脆嫩，爽甜多汁，香味馥郁。

杨桃原产于东南亚，大约在晋朝时期传入我国，至今已有千余年的悠久历史了。广东、海南等东南沿海地区大量出产杨桃，是我国杨桃的主要产地。

杨桃有酸、甜两种。酸杨桃多用作调料或加工成蜜饯；甜杨桃果肉厚实，清甜爽口，乃鲜果佳品。

【性味归经】

性寒，味甘、酸。入肺、脾经。

【食用方法】

鲜果生食，或加工成果酱、饮料和蜜饯食用。

【营养成分】

每 100 克杨桃含水分 92.5 克，蛋白质 0.6～0.7 克，脂肪 0.2～0.3 克，糖类 5.3～5.8 克，纤维 1.1 克，灰分 0.4 克，钙 5 毫克，磷 10～15 毫

克,铁 0.7～0.8 毫克,维生素 A 原 0.02～0.03 毫克,胡萝卜素 20 微克,维生素 B$_1$ 0.1～0.5 毫克,维生素 B$_2$ 0.2～0.4 毫克,烟酸 0.4 毫克,维生素 C 8～18 毫克,钾 126 毫克,钠 0.7 毫克,镁 6 毫克,硒 0.84 微克,能产热量 92～117 千焦。

【保健功效】

生津利尿:杨桃中糖类、维生素 C 及有机酸含量较丰富,而且果汁充沛,酸甜爽口,使人食后顿感渴止多尿,体内热毒或酒毒也就随尿而消。

清热利咽:杨桃果实中含有丰富的挥发油、胡萝卜素、糖类、有机酸和维生素 B 族、维生素 C 等成分,对口腔溃疡、咽喉炎症、风火牙痛等均有治疗作用。

增强体质:杨桃含大量糖类、多种维生素和有机酸等,常食可补充营养,增强体质。

消食除胀:杨桃果汁中含大量草酸、柠檬酸、苹果酸等成分,能提高胃液酸度,帮助食物消化吸收,消除腹胀。

益于妊娠:鲜杨桃含有丰富的柠檬酸、苹果酸、草酸、果糖和多种维生素,对孕妇妊娠反应有很好的食疗作用。

降低血脂:杨桃可减少机体对脂肪的吸收,有降血脂、降胆固醇的作用,对高血压、动脉硬化等心血管疾病有预防作用。

【功能主治】

清热解毒,生津止渴,润肺化痰,下气和中,利尿通淋。可治疗身热烦渴,风热咳嗽,口腔糜烂,咽喉痛,牙痛,骨节风痛,小便不利,脾脏肿大,妇女白带,石淋,痈疽肿毒,跌打肿痛等病症,对疟虫亦有抗生作用。

【药用验方】

疟疾不愈,脾脏肿大,关节红肿疼痛:鲜杨桃 2 个洗净切块绞汁,取汁用温开水冲服,2 次/日。功能:清热解毒,止痛消肿。

牙痛,口腔糜烂,石淋:杨桃 100 克洗净切片,加水 400 毫升煎至 200

毫升,入蜂蜜 30 毫升煮沸。1 剂/日,分 1～2 次饮服。功能:解毒利咽。

小便不利,风热咳嗽,咽喉痛:杨桃 2 个,崩大碗 60 克,分别洗净榨汁,2 汁混合,温饮,2～3 次/日,连用 3～4 日。功能:败火利尿,解毒润喉。

消化不良,胸闷腹胀:新鲜杨桃 1 个洗净切成两半放入杯中,加红醋 50 毫升浸 10 分钟后取出,慢慢嚼服。功能:消食和中。

病瘥虚弱,食欲不振:杨桃 100 克洗净切丁,粳米 100 克洗净,与芡实 50 克同入罐加水 750 毫升,以小火慢炖 60 分钟,加白糖 50 克。分 1～2 次服食。功能:健脾益胃。

腹泻:新鲜杨桃 100 克洗净切成两半摆入盘中,将白糖 50 克撒在杨桃上,腌 30 分钟后慢慢嚼服。功能:消暑利水。

慢性头痛:杨桃 2 个,豆腐 150 克,同炖服,1 次/日。功能:理气和中,清热止痛。

多汗症:鲜杨桃 500 克,捣烂,水煎洗患处,3 次/日。同时,内服腌渍杨桃 15 克。功能:酸涩敛汗。

【食用宜忌】

☆ 杨桃解内脏积热,清燥润肠通大便,肺、胃热者最宜食用。

☆ 肺弱、胃寒、易患腹泻者以及肾脏病患者,皆不宜多吃杨桃。

☆ 糖尿病患者忌食。

西 瓜

西瓜,又名寒瓜、水瓜、伏瓜、夏瓜、青登瓜等,属草本植物。西瓜甘甜多汁、清爽解渴,深受人们喜爱;加之成熟于伏夏盛暑之际,自然成为夏季主要消渴圣品之一。它性寒,清热去火,素有"天生白虎汤"("白虎汤"是中医清热的名方)之称。

西瓜原产于非洲,经"丝绸之路"传入我国新疆,后来蔓延至内地。

现在我国除西藏高原外均有栽培,并培育出了不少优良品种,如浙江平湖的"枕头西瓜",山东德州的"喇嘛瓜",河南开封的"花狐狸"等。

西瓜全身是宝。西瓜瓤、西瓜汁不仅消暑去热,还可补充人体所需的各类营养物质。另外,西瓜皮营养也丰富,可用来自制家常小菜,风味独特;西瓜子经加工又可制成五香瓜子、奶油瓜子、多味瓜子等,既好吃,又具有利肺、润肠等作用。

【性味归经】

性寒,味甘。入心、胃、膀胱经。

【食用方法】

西瓜多鲜食,或挤汁饮服;西瓜子可炒食,瓜皮可腌渍做菜吃。

【营养成分】

每 100 克西瓜含水分 94.1 克,蛋白质 1.2 克,脂肪 0.4 克,糖类 6.1 克,粗纤维 0.3 克,灰分 0.2 克,钙 83 毫克,磷 34 毫克,铁 7.0 毫克,胡萝卜素 0.17 毫克,维生素 A 0.41 毫克,维生素 B_1 0.09 毫克,维生素 B_2 0.09 毫克,烟酸 0.2 毫克,维生素 C 7 毫克,能产热量 113 千焦;还含钾盐和多种氨基酸。

【保健功效】

补充热量:西瓜果汁含有糖分和多种氨基酸等营养物质,能为机体补充一定的热量。

止渴降温:西瓜含有大量水分,能补充水分,改善缺水口渴症状,并且对发热者有降温作用。

利尿降压:西瓜含有瓜氨酸和精氨酸物质,可促进肝脏合成尿素从尿中排出,起到渗透性利尿作用;西瓜中含钠量极少,因而可促使肾脏减少对水的重吸收,亦有利尿效果。此外,西瓜含有配糖体物质,能利尿降压。

润肤养颜:常食西瓜,一方面可补充大量水分和多种营养物质,使皮肤滋润光泽;另一方面可促进利尿,有利于清除血中有毒物质。

改善食欲:西瓜含有蛋白酶成分,可促进蛋白质的分解和吸收;此外,西瓜味甜爽口,生津止渴,可改善胃肠功能,增进食欲。

平衡血压:常食适量西瓜,可以降低血压和胆固醇,促进新陈代谢,有软化及扩张血管的功能;西瓜所富含的多种维生素,使它具有平衡血压、调节心脏功能、预防癌症的作用;西瓜种子含一种皂苷成分,有降血压作用,还能缓解急性膀胱炎。

【功能主治】

清热解暑,止渴除烦,利尿解酒,降压美容。可治疗暑热烦渴,热盛伤津,小便不利,喉痹,口疮,高血压,膀胱炎等。

【药用验方】

暑热伤津:将西瓜汁、梨汁、生地汁、甘蔗汁各250毫升混合搅匀,分4次饮用。功能:生津解暑。

腹水,下肢水肿:西瓜250克,大蒜50克,加水500毫升,煎至250毫升。分2次服。功能:利尿消肿。

肾炎血尿,小便短赤:西瓜100克连皮切片,白茅根30克洗净切段,加水400毫升煎至200毫升。分1～2次服;连服5～7日。功能:清热解暑,凉血止血。

咳嗽少痰,痰黏难吐:新鲜西瓜1个,取出部分瓜瓤,放入冰糖50克,以瓜皮封口,隔水蒸90分钟。凉后吃瓜、饮汁,1个/日。功能:清热润肺。

高血压,动脉硬化症,卒中:芹菜150克洗净,连根、叶、茎切碎。西瓜1个洗净取瓤,同芹菜榨取汁。每日早晚分饮。功能:清热祛风,除烦降压。

暑热证:西瓜1个切口,伸入筷子将瓤搅成汁,再放入蜂蜜30毫升搅匀封口,放入冰箱冷却。分2次饮。功能:止渴解暑。

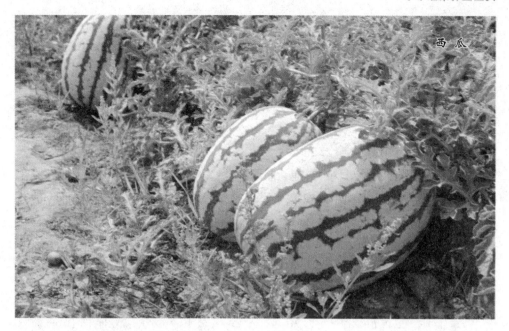

西 瓜

中暑,慢性咽炎:西瓜取瓤 1000 克榨汁,与白糖 30 克、蜂蜜 30 毫升煮沸,晾凉,装入开水洗净的坛子封口冷藏,7 日后饮用。功能:清暑解热。

营养不良性水肿,慢性肾炎,泌尿系感染,前列腺炎:西瓜 1 个切口,塞入去皮大蒜 250 克,盖好盖,上笼蒸熟,取出趁热饮汁,食瓜肉。功能:解毒消炎,利水消肿。

萎缩性鼻炎:西瓜藤 30 克,加水适量,煎服,1 剂/日。功能:祛湿消炎。

急慢性鼻窦炎:西瓜藤 60 克,艾叶 20 克,共研为细末,每次服 1～2 克,3 次/日。功能:清热消炎。

暑温感冒:西瓜瓤、番茄各适量。将西瓜瓤去子,用洁净纱布绞汁,番茄用沸水冲烫,去皮和子,也用纱布绞汁,2 汁调匀即成。每日随时饮用。功能:清热解毒。

慢性支气管炎:西瓜 1 个,生姜 60 克。瓜开一口,姜放瓜中,隔水蒸 2 小时即成。连汁带瓜分数次吃下。功能:清热消炎。

急性肝炎:蜂蜜适量,西瓜皮 200 克,鲜车前草 100 克。将 3 味入锅,加水共煎汤。2～3次/日,饮汤。功能:清热消炎。

肝硬化:西瓜皮100克,猪肝30克。将2味入锅,加适量水煎汤即成。饮汤吃猪肝,1～2次/日。功能:清热消炎。

血痢:西瓜汁1杯,红糖少许,将2味调匀冲服。1日3次。功能:凉血止血。

胆囊炎:西瓜皮100克,白芥子3克,白萝卜子5克,3味入锅,加适量水煎汤即可。2次/日。功能:清热消炎。

伤寒:西瓜藤60克,金银花30克,甘草6克。将3味入锅,加适量水煎汤。2次/日。功能:清热驱寒。

心力衰竭:葫芦壳30～60克,冬瓜皮、西瓜皮各30克。将上3味加适量水,煎煮15分钟,去渣取汁即成。每日代茶饮用。功能:清热解毒,平肝利尿。

高血脂:西瓜叶60克,花生皮30克。将上2味入锅,加适量水煎汤即成。2～3次/日。功能:降血脂,促代谢。

慢性肾炎:葫芦壳50克,冬瓜皮、西瓜皮各30克,红枣10克。将4味加水400毫升,煎至150毫升去渣即成。1剂/日,分2次饮服。功能:消炎利尿。

小便短赤:西瓜皮60克(干品30克),加适量水煎10分钟,去渣取汁即成。每日代茶常饮。功能:清热利尿。

前列腺炎:蒲公英、紫花地丁各12克,西瓜皮10克。将3味入锅,加适量水煎汤。1剂/日,代茶饮。功能:利尿消炎。

子宫脱垂:西瓜秧30克,五倍子、山茱萸各10克。将3味入锅,加适量水煎汤即可。1～2次/日。功能:清热止血。

百日咳:花生仁、西瓜子仁各15克,大枣90克,红花15克,冰糖200克。将前4味烘干,与冰糖一起制成糖块。3次/日,2～6块/次。功能:消炎止咳。

牙痛:取西瓜皮、大枣各15克,2味烘干,共研为细末即可。1剂/日,外敷患处。功能:消炎清热。

夜盲症:西瓜皮60克,玉米须、酸枣仁各20克,加适量水共煎,饮汤,

2 次/日。功能:凉血解热。

急性结膜炎:西瓜藤 100 克,南瓜花 6 克,杏仁 10 克,加适量水煎汤即成。1～2 次/日。功能:消炎凉血。

感冒发热:西瓜去皮和子,番茄用沸水烫洗,剥皮去子,分别用洁净纱布绞汁。合并两汁,代茶饮。功能:清热去火。

目赤口疮,热病消渴:西瓜去子切条,晒至半干,加白糖适量腌渍,再曝晒至干后,加白糖少许。1～2 条/次,2～3 次/日。功能:止渴降温。

水肿:西瓜皮(干品)30 克,赤小豆 30 克,冬瓜皮 30 克,玉米须 30克,水煎服,1～2 剂/日。功能:利尿降压。

腹水:西瓜皮(干品)30 克,冬瓜皮 30 克,黄瓜 100 克,水煎服,1～2剂/日。功能:清热利尿。

高血压,胃热烦渴:西瓜皮 60 克(鲜品 200 克),玉米须 60 克,去皮香蕉 3 只,加清水 2000 毫升,炖煮至 600～700 毫升,加冰糖调味,每日分 2次饮完。功能:利尿降压。

【食用宜忌】

☆ 全身水肿、排尿功能障碍、中满湿盛者,应忌食西瓜。

☆ 食用西瓜不宜过量,否则身体摄入水分过多,就会冲淡胃液而引起消化不良或肠道抵抗力下降。尤其是肾功能不完全者,切记不可多吃西瓜,以保健康。

☆ 应该注意的是,对患暑热、身体虚弱或久咳痰多的人,不宜食用冰镇西瓜。

☆ 小便量多以及平常有慢性肠炎、胃炎及十二指肠溃疡等属于虚冷体质的人均不宜多吃。

☆ 西瓜变质后不可以吃,否则容易引起胃肠病而下痢。

【小常识】

根据天气变化,选购称心如意的甜西瓜:若近日连续高温,干燥少雨,新摘的瓜甜;反之甜度较低。

挑选成熟的西瓜须注意以下几点：瓜皮光滑发亮、呈蜡质，瓜蒂与反梗端深凹，瓜皮、瓜梗上茸毛消失；用手掂比同体积的瓜轻，用手指弹会发出"嘭嘭"之声。

西瓜皮有美容作用，用瓜皮轻轻摩擦面部，可使面部皮肤白净光滑，富有弹性。

西瓜不宜冷藏太久，冰箱（7℃时）贮存一般不宜超过一个半小时。

柠 檬

柠檬，又名黎檬子、宜母子、宜母果、里木子、药果、柠果等，属常绿小乔木。果实长椭圆形或卵形、两端稍尖，果皮黄色，可提取柠檬油；果肉极酸，深受孕妇青睐，故有"宜母果"或"宜母子"之称。

柠檬中的柠檬酸，是制作柠檬香脂、润肤霜和洗发剂的重要原料；柠檬酸还可制成柠檬汽水，也颇受人们喜爱。此外，它还可作为烹饪调料，营养丰富，具有很高的食疗价值。

【性味归经】

性微寒，味酸。入肺、胃经。

【食用方法】

较少生食，多加工成饮料、果汁、蛋糕、果酱、蜜饯、罐头等食用。

【营养成分】

每 100 克柠檬含水分 89.3 克，蛋白质 1.0 克，脂肪 0.7 克，糖类 8.5 克，灰分 0.5 克，钙 24 毫克，磷 18 毫克，铁 2.8 毫克，维生素 B_1 0.02 毫克，维生素 B_2 0.02 毫克，烟酸 0.2 毫克，维生素 C 40 毫克，钾 130 毫克，钠 1.0 毫克，镁 5.0 毫克，氯 2.0 毫克，能产热量 184 千焦；尚含有柠檬酸、苹果酸、奎宁酸、橙皮苷、柚皮苷、圣草次苷、香豆精类、甾醇、挥发油等物质。

【保健功效】

护肤润发:早晨喝 1 杯柠檬饮料,可以促进体内毒素的排泄,阻止色素粒子沉积于皮下,对皮肤有内源性增白作用;洗澡和洗脸时加少许柠檬汁可使柠檬中的有机酸与皮肤表面的碱性物质中和,除去脸上的油脂污垢,延缓皮肤皱纹的生成,长期应用可使皮肤光洁细嫩、青春靓丽。

降压护心:柠檬中的柠檬酸可与体内的钙离子结合形成一种可溶性物质,阻止或减轻钙离子参与血液凝固,故有预防高血压和心肌梗死的作用。

防治结石:柠檬含大量柠檬酸,可抑制钙盐的形成,减少肾结石的发生,甚至对已经形成的结石也有一定的溶解作用。

促进消化:柠檬可以促进蛋白质分解酶的分泌,增加胃肠蠕动,促进消化。

【功能主治】

解热祛暑,生津止渴,开胃消食,安胎。可治疗暑热烦渴,妊娠呕吐,胃热呕哕,胎动不安,食欲不振,百日咳,维生素 C 缺乏症,疝气痛,睾丸炎等病症。

【药用验方】

暑热烦渴,胸闷不舒,食欲不振:柠檬 100 克切成薄片装于大茶杯中,加白糖 25 克,用沸水冲泡,泡浸半小时后当茶饮。功能:清热解暑,和胃清肠。

肺虚咳嗽,胎动不安:稚母鸡 1 只去杂切块,放于碗中,入柠檬汁 15 毫升拌匀,加水 500 毫升,小火煨至酥烂。分 1～2 次食鸡肉喝汤,连服5～7 日。功能:润肺生津,和胃安胎。

消化不良:腌柠檬 1～2 个,送稀米粥食。早晚各 1 次,连用 2 日。功能:消食开胃。

小儿百日咳:鲜柠檬1个,冰糖适量,隔水炖烂熟。每日早晚各1次。功能:生津润喉,清肺止咳。

高血压,口干咽痛:柠檬1个洗净切片,荸荠10个削皮切片,加水600毫升,煎至300毫升,去渣取汁,分2次代茶饮服。功能:生津止渴,利尿降压。

妊娠呕吐:鲜柠檬500克去皮核洗净切块,加入白糖适量拌匀,腌渍1日。放锅中,加水适量,用小火熬至将干时,拌少许白糖,随意食用。功能:和胃安胎。

胃痛嗳气,食欲不振:取陈柠檬(越陈越好)1个切成小丁放于碗中,加入蜂蜜适量拌匀,分2~3次食完。功能:和胃降逆。

高血压,高脂血症,食欲不振:柠檬3个洗净切片晾干,香菇50克去蒂,蜂蜜100毫升,同浸泡于白酒1800毫升中,7日后取出柠檬,余密封再浸1个月。15~20毫升/次,2次/日。功能:降压降脂,健胃消食。

声音嘶哑:咸柠檬1个切薄片,无花果2片,同放入大茶盅中,加沸水250毫升,盖好浸泡15分钟。当茶饮,饮完可再浸泡1次。功能:生津润喉。

皮肤枯涩,体弱乏力:将柠檬半个与蛋黄1个同放入搅拌器中搅成汁,加葡萄酒150毫升和蜜糖20克拌匀。分1~2次饮之。功能:润肤消斑,增强活力。

暑热烦渴:柠檬150克,甘蔗500克,洗净分别榨汁,二汁混合,分2次饮服。功能:清热解暑。

高血压:柠檬1个去皮核切块,马蹄10个,两者用清水熬煎,代茶常饮。功能:清热降压。

【食用宜忌】

☆ 柠檬味酸,易伤筋损齿,不宜过食。

☆ 胃溃疡、十二指肠溃疡或胃酸过多者忌食。

☆ 糖尿病患者忌食。

甘　蔗

甘蔗,又名薯蔗、干蔗、竿蔗、糖梗、接肠草等,热带和亚热带糖料作物。甘蔗茎圆柱形,有节,表皮光滑,色多黄绿或紫;含糖质,是主要的制糖原料。

甘蔗最早记载于晋陶弘景所著《名医别录》,以后历代诸家本草都有著录。宋代王灼著有《糖霜谱》,很详细地介绍了甘蔗的种类和用途。

【性味归经】

性寒,味甘。入肺、胃经。

【食用方法】

茎去皮嚼汁或榨汁饮用。

【营养成分】

每 100 克甘蔗含水分 84 克,蛋白质 0.2 克,脂肪 0.5 克,糖类 12 克,钙 8 毫克,磷 4 毫克,铁 1.3 毫克,以及少量的维生素 B_2、维生素 C 等;尚含有多种氨基酸、苹果酸、柠檬酸、琥珀酸、烟酸、乌头酸、延胡索酸、甲基延胡索酸、甘醇酸等。

【保健功效】

补充热量:甘蔗中富含糖类,可为机体补充大量热量,对防治低血糖亦有较好的效果。

生津止渴:甘蔗水分含量高,且有多种有机酸成分,能清凉解暑,消除疲劳。

清热下火:甘蔗汁被誉为"天生复脉汤",最适合热性病患者饮用。

【功能主治】

解热止渴,和中宽膈,生津润燥,助脾健胃,利尿滋养。可用于口干舌燥,小便不利,大便秘结,反胃呕吐,消化不良,发热口渴等症。

【药用验方】

尿道炎:甘蔗汁、生藕汁各 60 毫升,混匀服,2 次/日。功能:利尿通淋。

中暑发热,燥热口渴:甘蔗汁、西瓜汁各 200 毫升,混合服用,冰冻更佳。功能:生津止渴。

胃热口苦,食欲不振,大便干结:甘蔗汁 50 毫升,蜂蜜 30 毫升,每日早晚空腹服。功能:清胃止呕,消食通便。

恶心干呕,饮酒过多:甘蔗 1000 克,洗净榨汁,热服,150 毫升/次,3次/日。功能:利尿解酒,除烦止呕。

妊娠水肿:甘蔗 500 克洗净,切成小块,加水适量煎汁,代茶饮。功能:生津和胃。

尿路感染,尿赤涩痛:鲜甘蔗 250 克砍成小段,莲藕 250 克去节,榨汁混合。1 剂/日,分 3 次服完。功能:益肾利尿。

秋燥干咳,大便燥结:甘蔗汁 50 毫升,梨汁 30 毫升,荸荠汁、莲藕汁各 15 毫升,同入大瓷碗并盖好,隔水蒸熟。分 1～2 次服。功能:润燥止咳通便。

津伤口渴,肺燥干咳,心烦胸闷:甘蔗 1000 克去皮切段,加水 1500 毫升,煮 30 分钟去渣留汁;再将梨 4 个去皮心切块和粳米 100 克同入汁中,待慢熬至粥将成时,调冰糖适量熬至成粥。分 2～3 次空腹服。功能:清热润肺,生津除烦。

肺胃火旺,咽喉肿痛,口腔糜烂:甘蔗、萝卜、荸荠各 500 克,均去皮洗净捣烂绞汁调匀。分 2～3 次服。功能:清热解毒,生津下火。

肺热咳嗽,尿道炎,血尿鼻衄,小便不畅:甘蔗 250 克,白茅根 50 克,加水 600 毫升,煎至 300 毫升去渣取汁。分 2 次服。功能:清热生津,利尿止血。

虚热咳嗽:将百合 100 克加水适量煮烂,加甘蔗汁和萝卜汁各 100 毫升,于睡前服。功能:清热润肺。

妊娠呕吐,慢性胃炎:甘蔗汁 100 毫升,姜汁 5 毫升,混合均匀。当茶饮,2～3 次/日。功能:生津和胃。

口舌生疮,大便秘结:甘蔗 250 克,莲子心 10 克,芦根 50 克,加水适量煎汁服。功能:生津降火。

慢性支气管炎,肺结核咳嗽:山药 60 克洗净捣烂,加甘蔗汁 200 毫升,放于大瓷碗中盖好,隔水蒸熟。1 次/日,连服 3～5 日。功能:生津润肺。

体虚发热,咽喉疼痛:甘蔗、萝卜各 250 克,金银花、淡竹叶各 10 克,加水 600 毫升。烧沸后,小火煮半小时,去渣留汁,加冰糖适量。分 2 次服。功能:解毒润喉。

口干舌燥,虚热咳喘:高粱米 100 克,加水适量煮粥,加入甘蔗汁 100 毫升拌匀,做早餐食之。功能:清热生津,润燥止喘。

胃津亏损,发热不退:甘蔗 100 克,生地黄 15 克,石斛 5 克,芦根 15 克,梨 1 个,洗净同绞汁服,2 次/日。功能:生津润燥,滋阴清热。

慢性支气管炎:甘蔗 1000 克,荸荠 500 克,百合 15 克。将甘蔗洗净,榨汁取 50 毫升,荸荠榨汁取 25 毫升,百合加水 500 毫升,与前二汁共煮沸 30 分钟后冷却。3～4 次/日,100 毫升/次,连服 7 日。功能:生津润肺。

尿路感染:鲜甘蔗、白藕各 500 克。将鲜甘蔗洗净,去皮,切碎,取汁,再把白藕洗净,去节,切碎,以甘蔗汁浸,半日取汁。1 剂/日,分 3 次饮服。功能:清热利尿。

小便带血:甘蔗汁 100 毫升,桃仁 15 克。将桃仁入锅,加适量水煎汤,然后冲甘蔗汁即成。1～2 次/日。功能:利尿止血。

津少燥热:甘蔗 100 克,生地 15 克,石斛 15 克,芦根 15 克,梨 1 个,共绞汁饮。2 次/日。功能:生津清热。

【食用宜忌】

☆ 忌食发霉变质的甘蔗。

☆ 甘蔗虽好,却不宜多食久食,否则助湿生热。

☆ 甘蔗性寒,易伤脾胃,故脾胃虚寒、大便溏泻者不宜多食。

☆ 风热性病患者饮甘蔗汁最好。

☆ 糖尿病患者忌食。

李 子

李子,又名李、李实、嘉庆子、嘉应子等,是蔷薇科植物属落叶小乔木。叶子倒卵形,开白色花,果实于五六月份成熟,呈青黄或紫红色,熟时饱满圆润,玲珑剔透,口味甜中略酸,是人们喜爱的传统水果之一。

李子原产于我国,至今已有3000多年的栽培历史。如今,李子在我国已广泛种植,南起广东,北至黑龙江,西垂西藏新疆,东到沿海诸省,均有栽种。主要品种有胭脂李和桃李。胭脂李果大、皮厚,色红艳如胭脂,味甘甜;桃李果大如桃子,色青泛黄,味甜、微酸。

【性味归经】

性平,味甘。入心、肝、肾经。

【食用方法】

鲜果生食或捣汁内服,亦可加工成各类成品食用。

【营养成分】

每100克李子果肉含水分85克,蛋白质0.5克,脂肪0.2克,糖类8.8克,灰分0.5克,钙17毫克,磷20毫克,铁0.5毫克,胡萝卜素0.11毫克,维生素A 0.1毫克、维生素B_1 0.01毫克,维生素B_2 0.02毫克,烟酸0.3毫克,维生素C 1毫克,钾176毫克,钠0.7毫克,镁8.9毫克,能产热量163千焦;还含天门冬素、多种氨基酸糖等。

【保健功效】

促进食欲:李子味酸,能促进胃酸和胃消化酶的分泌,并促进胃肠蠕动,因而有促进消化、改善食欲的作用,对胃酸缺乏、食后饱胀、大便秘结者尤其有效。

利尿消肿:新鲜李肉中含有丝氨酸、甘氨酸、脯氨酸、谷酰胺等氨基酸,有利尿消肿的作用。

止咳通便:李子核仁中含苦杏仁苷和大量的脂肪油,有润滑肠道、促进排便和止咳祛痰的功效。

养颜祛斑:李子中含有多种营养成分,有养颜美容、润滑肌肤的作用。

清热活血:对肝病有较好的保养作用,含有的维生素 B_{12} 可促进血红蛋白再生,对贫血症有一定的食疗效用。

【功能主治】

清肝涤热,生津利尿。可治疗肺结核潮热,糖尿病,肝硬化腹水,口舌生疮,牙周炎,牙龈出血等病症。

【药用验方】

肝硬化腹水:鲜李子 250 克,5～6 枚/次,2～3 次/日。功能:清肝利水。

肺结核潮热,口渴多尿,消渴欲饮:鲜李子 500 克洗净去核绞汁。50 毫升/次,2～3 次/日,冷服。功能:润肺涤热,生津止渴。

阴虚内热,失眠盗汗,急性肝炎:鲜李子 1000 克放入开水中汆一下,捞出晒至皮皱,加水煮至半熟,去核后再放回原锅中,加冰糖 400 克,续熬至糖汁吸收,冷却后裹上一层绵白糖。3～4 枚/次,3～4 次/日,当点心食。功能:清肝涤热,生津止渴。

疲劳过度,大便干结:鲜李子 400 克洗净沥干,和蜂蜜 200 毫升同浸入白酒 1800 毫升中,密封 3 个月。每次饮酒 20～30 毫升,2 次/日。功能:生津除乏,润肠通便。

虚劳损伤,虚劳入咳,消渴便秘:李子 5 枚切半去核,蜂蜜 25 毫升,牛奶 100 毫升,同放入锅内煮沸,温热饮之。功能:清肝益胃,生津润燥。

湿疹瘙痒:酸李子250～500克捣烂,水煎,外洗患处,3～4次/日。功能:清热止痒,消肿解毒。

肌肤干枯:鲜李子250克绞汁,与米酒250毫升兑匀。200毫升/次,1～2次/日,后减量。功能:润肤美容。

牙龈出血:鲜李子4～5枚,生食。1次/日。功能:清热凉血止血。

小儿壮热:李树叶50克洗净,加水适量煎汁,温洗患儿。功能:清热止惊。

目翳,麻疹:李树胶15克,加水煎汤,温服,2次/日。功能:透疹消翳。

消化不良:李子鲜果1～2个洗净,生食,早晚各1次。功能:健胃消食。

食欲不振:鲜李子数个,葡萄干6克,生食。饭前嚼服。功能:促进消化。

大便秘结:李核仁10～15克入锅,加适量水煎汤。饮汤。功能:凉血通便。

肝硬化腹水:李子6个,米仁30克。将2味洗净,入锅,加适量水共煮。分2次1日服完。功能:利尿消肿。

心烦内热:李树根皮30克加水煎煮服之。功能:清热活血。

扁桃体炎:酸李子2个,盐少许。将李子捣烂,加盐,加入开水1杯,拌匀放冷,取其汁液。每天含漱多次。功能:清热消肿。

面部黑斑:李核仁2个,鸡蛋1个。将李核仁去皮研细,再加鸡蛋清调匀。每日睡前敷于脸上,次晨用清水洗去,连续1周即可奏效(此期间忌见风)。功能:养颜祛斑。

虫蝎蜇痛:取李核仁适量,捣烂,涂患处。功能:消肿止痛。

口臭:李子30克,枇杷、佩兰各10克,将上3味以水煎煮即成。饮汤,含漱,1～2次/日。功能:清热凉血。

【食用宜忌】

☆ 李子忌与獐肉、雀肉、鸭蛋一同食用。

☆ 李子不可多食,多食易助湿生痰、伤牙齿、损脾胃,脾胃虚弱者更应少吃;它含有氢氰酸,多食甚至会引起中毒。

☆ 味道苦涩或入水漂浮不沉的李子有毒,不宜食用。

【小常识】

人常说李子伤人,往往是因果实不够成熟、坚硬所致。正确的食法是,采摘后放上几天,待其完全成熟,果肉变得软糯多汁时再食。

杨 梅

杨梅,又名水杨梅、珠红、树梅、机子、圣生梅、白蒂梅、朱红、杨果等,李时珍《本草纲目》载有"其形如水杨子而味似梅,故名杨梅"。杨梅属常绿灌木或乔木,果实鲜艳,紫色果,肉多核小,是上乘水果。

杨梅是我国南方著名的特产水果,目前仅有极少数国家少量栽培,向来有"初凝一颗值千金"的美誉。

【性味归经】

性温,味甘。入脾、胃、大肠、小肠经。

【食用方法】

一般生食,也可浸酒腌食,还可制成蜜饯、果酱、果汁等。

【营养成分】

每 100 克杨梅果肉含水分 91.1 克,蛋白质 0.9 克,脂肪 0.9 克,糖类 5.2 克,钙 11 毫克,磷 36 毫克,铁 1.8 毫克,钾 176 毫克,钠 2.4 毫克,镁 9.0 毫克,灰分 0.9 克,粗纤维 1.0 克,能产热量 137.94 千焦;还含草酸、乳酸、维生素 C、蜡质、葡萄糖、果糖、柠檬酸等。

【保健功效】

抗菌消炎:杨梅对大肠杆菌、痢疾杆菌等细菌有抑制作用,并有消炎收敛功效;杨梅树皮中含鞣质、大麻苷、杨梅树皮苷等成分,对痢疾、目翳、牙痛、恶疮、疥癞等病也有作用。

促进消化:杨梅含有丰富的多种有机酸及维生素 C 成分,味酸爽口,食之能提高胃酸度,增进食欲,促进消化;果肉中的纤维素能刺激肠道蠕动,可以治疗便秘。

生津消暑:杨梅鲜果具有生津止渴,健脾消食之功。

防治癌症:杨梅含有丰富的维生素,果仁中含氰苷类、脂肪油等物质,对抑制癌细胞生长均有作用。

降脂减肥:杨梅含苹果酸、乳酸、草酸等,既能开胃消食,又能阻止糖转化成脂肪,有助于减肥;杨梅所含大量的维生素 C,能直接参与糖代谢和氧化还原过程,增强毛细血管的通透性,并能降低血脂等。

【功能主治】

生津解渴,和胃消食,行气止痛,清热解毒。可治疗阴虚火旺,口渴咽干,消化不良,痢疾,痧症,腹痛,中暑,头痛等病症。

【药用验方】

肾虚火旺,口渴咽干,小便短赤:杨梅1000 克洗净榨汁,加入白糖适量,小火煮沸。50~100 毫升/次,2~3 次/日。功能:生津润燥。

痢疾:杨梅250 克洗净,浸入陈醋500 毫升,密封10 日。每次食2~3 枚,3 次/日。功能:消食止痢。

血虚性尿血:杨梅100 克洗净沥干,猪瘦肉100 克洗净切片,加水400 毫升,小火煮至熟透,调入白糖适量。1 剂/日,分2 次饮汤食肉。功能:和五脏,除烦热。

维生素缺乏,牙龈出血:半成熟鲜杨梅30~60 克,生食,早晚各1 次。功能:生津凉血,补充维生素 C。

消化不良,食欲不振:杨梅 1000 克洗净沥干,浸入白酒 1000 毫升密封,每天摇动一次,7～10 日可服。15～20 毫升/次,2 次/日。功能:消食健胃。

暑热泄泻:杨梅 500 克洗净,白糖 50 克,两者同捣烂放入瓷罐中自然发酵成酒,用纱布滤汁,再置锅中煮沸,冷却装瓶密封(越陈越好)。随意饮用。功能:清热解暑,去瘀止泄。

虚寒性泄泻,脘腹冷痛,发痧:杨梅 200 克洗净,浸入 500 毫升高粱酒中密封 1 周。每次食杨梅 2～3 枚,或饮杨梅酒 25 毫升,3 次/日。功能:祛寒,消食,和中止痛。

肺燥干咳,虚劳久咳:将杨梅 2000 克洗净,捣烂滤汁,放砂锅内烧沸,加入蜂蜜 20 毫升和水再煮沸。随意饮用。功能:生津湿燥,润肺止渴。

痢疾:杨梅 100 克,焙干烧存性,碾为细末。5 克/次,2 次/日,用米汤适量送服。功能:消炎止痢。

烫伤,烧伤:将杨梅 100 克烧成灰研末,以茶油或香油 25 毫升调成糊状,外敷患处。1 次/日。功能:止血愈疡。

鼻息肉:杨梅(含核)20 克,冷饭粒 15 克,同捣成烂糊,取适量外敷患处。1 次/日。功能:收敛消炎。

胃肠胀满:杨梅用盐腌渍备用,越久越佳。用时取数颗泡开水服,2～3 次/日。功能:消食健胃。

胃痛:杨梅(白种)根 30 克,洗净切碎,鸡(去头、足和内脏)1 只,加适量水用文火将两者炖 2 小时,吃鸡肉饮汁。1～2 次/日。功能:消食和中。

痢疾,预防中暑:适量杨梅,浸于酒中 3 天,每次食杨梅 5 枚,2～3 次/日。功能:抗菌消炎。

腹痛,泄泻:鲜杨梅不限量,洗净浸泡于果酒中,3 天后便可食用。每次 3 个,2 次/日。功能:消炎止泻。

【食用宜忌】

☆ 胃酸过多、胃溃疡患者不宜吃杨梅。

☆ 杨梅不宜多食,否则会损齿伤筋,令人发热、生疮、生痰。

☆ 糖尿病患者应忌食杨梅。

☆ 阴虚、血热、火旺者忌食。

☆ 杨梅忌与生葱同食。

【小常识】

杨梅是不带皮的水果,容易受蚊蝇的叮咬而染上病菌,为肠道传染病的传播创造了便利,对健康极为不利,在食用前要用盐水洗净。

杨梅味酸性温,食用时不宜过量,否则会令人身体发热甚至生疮。

猕 猴 桃

猕猴桃,又名白毛桃、毛梨子、藤梨、山洋桃、猕猴梨、猴仔桃、金梨、野梨、狐狸桃等,属藤木植物,叶子互生,圆形或卵形,果皮上有淡色茸毛,果肉色如翡翠,皮薄汁多,酸甜可口。

猕猴桃原产于我国,是猕猴喜爱的一种野生水果,故称猕猴桃。唐时便已出现人工栽种猕猴桃,历史十分悠久。

猕猴桃富含维生素C,在众多水果中其含量名列前茅,是柑的5～10倍,是苹果的20～80倍,加之富含其他各种营养物质,故被营养师称为"营养活力来源"。正因如此,猕猴桃现已成为广受人们喜爱的水果之一。

【性味归经】

性寒,味甘、酸。入肾、胃经。

【食用方法】

可剥去外皮生食,亦可加工成果汁、果酱、果脯和高级营养品"猕猴桃精",还可酿制猕猴桃酒。

【营养成分】

每 100 克猕猴桃果肉含水分 80 克,糖类 12～18 克,蛋白质 1.6 克,类脂 0.3 克,抗坏血酸 300 毫克,硫 25.5 毫克,磷 42.2 毫克,氯 26.1 毫克,钠 3.3 毫克,钾 320 毫克,镁 19.7 毫克,钙 56.1 毫克,铁 5.6 毫克,类胡萝卜素 250 毫克,果胶 13 毫克,粗纤维 2.72 毫克,维生素 C 100～420 毫克,维生素 P 18～24 毫克以及 18 种氨基酸等营养成分;还含有维生素 B_1、猕猴桃碱等。

【保健功效】

养颜乌发:猕猴桃含有多种氨基酸、泛酸、叶酸等,能给头发输送营养成分;其丰富的矿物质可促进黑色素颗粒的合成,使头发乌黑亮丽;此外,它还含有许多具有美容功能的镁元素,因此被人称为"美容果"。

促消通便:猕猴桃含蛋白水解酶成分,可催化肠道内的蛋白质水解、消化、吸收,并阻止蛋白质凝固;而其所含有的纤维素和果酸则有促进肠蠕动和加速大便排泄的功能。

解毒护肝:猕猴桃有助于汞的排泄,使血汞降低,并能改善肝功能,因此可作为汞中毒的解毒食品;对坏血病、过敏性紫癜、酒精中毒、感冒、骨节风病、脾脏肿大、热毒、咽喉痛等病症也有良效。

降脂护心:常食猕猴桃鲜果及果汁,能降低血清胆固醇及三酰甘油含量,对防治高脂血症、动脉粥样硬化、高血压、冠心病等颇有裨益。

防癌抗癌:猕猴桃果汁不仅能增强人体的免疫功能,而且含有抗癌成分(如 AH_2),能阻断 N－硝基吗啉等致癌物质在机体内的合成,尤其对癌变细胞有直接拮抗作用,它能预防多种癌症的发生并治疗癌症。

宁神解忧:猕猴桃中含有的血清促进素具有稳定情绪、安心宁神的作用。它所含的天然肌醇,有助于脑部活动,因此可帮助忧郁之人走出情绪低谷。

【功能主治】

调中理气,解热除烦,润燥生津,利尿通淋,抗癌防癌。可治疗烦热、消渴、黄疸、石淋、痔疮、高脂血症等病症。

【药用验方】

胃热干呕,妊娠呕吐:鲜猕猴桃 100 克,生姜 10 克,洗净绞汁去渣。1 剂/日,分早晚 2 次服。功能:和胃降逆。

睾丸偏坠:猕猴桃 30 克,金柑根 9 克,水煎去渣,兑烧酒 60 毫升,分 2 次服。功能:利气散郁。

尿道结石:猕猴桃 2～3 个,生食。功能:利尿消炎。

风湿性关节炎:猕猴桃、木防己各 15 克,茜草 9 克,胡枝子 30 克,水煎服。功能:祛湿消炎散肿。

尿路结石,胃癌,乳腺癌,高胆固醇症:猕猴桃 150 克洗净去皮搅碎,置于大茶杯中,加白糖适量和温开水 500～600 毫升调匀。代茶饮。功能:利尿降浊,消脂抗癌。

急慢性肝炎:鲜猕猴桃 100 克,鲜田基黄 50 克,洗净捣碎,加水 500 毫升,煎半小时,煎 2 次,二汁混合。1 剂/日,分 2～3 次服,连服 10 日。功能:清热解毒,利胆退黄。

胃癌,食管癌:鲜猕猴桃 100 克,鲜半枝莲 50 克,洗净捣碎,煎 2 次(每次用水 400 毫升煎半小时),二汁混合,去渣取汁。1 剂/日,分早晚 2 次服,连服 10～15 日。功能:消肿抗癌。

产后血虚,乳汁缺乏:猕猴桃 4 个去皮切片

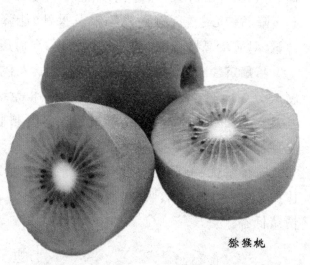

猕猴桃

置于碗中,加入饴糖适量,腌渍 2 小时。2 次/日,用粳米粥调服。功能:补血通乳。

烦热消渴,食欲不振,面色无华:猕猴桃 200 克,苹果 1 个,香蕉 2 个,洗净切成小丁,置于锅内加适量水煮沸,调入白糖适量。随意食之。功能:生津止渴,开胃润肤。

烦热消渴,食欲不振,消化不良,肺热咳嗽:猕猴桃 100 克洗净去皮切片。水发银耳 50 克去杂洗净撕片,放入锅内,加水适量煮熟,再加猕猴桃片、适量白糖,煮沸出锅。温服食。功能:润肺生津,滋阴养胃。

热淋,小便不通,口渴,痔疮:将 50 克白糖熬成糖液,取一半糖液与猕猴桃肉 500 克煮沸 15 分钟,至猕猴桃透明无白心时倒入另一半糖液,继续煮 20 分钟。取猕猴桃肉捣成泥状,稍凉装瓶。20 克/次,3 次/日,温开水冲服。功能:清热通淋,养阴生津。

脾脏肿大:鲜猕猴桃 5 个洗净切碎,捣烂绞汁。取汁以温水冲服,1 次/日,连服 15 日。功能:散结消肿。

慢性头痛:鲜猕猴桃 30~60 克洗净去毛,豆腐 120 克,加水炖熟。1 次/日,吃猕猴桃、豆腐喝汤。功能:祛风止痛。

慢性胃炎,慢性肝炎,消化道癌:猕猴桃 100 克,大枣 25 克,加水适量,大火煮沸,小火煨煮 30 分钟,当煮至 500 毫升时加红茶 3 克。每日早晚饮服。功能:和胃润肝,解毒抗癌。

坏血病,食管癌,胃癌,大肠癌:鲜猕猴桃 2 个用冷盐开水浸泡,取果肉切碎捣烂,加冷开水搅拌成黏稠汁液,兑入蜂蜜 30 毫升,加冷开水至 300 毫升,混匀。2 次/日,饮服。功能:清热解毒,滋补抗癌。

中暑,贫血:猕猴桃 150 克去皮挤汁,白糖 25 克加适量水煮开,放猕猴桃汁煮沸,用适量湿淀粉勾芡,晾凉。分 2 次服食。功能:清暑解热,补血强身。

慢性胃炎,胃窦炎,溃疡性结肠炎,胃癌,大肠癌:将猕猴桃 4 个切碎捣烂挤汁,大米 100 克加水小火煮粥,粥成时调入猕猴桃汁液,加红糖 20 克,再煮至沸。每日早晚分食。功能:健脾和胃,清热解毒,抗癌消肿。

肝病,子宫瘤:每天饮猕猴桃果汁 50~100 毫升,米酒饮服,2~3 个月可愈。食果酱也有效果。功能：调中理气，解热散郁。

【食用宜忌】

☆ 航空、航海、高原、矿井等特种工作者宜食。

☆ 虚寒者和孕妇最好少吃或不吃。

☆ 脾胃虚寒、腹泻便溏者忌食。

☆ 糖尿病患者忌食。

☆ 因猕猴桃性寒滑泻，故先兆流产及月经过多者忌食。

甜 瓜

甜瓜，又名香瓜、甘瓜、果瓜、熟瓜、梨瓜等，一般二三月下种，延蔓而生，叶子十分大，到五六月时开黄花，六七月瓜成熟。瓜有圆形的，亦有椭圆形的，表皮颜色多为绿色，瓜瓤或黄或白，籽粒较小，多为黄色。

甜瓜在我国广泛栽培，其果实香甜可口，是人们夏季消暑的理想水果。它的蒂、叶、子、皮、花、藤均可入药，功效颇多。

【性味归经】

性寒，味甘。入心、胃经。

【食用方法】

生食，榨汁饮，或煮汤饮。

【营养成分】

每100克甜瓜果肉含水分85克，蛋白质0.4克，脂肪0.1克，糖类6.2克，钙29毫克，磷10毫克，铁0.2毫克，胡萝卜素0.03毫克，维生素B_1 0.02毫克，维生素B_2 0.02毫克，烟酸0.3毫克，抗坏血酸13毫克。甜瓜子含脂肪油27%，其中有亚油酸、油酸、棕榈酸、硬脂酸及豆蔻酸、甘油酸、卵磷脂、胆固醇等；另含乳糖、葡萄糖、树胶、树脂等。甜瓜蒂含苦毒素及葫芦素 B、葫芦素 E 等结晶性苦味质，还含有球蛋白、蛋白转化酶等。

【保健功效】

清热解暑：甜瓜含有大量的水分、糖类、柠檬酸、胡萝卜素、B 族维生素、维生素 C 等，能清热解暑，生津止渴，除烦畅胸。

保护肝脏：甜瓜蒂含葫芦素 B，能明显增加实验性肝糖原蓄积，减轻慢性肝损伤，阻止肝细胞脂肪变性和抑制肝纤维组织增生，改善肝功能。另外，甜瓜蒂还有退黄疸的作用。

治疗中毒：甜瓜蒂含有苦毒素，葫芦素 B、葫芦素 E 等苦味素，能刺激胃黏膜以引起呕吐，对食物中毒和药物中毒效果显著。

驱虫杀虫：甜瓜子含有驱杀蛔虫、丝虫等寄生虫的成分，对治疗虫积病症有一定功效。

补充营养：甜瓜瓤含有蛋白质、脂肪、糖类、无机盐等营养物质，有助于病情好转和机体健康。另外，甜瓜含有一种蛋白转化酶，有助于肾脏病患者消化吸收。

【功能主治】

甜瓜能清热解暑、生津止渴、除烦利尿，可用于暑热烦闷、食少口渴及热结膀胱、小便不利等病症。

【药用验方】

暑热烦渴，小便短赤，大便秘结：甜瓜 2 个，用开水洗净，食瓤，1 个/次，2～3 次/日。功能：生津，清暑，润肠止渴。

皮肤干涩：甜瓜 2 个，柠檬 1 个，洗净绞汁倒入茶杯内，分 2～3 次冷开水冲饮。功能：养颜健美。

肺结核咳嗽，咽干口渴：甜瓜 250 克，连皮核洗净切片，加入冰糖适量和水 300 毫升，盖好隔水蒸熟。分 1～2 次食瓜喝汤。功能：润肺除烦。

肺热咳嗽,心烦口渴:甜瓜 1 个去皮核洗净切块,川贝母 10 克捣碎,加入蜂蜜适量和水 200 毫升,盖好隔水蒸熟。分 1～2 次食瓜喝汤。功能:清肺化痰,润燥止咳。

小便不利,鼻生疮:甜瓜 1～2 个,猪瘦肉 50 克洗净切块,加水适量煮汤。饮汤食肉、瓜。功能:利尿消肿。

粉刺,面部色斑:将甜瓜 250 克洗净去皮核,苹果 250 克洗净去心,胡萝卜 150 克洗净去皮。3 味切碎绞汁,分 2 次饮服。功能:清热解毒,护肤美容。

【食用宜忌】

☆ 甜瓜性寒,脾胃虚寒、腹泻便溏者忌食。

☆ 有糖尿病或脚气病的患者忌食。

【小常识】

甜瓜蒂含有甜瓜苦毒素,它能刺激胃黏膜引起呕吐,从而不被人体吸收,因此不会出现中毒现象;然而对狗、兔等动物进行试验时,却发现这种毒素可引起中毒性死亡。因此,食用甜瓜蒂时应多注意,若出现中毒现象,应立即送往医院治疗。

无 花 果

无花果,又名文仙果、奶浆果、品仙果、蜜果、优昙钵、映日果、天生子、隐花果等。由于树叶厚大浓绿,花常被掩盖不见,人们认为它"无花而实",所以称之为无花果。

无花果的故乡在阿拉伯南部,大约在唐代传入我国,迄今已有 1300余年的历史。目前全国各地均有种植,但主要产地在新疆、山东、江苏、广西等地,而其他地区仅少量种植。

无花果熟时,果肉酥软且无核,味道甘甜,营养非常丰富,具有很好的食疗功效。

【性味归经】

性寒,味甘。入肺、脾、大肠经。

【食用方法】

鲜果可生食,亦可用于烹饪菜肴,还可加工成果脯食用。

【营养成分】

每 100 克无花果果肉含水分 81.3 克,蛋白质 1.5 克,脂肪 0.1 克,糖类 13 克,粗纤维 3 克,灰分 1.1 克,钙 67 毫克,磷 18 毫克,铁 0.1 毫克,胡萝卜素 30 微克,维生素 A 0.05 毫克,维生素 B_1 0.04 毫克,维生素 B_2 0.03 毫克,烟酸 0.1 毫克,维生素 C 1 毫克,钾 212 毫克,锰 0.17 毫克,锌 1.42 毫克,铜 0.01 毫克,硒 0.67 微克,可产热量 243 千焦;并含有枸橼酸、苹果酸、叶酸、醋酸、酵素及少量延胡索酸、琥珀酸等。

【保健功效】

消炎润喉:无花果含柠檬酸、延胡索酸、苹果酸、丙乙酸、草酸、奎宁酸等物质,具有抗炎消肿,利咽润喉之功。

消食通便:无花果含苹果酸、柠檬酸、脂肪酶、蛋白酶、水解酶等,能改善食欲,促进消化;并且含多种脂类,有润肠通便之作用。

降脂降压:无花果所含的脂肪酶及水解酶等成分,有降低血脂和减少脂肪在血管内沉积的作用,对高血压和冠心病也有效果。

防癌抗癌:无花果未成熟果实中的乳浆含有补骨脂素、佛柑内酯等活性成分,成熟果实汁中含有一种芳香物质"苯甲醛",此两者均具有防癌抗癌作用,对预防肝癌、肺癌、胃癌的发生,抑制转移性腺癌和淋巴肉瘤的发展,促使肿瘤退化等颇有效用。

增强免疫力:无花果含有大量的糖类、脂类、蛋白质、纤维素、维生素、无机盐和人体必需的氨基酸等营养成分,能提高机体免疫细胞的活力,增强免疫功能。

瘦身养颜:无花果含有 SOD 酶等多种酶类,具有减肥美容作用。

【功能主治】

清热润肺,健胃清肠,消肿解毒,止泻利喉。可治疗热干咳,声音嘶哑,消化不良,便秘,痔疮等病症。

【药用验方】

痢疾:无花果 5～7 个,水煎服。功能:健脾敛肠。

胃十二指肠球部溃疡:无花果 5 个,焙干研为末。5 克/次,3 次/日。功能:健脾胃,愈疮疡。

下肢溃疡,疮面恶臭,久不收口:取无花果 2 个洗净捣烂成糊状,敷于患处,用纱布包扎。每日换药 1 次。功能:解毒消肿。

睾丸肿痛:无花果 2 个,小茴香 9 个,加水适量煎汁,代茶饮服。1次/日。功能:疏肝理气,温肠止痛。

咽喉刺痛:鲜无花果晒干,碾末,吹喉。功能:清泄肺热,利咽消肿。

痔疮:无花果 10 个水煎,洗患处;同时取熟无花果 5 个,水煎服 3～4日。功能:解毒消肿。

声音嘶哑,支气管哮喘:将鲜无花果 500 克洗净榨汁约 150 毫升,用温开水冲服,1 次/日。功能:解毒润喉。

肺热咳嗽,声音嘶哑:无花果 250 克洗净切片,加水 300 毫升,煮沸后加入冰糖适量,以小火煮至糖溶。1 剂/日,分 2 次服。功能:解毒消炎,润肺利咽。

阴虚咳嗽,干咳无痰:鲜无花果、蜜枣各 2 个洗净切片,加冰糖适量和水 300 毫升,盖好隔水蒸熟。1 剂/日,分 1～2 次食无花果、饮汤。功能:滋阴润燥,消炎止咳。

肺结核,慢性肝炎:无花果 1000 克洗净切片,加水 1000 毫升煮沸后以小火慢熬至汁浓,调入白糖 750 克浓缩成膏。10～20 毫升/次,2～3次/日,温开水送服。功能:健脾益肺,滋养肝阴。

风湿疼痛:无花果150克,猪瘦肉100克(切片),加水300毫升,烧沸后加入精盐,煮至熟透调味。分1～2次热服。功能:祛风解毒。

产后缺乳:①无花果100克切片,金针菜根100克(切段),猪蹄1只(切小块),加水600毫升,同炖熟,加精盐调味。分1～2次服食。功能:健脾益气,补血生乳。②无花果100克,猪瘦肉250克,羊乳参、乌贼骨各20克,加水600毫升,小火炖烂,调味。分2次热服。功能:补血、益气、通乳。

肺虚痰咳:鲜无花果300克,银耳15克,枸杞子15克,鸡肉200克(切块),同煮至熟透。分1～2次服食。功能:补脾益肺,祛痰止咳。

肺虚咳嗽,肺癌化疗及放疗出现潮热、心烦失眠:无花果50克洗净切片,百合30克洗净,猪腱肉200克切成小块,加水500毫升煮开,加姜片和精盐,小火炖至酥烂,调味。分1～2次热服。功能:补肺生血,滋阴除烦。

干咳无痰,咽喉疼痛,声音嘶哑:新鲜无花果2个,与蜜枣2枚隔水炖烂,调入冰糖20克,温食。功能:润肺止咳,湿燥利咽。

产后乳少,体弱面枯:猪蹄2只去皮壳,剖开。砂锅加清水、猪蹄、干无花果100克及适量精盐,旺火煮沸,小火炖至烂熟,调入味精。佐餐食。功能:补血通乳。

痔疮肿痛:无花果10～20个,加水2000毫升煮沸20分钟,取汤于睡前30分钟熏洗肛门。1次/日,7日为1个疗程。功能:消肿止痛。

消化不良,痢疾:取鲜熟无花果5～7个洗净,空腹食,1个/次,2次/日。功能:健脾益胃,消炎解毒。

膀胱癌:无花果30克,木通15克,水煎服,1剂/日。功能:利尿祛湿,滋阴抗癌。

脾胃虚弱,消化不良,饮食减少:无花果20克,切碎,炒至半焦,加红糖水煎服,或沸水泡服。1～2次/日。功能:健脾消食。

【食用宜忌】

☆ 脾胃虚寒、腹泻便溏者不宜生食。

☆ 脑血管病、脂肪肝、正常血钾性周期性麻痹、糖尿病等患者忌食。

椰 子

椰子,又名胥余、胥耶、越王头等,属常绿乔木。核果椭圆形,外果皮黄褐色,中果皮为厚纤维层,内果皮为角质的硬壳,果肉白色多汁,含脂肪,可吃亦可榨油,其汁可提炼为饮料。

【性味归经】

性平,味甘。入肺、胃经。

【食用方法】

椰肉可鲜食,亦可做蜜饯、椰丝、椰蓉食用。

【营养成分】

每 100 克椰子果肉含水分 51.8 克,蛋白质 4 克,脂肪 12.7 克,糖类 26 克,纤维 4.7 克,灰分 0.8 克,维生素 B_1 0.01 毫克,维生素 B_2 0.01 毫克,烟酸 0.5 毫克,维生素 C 10 毫克,钾 475 毫克,钠 556 毫克,钙 2 毫克,镁 65 毫克,磷 90 毫克,铁 1.8 毫克,硒 6.21 微克,锌 0.92 毫克,铜 0.19 毫克,锰 0.06 毫克;椰油中含游离脂肪酸、羊油酸、羊脂酸、棕榈酸、油酸、月桂酸及多种甾体物质,以及少量的生长激素等。

【保健功效】

促进发育:椰子中除含有糖类、脂肪、蛋白质、维生素 B 族、维生素 C 及微量元素钾、镁、磷等之外,还有少量的生长激素,有利于促进人体的生长发育和强壮体质。

养颜美容:椰汁是天然的滋补佳品,长期食用可补充血容量,使皮肤滋润光泽,皱纹减少,美容养颜。

杀虫消疳:椰肉有杀绦虫作用,与汁同食具有驱除肠道寄生虫的效果。

利尿消肿：椰汁含有丰富的钾、镁等矿物质，其成分与细胞内液相似，能调整机体脱水和水电解质失衡，具有利尿消肿效果。

【功能主治】

补益强壮，健胃润肺，杀虫消疳。可治疗面黄肌瘦，食欲不振，小儿疳积，绦虫病，姜片虫病，暑热烦渴，吐泻伤津，少尿水肿，心力衰竭等病症。

【药用验方】

肌肤或心脏性水肿，中暑发热：取椰子汁200毫升，100毫升/次，2次/日。功能：生津益气，利尿消肿。

脾胃虚弱，食欲减退：①用清汤150毫升调精盐、味精、白糖、椰子汁煮开，加鸡块500克和椰子肉250克，小火焖至酥烂，出锅加梨片100克、杧果片25克拌匀。佐餐食。功能：健脾益气。②糯米100克洗净，加水1000毫升慢熬至粥将成时，放椰肉粒250克和冰糖20克，熬至椰肉熟透粥成。分2次空腹服。功能：健脾补胃，促进食欲。

年老体弱，气虚咳喘：母鸡1只洗净切块，与椰子肉200克、银耳15克同置于砂锅中，加水700毫升，大火烧开加入姜片和精盐，用小火炖至鸡酥烂，调味。分2次热食之。功能：补脾益气，润肺止咳。

肾虚阳痿，腰膝酸软，性功能减退：椰肉200克洗净切块，淫羊藿20克，两者用纱布袋扎紧。羊肉500克洗净用开水氽沥干切块，与扎好的纱布袋一齐入锅，加水600毫升，煮沸后撇去浮沫，入姜片和黄酒，小火炖至羊肉酥烂。去药袋，调味。分2次食肉饮汤。功能：温肾壮阳。

慢性肝炎：鲜椰子汁、生地黄汁各50毫升，加沸水500毫升摇匀。代茶饮，1～2次/日。功能：滋阴养肝。

呕吐，腹泻脱水：取椰汁100毫升，白糖30克，粗盐3克摇匀溶解。3次/日，连服3天。功能：补液消炎。

年老体弱，四肢乏力：椰肉500克切成小块装于大口瓶中，入白糖适量(以盖过果肉为度)腌渍 15 日。每日早晚各服 2～3 块。功能:补脾益气。

暑热证,慢性胃炎,习惯性便秘:将 2 个鸡蛋和白糖适量放入碗中拌匀,琼脂适量用水泡软上火煮化。牛奶 150 毫升煮沸倒入已搅匀的鸡蛋液中,再加琼脂搅匀,趁热过滤,晾凉后加入椰汁 100 毫升搅匀,制成冰淇淋。每日上下午食。功能:益气生津,补虚健脾,润肠通便。

慢性胃炎,暑热证,小儿疳积:将椰子汁 150 毫升与牛奶 100 毫升煮开,入椰子粉 5 克,鸡蛋黄、白糖、玉米糊、精盐各适量搅匀,放烤箱烤 25 分钟,熟后当点心食。功能:补气生津,行气健胃。

慢性胃炎,慢性气管炎,中暑:将鱼肉 300 克划深纹切块,用 2 个鸡蛋及干淀粉 50 克拌匀,入油锅炸至色呈金黄。再将椰汁 100 毫升及黄酒、麻油适量稍烹,浇在鱼块上。佐餐食。功能:补气养阴,生津开胃。

小儿绦虫病,姜片虫病:椰子 1 个取肉汁,于晨起空腹时先服椰子汁,再吃椰子肉半个或 1 个,顿食。食完后 3 小时内不进食。功能:杀虫驱虫。

【食用宜忌】

☆ 糖尿病患者忌食。

☆ 体热内盛者不宜常食。

【小常识】

椰子汁离开椰壳,其味则变,所以应及时饮尽。

沙 果

沙果,又名林檎、花红、朱柰、蜜果、花红果、联珠果、文林郎果等,蔷薇科植物花红的果实,呈球形,颇像苹果,却比苹果小,颜色黄中微红。沙果多种植于我国长江流域及黄河一带,在八九月份成熟。

【性味归经】

性平,味酸,无毒。入心、肝、肺经。

【食用方法】

生食,或绞汁饮,或煎汤。

【营养成分】

每 100 克沙果含水分 82.7 克,蛋白质 0.3 克,脂肪 0.8 克,糖类 15.1 克,钙 45 毫克,磷 9 毫克,铁 0.9 毫克,维生素 A 0.05 毫克,维生素 B_1 0.02 毫克,维生素 B_2 0.02 毫克,维生素 C 1 毫克,烟酸 0.2 毫克,钾 148 毫克,钠 0.9 毫克,镁 7.3 毫克,能产热量 289 千焦;并含叶酸、苹果酸等成分。

【保健功效】

生津止渴:沙果含有丰富的有机酸及维生素,具有生津止渴、消食除烦和化积滞之功。

固精止痢:沙果味酸涩,具有固精、止泻痢功效。

驱虫杀虫:沙果根煎剂可驱杀寸白虫、蛔虫等寄生虫。

泻火明目:沙果叶能泻火明目,治疗眼目青盲、翳膜遮眼及小儿疥疮。

【功能主治】

生津止渴,消痰化滞,涩精止泄。可治疗糖尿病,遗精,肠炎,痢疾,慢性泻痢,夏季烦热,口干烦渴等病症。

【药用验方】

糖尿病口渴:沙果 6～8 个洗净,分 2～3 次嚼食。功能:生津止渴。

肠炎,痢疾:半熟鲜沙果 50 克洗净捣烂,加水 200 毫升煎至 100 毫升,去渣取汁。1 剂/日,分 3 次服。功能:酸涩止痢,和胃化滞。

遗精,早泄:沙果 500 克切成厚片,加水 800 毫升,烧沸后以小火煮至汁稠果酥时,加入蜂蜜 250 毫升煮成胶状,取出待凉。2～3 片/次,2～3 次/日,嚼食。功能:收敛固精。

遗精,早泄,白浊:沙果 50 克,芡实 30 克,洗净捣碎,加水 500 毫升煎至 250 毫升,去渣取汁。1 剂/日,分 2 次服。功能:固精止浊。

小儿下痢:沙果 250 克、枸杞子 30 克洗净,同捣烂取汁。每次服 10 毫升,3 次/日。功能:收敛止泻。

【食用宜忌】

☆ 糖尿病患者忌食。

☆ 体热内盛、痛风、便秘者忌食。

乌 梅

乌梅,又名梅实、青梅、酸梅、梅子、红梅、千枝梅、熏梅等,是我国特有的果类植物,其历史十分悠久,可上溯到 4000 多年前。梅树在我国南北各地均有栽种,长江以南尤盛。其花多为红色、粉红或白色,深受人们喜爱,尤其是它盛开于百花凋零的严寒季节,"凌寒独自开",历来为文人墨客所称颂;其果梅子也是尤物,味虽酸却偏偏以酸闻名。乌梅就是未成熟的梅子的干燥制品,它保留了鲜梅的大部分营养,并可以入药,具有很高的食疗价值。

【性味归经】

性平,味酸。入脾、肺、大肠经。

【食用方法】

可煎汤饮用,或入丸、散食用。

【营养成分】

每 100 克乌梅果肉含水分 75 克,蛋白质 0.9 克,脂肪 0.9 克,糖类 5.2 克,钙 11 毫克,磷 36 毫克,铁 1.8 毫克,能产热量 138 千焦;并含有柠檬酸,苹果酸,琥珀酸以及维生素 C、维生素 B_1、维生素 B_2 和钾等成分。

【保健功效】

抑菌抗菌:乌梅中含有琥珀酸、柠檬酸、苹果酸等成分,对炭疽杆菌、白喉和类白喉杆菌、葡萄球菌、肺炎球菌、大肠杆菌、宋内氏痢疾杆菌、变形杆菌、伤寒和副伤寒杆菌、绿脓杆菌、霍乱弧菌等致病菌均有抑制作用,尤其是乌梅乙醇浸液对部分革兰氏阳性和阴性细菌及人型结核杆菌等抑制效果明显;乌梅水煎液对须疮癣菌、絮状表皮癣菌、石膏样小芽孢菌等皮肤真菌也有一定抑制效果。

分泌胆汁:乌梅煎剂有轻度收缩胆囊的作用,可使胆囊收缩 35% 左右,因此,在一定程度上能促进胆汁的分泌和排泄;对肠道结石等病症的治疗有一定的效果。

生津解暑:梅肉含有较多的钾成分,饮服酸梅汤能生津液、止烦渴,消除倦怠、乏力、嗜睡等症。

防治癌症:乌梅对人体子宫颈癌有一定抑制作用,抑制率 90% 以上。

【功能主治】

敛肺止咳,清热除烦,生津止渴,驱蛔止痛。可治暑热烦渴,食欲不振,胆管、肠道蛔虫症等病症。

【药用验方】

病毒性肝炎:乌梅 40～50 克,加水 500 毫升,煎至 250 毫升,顿服或分 2 次服。功能:味酸柔肝,开胃消食。

暑热烦渴,胃酸缺乏,食欲不振:取鲜乌梅 2 个洗净,去皮核切薄片,

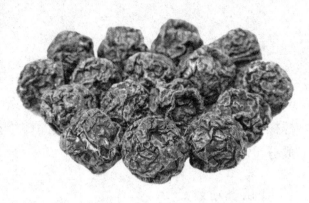

置于碗中,加入精盐少许拌匀,腌渍 2 小时。1 个/次,2 次/日,用温开水冲服。功能:生津止渴,健胃消食。

蛔虫腹痛:将乌梅 30 克用开水洗净消毒,4～5 个/次,2～3 次/日,生食。功能:驱蛔止痛。

胆石症,胆囊炎:乌梅 6 克,川楝子 12 克,虎杖 20 克,金钱草 60 克,土大黄 30 克。1 剂/日,10 日为 1 个疗程,煎服。功能:抗菌消炎,解毒止痛。

钩虫病:乌梅 30 克加水适量煎汁代茶饮,1 剂/日,10 日为 1 个疗程。功能:驱虫止痛。

关节疼痛,坐骨神经痛:将未成熟乌梅 500 克洗净沥干,浸入白酒 1000 毫升中密封 1 个月。每次服 20～30 毫升,2 次/日。功能:除劳去痹。

夏日烦热口渴,食欲不振:鲜嫩藕 500 克去皮切薄片,用冷开水浸泡半小时沥干。乌梅 100 克去核切碎,加白糖 150 克和水 200 毫升,小火熬至汤汁浓稠时冷却,倒入鲜藕拌匀。随意食用。功能:生津润喉,消食除胀。

消化不良性腹泻:乌梅 50 克洗净,放于大瓷碗中,注入黄酒 150 毫升,盖好隔水蒸半小时。服 20～30 毫升/次,2 次/日。功能:健胃消食。

久泻久痢,便血尿血,慢性萎缩性胃炎,慢性肠炎:乌梅 20 克,加水 200 毫升煎至 100 毫升,入粳米 100 克、冰糖适量,加水 600 毫升,煮成稠粥。1 剂/日,分早晚温热食。功能:生津止渴,涩肠止泻,驱蛔止痛。

阿米巴痢疾:乌梅肉 30 克(剪碎),生姜 10 克,茶叶 5 克,用沸水冲泡,浸半小时,加红糖适量,趁热顿服,3 次/日。功能:杀虫止痢。

慢性胆囊炎:乌梅 250 克、虎杖 500 克加水浸泡 1 小时,小火慢煎 1 小时,水煎 2 次,取 2 次汁与蜂蜜 1000 毫升小火煎沸 10 分钟,冷却装瓶盖紧。20 毫升/次,2 次/日,饭后用开水冲服。功能:消炎止痛,利胆解毒。

胆管蛔虫性腹痛:乌梅 7 枚,川椒 5 克,生姜 2 片,黄连 5 克,加水适量煎汁,取汁分 2 次服。功能:驱蛔止痛。

小儿头疮:乌梅肉 50 克,烧灰研为细末,以生油调涂之。功能:消肿愈疮。

化脓性指头炎:乌梅肉 30 克,食醋 200 毫升,研成糊状,外敷患处。功能:杀菌消肿。

脚癣,手癣:鲜乌梅 2 枚,打烂后加石榴果皮 30 克,煎水洗患处,3～4 次/日。功能:解毒祛湿止痒。

神经性皮炎:乌梅 60 克,苦参 100 克,加适量醋浸泡 7～10 日,外擦患处,2～3 次/日。功能:解毒祛湿,消炎止痒。

烦渴,肠炎,痢疾:鲜乌梅 500 克,加食盐和明矾各 10 克以水拌匀,待乌梅色转黄后捞出。再将乌梅逐个刺 10～15 个孔眼,用水泡 6 小时沥干,加砂糖拌匀至溶。随意食乌梅。功能:生津止渴,涩肠止痢。

阴虚盗汗:乌梅 10 枚,大枣 10 枚,加水适量煎汁,取汁加冰糖适量,分 1～2 次饮服。功能:滋阴收敛。

痢疾腹痛:乌梅 18 克(压碎),与香附 12 克加水适量煎汁,1 剂/日,早晚分 2 次服。功能:收敛止痢。

男性不育:乌梅、党参各 12 克,细辛 3 克,干姜、当归、附子、黄柏各 9 克,黄连 6 克,花椒 2 克,水煎服,1 剂/日,早晚分服。功能:补虚敛精,温肾助育。

痢疾,伤寒,胃肠炎:乌梅 150 克,洗净去核捣烂,滤过,晒干如胶。3 克/次,饭前服。功能:敛肠止泻。

肝癌:乌梅 25 克,甘草 5 克,加水煎汁,放绿茶 1.5 克,饮之。功能:生津止渴,润肝抗癌。

妊娠呕吐:乌梅肉 20 克,生姜 20 克切片,加水 400 毫升煎至 250 毫升,加红糖适量,分 2 次服。功能:降逆止呕。

胃阴不足,胃酸过少:乌梅 100 克(去核),加水 100 毫升,煮沸后,小火煮至汁浓梅烂,捣烂如膏,加饴糖适量。每次服 10～15 克,3 次/日。功能:补酸消食,味酸生津。

久痢脱肛,虚寒滑泻:乌梅、黄芪各 200 克,水煎 2 次,小火煮浓缩后,加红糖 250 克熬至浓稠收膏。20 克/次,2 次/日。功能:敛肠止痢。

中暑:乌梅 30 克(捣碎),山楂 20 克(捣碎),北沙参 15 克,西洋参(取片)、五味子(捣碎)各 5 克,加水煎 2 次取汁,加入白糖。1 剂/日,分 2～3 次服。功能:生津止渴,补液除烦。

白发:枸杞、桑葚子各 15 克,乌梅 10 克,水煎服,1～2 次/日。功能:养肝益肾,生发乌发。

乙型肝炎,肝区疼痛,食欲减退:乌梅 20 克,虎杖 30 克,炙甘草 5 克,加水煎汁。1 剂/日,分 2～3 次服,2 周为 1 个疗程。功能:解毒散淤,消肿止痛。

子宫出血:乌梅 30 克,加水 500 毫升煮沸,小火再煮 20 分钟,去渣取汁,加红糖适量。分 2～3 次服。功能:收敛止血。

便血不止:乌梅 250 克焙干研为末,过筛,用醋调成稠糊状,制小丸如梧桐子大,晒干。70 丸/次,空腹米汤送服,1～2 次/日。功能:敛肠止血。

多汗症:乌梅、炒酸枣仁(压碎)各 12 克,白芍 15 克,水煎服,1 次/日。功能:固表敛阴。

白癜风:乌梅肉 50 克,补骨脂 60 克,用适量白酒浸泡 2 周。3 次/日,外擦患处。功能:活血消斑。

风寒感冒:乌梅 4 个,红糖 100 克,加适量水共煎浓汤。分 2 次服。功能:清热解毒。

胆石症:莲子(或虎杖)30 克,乌梅 10 克,入锅加适量水煎汤即可。饮汤,1～2 次/日。功能:消炎止痛。

细菌性痢疾:生姜 10 克,乌梅肉 30 克,绿茶 6 克,红糖适量。将绿茶、生姜、乌梅肉切碎共放保温杯中,以沸水冲泡,盖严浸 30 分钟,再加红糖。趁热顿服。功能:敛肠止泻。

糖尿病:乌梅 8 个,党参 60 克,大枣 15 个,冰糖适量。将前 3 味加水 3 碗共煎,水沸 20 分钟后,加入冰糖再煎 10 分钟,至汤微黏稠为度。1

剂/日,分 3 次,药可与饭同食。功能:生津止渴。

牛皮癣:①乌梅 30 克,土元 15 克,瓜蒌 1 个。将前 2 味研为末,然后再将瓜蒌挤汁,一同调匀即可。涂患处,1～2 次/日。②50%乌梅膏外擦,10 克/次,3 次/日。功能:润燥滑肤。

疮疖:哈密瓜 100 克,乌梅粉、黄连粉各 6 克。将前 1 味洗净,捣烂,加后 2 味调匀备用。涂敷患处,2 次/日。功能:解毒祛湿。

鼻息肉:①乌梅肉 30 克,生藕节 60 克,白矾 15 克,冰片 3 克。将乌梅肉、生藕节洗净后,分别焙焦研为末,白矾、冰片分别研为末,再将药末混合均匀。取一麦管或其他塑料管,一端削尖,在尖嘴口放上药末吹入患侧鼻孔,每小时 1 次,5 日为 1 个疗程,一般 1～3 个疗程见效。②乌梅炭、硼砂各 9 克,冰片 0.9 克,同研为细末,涂患部,或以香油调涂。功能:解毒,收敛,散结消肿。

【食用宜忌】

☆ 妇女月经期间及产妇忌食。

☆ 胃酸过多者慎用。

☆ 梅对牙齿不好,不宜多食。

【小常识】

卒中、牙关紧闭,可用乌梅肉擦之。

梅花和梅还可制成各类食品,如蜜清梅花汤、梅花粥等。

梅成熟期的果实含有毒的氢氰酸,应选择未成熟的果实制成乌梅。

樱 桃

樱桃,又名含桃、荆桃、宋樱、朱果、樱珠、家樱桃、朱桃、莺桃等,属蔷薇科落叶乔木。叶子长卵圆形,开白色或粉红色花,果实小而圆,如同樱珠一般,故称"樱桃"。樱桃素有"春果第一枝"之称,因为它是一年中最早成熟的果实。

櫻桃是一种国际化的水果,许多国家和地区都有栽培。我国是櫻桃的原产地之一,主要栽培的櫻桃有 4 种,即中国櫻桃、甜櫻桃、酸櫻桃和毛櫻桃。

櫻桃个头虽小,营养价值却特别高。它的含铁量竟高居众果之首,几乎是等量苹果的 20 多倍。

【性味归经】

性热,味甘。入脾、胃经。

【食用方法】

可鲜果生食,还可制成果酱、罐头、果酒等,亦常用作各种佳肴的装饰品。

【营养成分】

每 100 克櫻桃果肉含水分 83 克,蛋白质 1.2～1.6 克,脂肪 0.3 克,糖 8 克,糖类 14.4～29.6 克,粗纤维 0.4 克,灰分 0.5 克,钙 6～29 毫克,磷 18～31 毫克,铁 1.0～5.9 毫克,维生素 A 0.1～0.33 毫克,维生素 B_1 0.02～0.05 毫克,维生素 B_2 0.04～0.08 毫克,烟酸 0.3～0.7 毫克,胡萝卜素 0.15 毫克,钾 258 毫克,钠 0.7 毫克,镁 10.6 毫克;其含铁量为百果之冠,比苹果、橘子、梨等要高 20 倍以上,维生素 A 原也比苹果、橘子、葡萄多 4～5 倍。能产热量 142～276 千焦。

【保健功效】

防治贫血:铁是合成人体血红蛋白、肌红蛋白的重要原料,它在人体免疫、蛋白质合成和能量代谢等过程中均有重要作用,与大脑及神经功能、衰老过程等也有着密切关系。櫻桃含铁量极丰富,常食对防治缺铁性贫血、增强体质、健脑益智等均有益处。

养颜美容:櫻桃富含蛋白质、糖类、磷、胡萝卜素、维生素 C 等营养成分,常用樱桃汁涂擦面部及皱纹处,可使面部皮肤红润嫩白,祛皱消斑,容颜漂亮。

杀虫祛湿:樱桃树根含有驱虫及杀虫的成分,对驱杀蛔虫、蛲虫和绦虫等均有强效。此外,樱桃性温热,具有补中益气、祛风除湿之功,对风湿、腰腿疼痛等均有良效。

防治麻疹:樱桃核有发汗透疹解毒的作用,在麻疹流行时,给小儿饮用樱桃汁能够预防感染。

收涩止痛:樱桃对治疗烧烫伤有一定的收敛止痛和防止伤处起泡化脓的作用,对治疗轻、重度冻伤也有疗效。

预防癌症:樱桃中含有鞣花酸,可消除致癌物,预防癌症。

【功能主治】

温胃健脾,调中益气,滋润皮肤,透疹软坚。可治疗胃寒食积,气滞腹泻,风湿腰腿痛,预防麻疹,疹出不透,烧伤,花斑癣,汗斑,甲状腺肿大等病症。

【药用验方】

麻疹不透:樱桃 1000 克洗净绞汁,用纱布过滤,调入白糖适量加热煮溶。1 剂/日,分 3 次饮服,连用 2 日。功能:清热润燥,祛风透疹。

烧烫伤:取樱桃水涂患处,每日多次。当即止痛,还能防止起泡化脓。功能:收敛止痛。

肌肤干燥,黑斑多皱:锅加油,煸炒香菇片 80 克,加姜汁和水,煮沸后用小火煮 10 分钟,下豌豆菜 50 克煮熟调味,放入樱桃 50 粒。佐餐食。功能:润燥祛斑,泽肌美容。

贫血,身体虚弱,病后虚弱:鲜樱桃 1000 克,加水 300 毫升煮烂去渣,加入白糖适量,慢熬浓缩成膏。15～30 毫升/次,早晚各服 1 次。功能:益气补血,补脾调中。

风湿腰腿痛,关节麻木,瘫痪:鲜樱桃 200 克浸入白酒 1000 毫升中,密封 10 日。15～20 毫升/次,2 次/日,饮服。功能:祛风湿,活经络。

肌肤枯黄,花斑癣:将鲜樱桃 150 克洗净榨汁,用药棉蘸樱桃汁轻涂面部,每日早晚各 1 次。功能:养颜美容。

预防麻疹:将樱桃 1000 克装入酒坛密封,埋入泥土中,隔年取出(已化成汁),取汁过滤消毒。当麻疹流行时,饮其汁,20 毫升/次,连服 5 日。功能:增强体质,预防麻疹。

缺铁性贫血:鲜樱桃 2000 克,加水煎煮 20 分钟,再加白糖 1000 克,熬沸停火。30～40 克/日,冲服。功能:促进血液再生。

风湿腰腿疼痛,屈伸不利,冻疮:鲜樱桃 500 克,放入米酒 1000 毫升浸泡密封 15～20 日,每 2～3 日搅动 1 次。每日早晚各饮 50 毫升(含樱桃 8～10 枚)。功能:祛风胜湿,活血止痛。

风湿腰膝疼痛,四肢麻木,消渴烦热:樱桃 1000 克,每个樱桃切一小口,剥皮去子。加砂糖适量同煮沸,中火煮至黏稠状,加柠檬汁 15 毫升,离火晾凉。20 克/次,3 次/日,冲服。功能:调中益气,生津止渴。

皮肤暗疮,疤痕:樱桃 80 克去核,加冷开水榨成樱桃汁,饮用时加适量白糖调味。3 次/日。功能:润泽皮肤。

慢性胃炎,贫血,消化不良,皮肤干燥:蚕豆 150 克煮熟。锅加水、冰糖 50 克、糖桂花适量煮溶,放入樱桃 100 克和熟蚕豆。每日早晚佐餐食。功能:健脾美容,和胃补血。

咽峡炎,腰腿酸痛,肢体麻木:糯米 100 克加水适量,大火煮沸,小火熬煮成粥,加入樱桃 50 克、白糖 30 克稍煮。每日早晚分食。功能:利气行血,散淤止痛。

厌食症,腹泻,腰腿痛:将薏苡仁 100 克用水浸泡 30 分钟。锅加水煮沸,加入樱桃 50 克、薏苡仁、白糖 30 克同煮成粥,调入玫瑰汁 5 毫升。1 剂/日,分 2 次服食。功能:调中益气,祛风除湿。

月经不调,贫血:龙眼肉 50 克、枸杞 30 克洗净,上锅加水同煮沸,再用小火炖 20 分钟,加入樱桃 50 克、白糖 20 克,当点心食用。功能:滋补养血。

胃寒气痛:樱桃枝适量,热黄酒少许。将樱桃枝烧灰研为末,以热黄酒吞服。功能:补脾和胃。

睾丸胀痛:樱桃核 60 克,醋少许。将樱桃核用醋炒,研为末。开水送服,每次服 15 克。功能:散淤止痛。

阴道滴虫症:樱桃叶 500 克煎汤。温时坐浴,常洗有效。功能:杀虫祛湿。

黄褐斑:樱桃 5 个,大枣 10 个。将樱桃洗净,大枣去核洗净,加水 500 毫升,煎沸 30 分钟后备用。1 剂/日,在临睡前洗脸,15 日为 1 个疗程。养血,祛斑,养颜。功能:养颜美容。

缺铁性贫血:取樱桃 10 个,鸡蛋 1 个,米酒、红糖各适量,炖服,1 次/日。功能:益气补血。

尿道结石:每天吃 5 粒樱桃子,可以通过排尿排出尿道里的有毒物质,或使其溶解。功能:活血散淤。

【食用宜忌】

☆ 樱桃性热,不宜多吃。

☆ 缺铁者宜食樱桃。

☆ 大便干燥、口臭、鼻衄以及患热证者忌食,糖尿病患者亦忌食。

荔 枝

荔枝,又名丽枝、丹荔、离枝、火山荔、勒荔等,属亚热带植物,果实多为球形和卵形,外皮有瘤状突起,成熟时呈紫红色,果肉为白色,甘甜多汁,肉质软嫩,十分美味,是人们非常喜爱的水果。

荔枝是我国著名特产,已有 2000 多年的历史了。唐玄宗宠妃杨贵妃非常爱食荔枝,唐代诗人杜牧的千古名句"一骑红尘妃子笑,无人知是荔枝来",描述的正是使者千里迢迢为杨贵妃送荔枝的情形。宋朝著名文学家苏轼亦曾诗赞荔枝:"日啖荔枝三百颗,不辞长作岭南人。"可见无论古今,荔枝都是备受青睐的尤物。

荔枝喜温暖潮湿的气候,其主要产地在广东、广西、福建、台湾等地,而在寒冷干燥的北方,则难觅其踪影。如今交通发达,运输方便快捷,自然无须再骑马千里输送,北方人常食新鲜荔枝已非难事。

【性味归经】

性温,味甘、酸。入脾、胃、肝经。

【食用方法】

荔枝可鲜食,亦可煎汤服用,还可加工成罐头或晒干食用。

【营养成分】

每 100 克鲜荔枝果肉含水分 83.6 克,蛋白质 0.7 克,脂肪 0.1 克,糖类 15 克,粗纤维 0.2 克,灰分 0.4 克,钙 4 毫克,磷 32 毫克,铁 0.7 毫克,维生素 B_1 0.02 毫克,维生素 B_2 0.07 毫克,烟酸 1.1 毫克,抗坏血酸 15 毫克,钾 193 毫克,钠 0.6 毫克,镁 17.8 毫克,能产热量 267.5 千焦;还含有少量胡萝卜素、色氨酸、精氨酸等。

【保健功效】

健脑安神:荔枝肉含较多的葡萄糖和蔗糖,能为大脑补充能量,有利于大脑发挥正常生理功能;此外荔枝中还含有色氨酸,能抑制大脑的过度兴奋,帮助睡眠,常食能显著改善失眠、健忘、神疲等症状。

降低血糖:荔枝中含有一种称为α—次甲基丙环基甘氨酸的物质,可使血糖降低,因此,适当进食荔枝对糖尿病治疗颇有裨益。

润肤养颜:荔枝富含铁元素及维生素C,铁元素能提高血红蛋白的含量,使人面色红润,而维生素C能使皮肤细腻富有弹性。

【功能主治】

生津益气,养血健脾,理气益血。可治疗气血亏虚,体倦乏力,烦渴,呃逆,瘰疬,牙痛,脾虚久泻,外伤出血,疔肿等病症。

【药用验方】

睾丸胀痛,淋巴结炎,淋巴结结核:荔枝干果 50 克,海藻、海带各 15 克,黄酒 20 毫升,加水同煎汁。1 剂/日,15 日为 1 个疗程,饮汤食荔枝、海带。功能:软坚散结,行气消肿。

疔疮恶肿:将荔枝肉、白梅各 3 个捣成糊饼状,贴于疮上。功能:消瘤治疮。

胃寒腹痛:荔枝核 30 克,生姜 6 克,加水煎汤。1 剂/日,温饮,连服 5 日。功能:散寒止痛。

风火牙痛:大荔枝 1 个剜开,填盐满壳,煅研成末擦之。功能:消炎止痛。

外伤出血:荔枝晒干研末,取适量撒患处。功能:消痛止血。

支气管哮喘:荔枝肉 120 克,加水 200 毫升,煮沸后调入蜂蜜适量,1 剂/日,分 1～2 次代茶饮。功能:理气降逆。

脾胃虚弱,五更泄泻:粳米 50 克洗净,加水 800 毫升煮沸,入荔枝肉 50 克,山药、莲子肉各 20 克慢熬至粥将成时,调冰糖。1 剂/日,每晚服食。功能:补脾益气。

妇女崩漏,贫血:荔枝干 15 枚(去皮核),大枣 5 枚,加水 400 毫升,煮沸入冰糖适量。1 剂/日,连服 5～7 日。功能:补脾益气,生津生血。

口臭,五更泄泻:糯米 50 克,加水 700 毫升煮沸后,入干荔枝肉 30 克和冰糖适量,慢熬成粥。1 次/日,晚餐食用。功能:补脾止泻。

气血亏虚,体倦乏力:净鸡肉 300 克切块,鸡蛋 1 个去黄取清,和湿淀粉混匀,另将清汤、湿淀粉、麻油、胡椒调成芡汁。先将鸡块炒熟,再将炒锅下油,倒入葱、姜、香菇(30 克)、荔枝肉(20 克)、熟鸡块和黄酒炒匀。佐餐食。功能:补气益血。

眩晕症,贫血,暑热证:鲜荔枝汁 100 毫升和西瓜汁 100 毫升放入杯中搅匀,加蜂蜜 20 毫升拌匀。1 剂/日,分 2 次饮服。功能:养血生津,理气止痛,悦色润肤。

月经不调,贫血:锅加水大火煮沸,调入白糖、荔枝肉 100 克(切丁),

用藕粉勾芡起锅。分 2 次食。功能:养血止血。

冠心病,失眠,眩晕症:当归 20 克冷水浸泡切片,煎煮 30 分钟取汁;荔枝 50 克去核。粳米 100 克淘净后大火煮沸,加当归汁、荔枝肉,小火煨煮至粥稠,调入红糖 20 克。1 剂/日,分 2 次服。功能:补血安神,健脑益智。

慢性结肠炎,急性胃肠炎,贫血,月经不调:干荔枝肉、大枣、黑枣各 15 克,大火煮沸,小火煎煮 60 分钟至 3 味熟烂。1 剂/日,分 2 次服。功能:补脾止泻,养血补血。

暑热证,咽峡炎,小儿夏季热:鲜荔枝 15 克去壳核,白糖 30 克。取碗放入 1 个鸡蛋和适量精盐,倒入白糖、荔枝肉拌匀,入冰箱冷却。1 剂/日,分 2 次服。功能:清暑润肺。

疲劳综合征,神经衰弱,咽峡炎:鲜荔枝 250 克去壳核,大枣 250 克,加水煮七成熟时,入蜂蜜 250 毫升煮沸,待冷装瓶。1 剂/日,15 克/次,2 次/日,温开水送饮。功能:去乏健脑,生津止渴。

贫血,月经不调,更年期综合征:将鲜荔枝 1000 克洗净,去皮核榨取浆汁。锅上火,放入荔枝汁、蜂蜜适量,熬煮后装瓶封口。45 克/次,2 次/日,温开水送饮。功能:补气养血。

上呼吸道感染,慢性气管炎,冠心病:将荔枝肉 5 枚加黄酒适量煮沸,当点心食用。功能:解表理气。

更年期综合征,贫血,月经不调:荔枝(去皮核)500 克放入 500 毫升陈米酒中,加白糖 50 克搅匀,浸泡 7 日。每次服 15 毫升,2 次/日。功能:补血益气。

麻疹透发不畅,小儿痘疹不出:荔枝肉 500 克用黄酒 500 毫升浸泡 1 周。2 次/日,每次食荔枝肉 5 枚。功能:透发痘疮。

消化性溃疡,慢性结肠炎,贫血:荔枝 20 枚去壳核,莲子 50 克用水浸泡去莲心。取碗放莲子、荔枝、水适量,隔水炖熟。分 2 次食。功能:养血止血,健脾润肠。

高血压,慢性胃炎,慢性肝炎,脂肪肝:锅加水、30 克白糖,再加荔枝片、菠萝片、香蕉片各 100 克,煮沸调味随意食。功能:养胃生津,降压润肝。

淋巴结核溃烂:取荔枝肉适量捣烂外敷患处。功能:补血益气。

慢性肝炎,疲劳综合征,冠心病:鹌鹑 2 只去杂,荔枝肉 25 克,加精盐、味精、白糖、鲜汤,隔水炖烂。佐餐食之。功能:滋阴益心,解毒养肝。

感冒:鲜荔枝肉 30 克,黄酒适量。将荔枝肉放入黄酒中,入锅隔水温煮。趁热顿服,2～3 次/日。功能:抗病强身。

支气管哮喘:红茶 1 克,荔枝干肉 25 克(鲜品 50 克),2 味加开水 300 毫升泡 5 分钟即可。分 3 次服。功能:生津益气。

胃痛:荔枝 5 个,白酒 50 毫升。将荔枝去皮后浸入白酒中,加水 1 碗,煮沸 10 分钟即成。1 剂/日,分 2～3 次服。功能:健胃止痛。

胃溃疡:荔枝核 100 克,广木香 50 克,2 味焙干研为细末调匀即成。每日早晚各 1 次,3～6 克/次,用温开水送服。功能:消炎健胃。

呃逆:7 个荔枝连壳焙干研为细末。1 次/日,用温开水送服。功能:行气散结。

慢性结肠炎:荔枝干 30 克,炒扁豆 20 克。将 2 味放入锅中,加 300 毫升水,先用武火煮沸 10 分钟后,再用文火煎至 100 毫升即可。饮汤,1 剂/日,分 2 次服,连服 15 天为 1 个疗程。功能:补血益气。

阳痿:鲜荔枝肉(连核)800 克,陈米酒 1000 毫升。将鲜荔枝肉连核放入大瓶内,加入酒中密封瓶口,浸泡 7 天后饮用。2 次/日,15～20 毫升/次。功能:理气健脾。

前列腺炎:橘核、荔枝核、当归各 15 克,羊肉 50 克。将 4 味入锅,加适量水,炖至羊肉熟烂即成。1 剂/日,食肉饮汤。功能:理气消炎。

前列腺肥大:龙胆草 15～25 克,橘皮、荔枝核各 10 克。将 3 味入锅,加适量水煎汤。1 剂/日,代茶饮。功能:益气消炎。

眩晕症:荔枝干 15 克,当归 10 克,共入锅,加适量水煎汤。1 剂/次,2 次/日。功能:补血益气。

荨麻疹:干荔枝 9～14 粒,红糖 30 克。将干荔枝煮汤 1 碗,加红糖调匀即可。服之。功能:消肿解毒。

小儿遗尿:荔枝 10 个,大枣 12 克。将荔枝去皮核,大枣煮熟去皮核,捣成枣泥,然后加水半碗熬汤至浓稠即成。1 剂/日,连服 1 个月。功能:健脾益气。

慢性肥厚型鼻炎:荔枝壳 10 克,煅枯,研为细末。将细末吸入鼻中,2～3 次/日。功能:理气散结。

白带过多:荔枝干 20 个,莲子 60 克,加水 250 毫升,上笼蒸熟,1 次/日。功能:生津益气。

【食用宜忌】

☆ 荔枝对乙型肝炎病毒表面抗原有抑制作用,该病患者宜食。

☆ 过食荔枝会得"荔枝病"(即低血糖症),并且易发热;老年人过食荔枝会加重便秘。

☆ 阴虚火旺者忌食。

【小常识】

荔枝易鲜食,不易保存和运输。

食荔枝时,要细嚼慢咽,缓缓咽其汁液,使之润泽喉头,这对声带有保健作用。

大 枣

大枣,又名红枣、干枣、姜枣、刺枣、良枣等,落叶乔木,幼枝上有刺。枣树结果早,受益快,寿命长,易管理;发芽开花季节较晚,遮阴少,既能充分利用土地,又能做到枣粮双丰收,是名副其实的"铁杆粮食";而且,枣的营养十分丰富,素有"活维生素丸""天然维生素丸"的美誉。

我国是枣的故乡,培植已有 4000 多年的历史。大约在古罗马时代,枣树传到了地中海地区,并在全世界范围传播开来。我国枣的品种现有 700 多种,根据用途可分为干制、鲜食、蜜枣和兼用四种。品质较好的干制品种有鸡心枣、圆铃枣、相枣等,较好的鲜食品种有临猗梨枣、沾化冬枣、黄骅冬枣、金杞果冬枣、早脆王等,较好的兼用品种有金丝小枣、赞皇大枣、板枣、晋枣、灰枣、赞新大枣、骏枣、鸣山大枣等。

【性味归经】

性温,味甘。入脾、胃、心经。

【食用方法】

煎汤 10～15 克或捣烂做丸内服,可煎水或烧存性研为末调敷,可鲜食或晒干后做干品,也可将其烤煳冲水当茶喝。

【营养成分】

每 100 克大枣果肉含水分 19 克,蛋白质 3.3 克,脂肪 0.4 克,糖类 72.8 克,粗纤维 3.1 克,灰分 1.4 克,钙 61 毫克,磷 55 毫克,铁 1.6 毫克,胡萝卜素 0.01 毫克,维生素 B_1 0.06 毫克,维生素 B_2 0.15 毫克,烟酸 1.2 毫克,抗坏血酸 512 毫克,能产热量 979 千焦;并含钾 245 毫克,钠 6.4 毫克,镁 13.8 毫克,氯 30 毫克以及维生素 B_1、维生素 B_2、维生素 C 和胡萝卜素。

【保健功效】

增强免疫力:大枣含有丰富的葡萄糖、果糖、蔗糖、低聚糖、阿拉伯聚糖、半乳醛聚糖、维生素、微量元素等,能增强机体免疫力和抗变态反应功能。

养肝护肝:大枣煎剂对四氯化碳所致的肝损伤有明显保护作用,能降低血清谷丙转氨酶水平;能提高慢性肝炎和肝硬化患者的血清红蛋白和白蛋白水平。

防癌抗癌:大枣含有如桦木酸和山楂酸等多种具有抗癌活性的三萜类化合物,对肉瘤 S-180 增殖有抑制效应,并能防止细胞突变。

静神安眠:大枣中含有黄酮-双-葡萄糖苷 A 成分,有镇静、催眠和降压作用。

养颜美容:大枣是一种天然的护肤美容补品,长期食用有养生、健美之功效。

强身护心:大枣富含的环磷酸腺苷是人体能量代谢的必需物质,能增强肌力、消除疲劳、扩张血管、增加心肌收缩力、改善心肌营养,对防治心血管疾病有良好的作用。

滋补养体:大枣具有补虚益气、养血安神、健脾和胃等功效,是脾胃虚弱、气血不足、倦怠无力、失眠等患者良好的保健营养品。

恢复创伤:用带蒂的小枣煮熟服用,可治疗创伤、灼伤。

【功能主治】

益气健脾,调和营卫,养血安神,和解百药。可治脾虚泄泻,过敏性紫癜,贫血,尿血,肝炎,倦怠乏力,血虚萎黄,神志不安,心悸怔忡,妇人脏躁等症。

【药用验方】

夜盲症:青葙子100克煎煮20分钟,取煎液1次,连煎取3次汁液合并,放黑枣500克煮烂,加500毫升蜂蜜调匀,冷后装瓶。20克/次,1次/日。功能:养血明目。

支气管炎干咳,肺燥咳嗽,胃热肠燥,大便干结:白菜干100克,腐皮50克,大枣10枚,加清水适量煲汤,用油、盐调味,佐膳食。功能:清热润肺,养胃湿肠。

血虚心悸,思虑过度,烦躁不安:羊心1个洗净切块,大枣10～15枚,加水适量煲汤,食盐调味服食。功能:补心安神,养血止惊。

支气管哮喘,老人慢性支气管炎:鲜南瓜约500克去皮,大枣15～20枚去核,红糖适量,加水煮烂服食。功能:

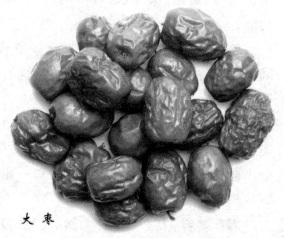

大枣

补中益气,敛肺润喉。

月经过多,痔疮出血,贫血:黑木耳15~30克,大枣20~30枚,煎汤服食。1次/日,连服10日。功能:养血止血。

脾虚咳嗽,面色苍白:麦芽糖60克,大枣15~20枚,加清水适量煮熟服食。功能:滋养补虚,健脾润肺。

病后脾虚,四肢乏力,贫血,心悸:党参15~30克,大枣5~10枚,煎汤,代茶饮用。功能:补中益气,养血安神。

冬天咳喘:取黑枣250克,放入姜汁内,在烈日下晒干至硬,置玻璃瓶内密封,到冬至日起,天天食之。功能:补中益气,润肺止咳。

胃脘冷痛,大便溏泻:猪肚1具洗净,将大枣、莲肉各30克,肉桂3克,小茴香9克,白糯米250克同装入猪肚内,用线将口扎紧,加水适量煮烂,取猪肚切块佐餐食之。功能:健胃温中,理气止痛。

贫血:①大枣30克去核,花生仁30克,加水500毫升,烧开后入冰糖适量,小火炖至酥烂。1剂/日,随意服食。功能:补血益气。②大枣200克,花生衣(布包)100克,加水1000毫升,小火煮1小时。捞出花生衣,加入红糖适量,食枣。10枚/次,3次/日。功能:补血止血。③大枣(去核)、鸡血藤各30克,加水700毫升煎至350毫升。1剂/日,分1~2次食枣喝汤。功能:补血益气。

血清胆固醇升高,冠心病,高血压:大枣(去核)、芹菜根各50克,加水500毫升煎至300毫升。1剂/日,分1~2次食枣喝汤。功能:降脂降压。

脾胃虚寒气滞,久泻不愈:大枣(去核)30克加水400毫升,煮至酥烂时再将木香10克用纱布包好放入,再煮沸取出。1剂/日,分1~2次食枣喝汤。功能:健脾温中,行气止泻。

自汗,盗汗:大枣(去核)、乌梅各30克,桑叶、浮小麦各10克,同煎2次(每次用水400毫升煎半小时),2次煎液混合,去渣取汁。1剂/日,分2次服。功能:收敛止汗。

盗汗,乳糜尿:大枣、糯稻根各30克分别洗净,加水500毫升,煎至300毫升去渣取汁。1剂/日,分2次服,连服7~10日。功能:止汗利浊。

急性肝炎,低热烦躁,脾胃虚弱,食欲不振:大枣(去核)50克,鲜垂盆草500克,加水1000毫升,煎至500毫升时取汁加白糖适量调溶。1剂/日,分3次食枣饮汁。功能:解毒利胆,护肝消炎。

心悸,夜卧不宁:猪心1个,剖开除淤血洗净切片。大枣30克、龙眼肉30克、生姜3片洗净加水400毫升,放入猪心片,煮至熟透调味。1剂/日,分2～3次服食。功能:养心安神。

缺铁性贫血:大枣50克洗净去核烘干研为末,皂矾30克研为末,两者混匀,制成50粒小丸。温开水送服,1丸/次,2次/日,连服20日。功能:补血生血。

神经性皮炎:大枣30枚,土茯苓30克,水煎服,1～2次/日。功能:补气益血,解毒止痒。

寒温腹泻:栗子肉30克,大枣10枚,茯苓12克,大米60克,4味加适量水共煮粥即成。3次/日,服食时可加入白糖。功能:健胃理气。

糖尿病:大枣50克,蚕茧7个,2味洗净放在锅中,加适量水煮熟即成。1剂/日,吃枣饮汤。功能:活血降脂。

心悸:取龟肉、百合、红枣各适量洗净,一同放入瓦煲内,加适量水,先用武火煮沸,后改用文火煮至龟肉熟透即成。常食用。功能:益气安神。

失眠,头晕心悸:党参15克,糯米250克,大枣30克,白糖50克。将党参、大枣煎煮取汁备用;将糯米淘净置瓷碗中,加适量水煮熟加白糖,煎成浓汁即成。3次/日,空腹代茶饮。功能:安神催眠。

贫血:猪瘦肉100克,生姜10克,大枣10枚,海带适量,醋10毫升。将5味入锅,加适量水煎至肉熟即成。1～2次/日,食肉饮汤,连服10～15日。功能:补虚益气,养血安神。

蛔虫病:花椒3～9克,大枣10克,醋20毫升。3味入锅,加水400毫升,煎至150毫升,然后再煎1沸即可。1剂/日,1次温服,小儿酌情减少。(注:凡是阴虚有火、大便秘结者不宜食用)功能:行气利浊。

急性乳腺炎:大枣3枚,蜘蛛3个。大枣去核,各装1个蜘蛛,焙熟研为末,用黄酒15～20毫升冲服。2次/日。功能:收敛益气。

视力减弱:取南枣、乌枣各 10 枚(或单用南枣 20 枚),加猪肉或羊肉少许冲开水炖服,连服 1 周以上。功能:强身健体,益气安神。

【食用宜忌】

☆ 大枣可配毒药,一方面,其性甘温,有补脾和胃、益气养血之功;另一方面,可以缓解毒药剧烈之性,减少毒药对胃肠道的刺激。

☆ 大枣虽可与毒药为伍,但有时却不能与食物相伴。

☆ 古人认为:"大枣与鱼同食,令人腰腹作痛。"

☆ 腐烂的大枣在微生物的作用下会产生果酸和果醇,人吃了会出现头晕、视力障碍等中毒反应,重者会危及生命,所以忌食发霉或腐烂的大枣。

☆ 凡有湿痰、积滞、齿病、虫病者均不宜食,小儿疳病、痰热病患者亦不宜食。

☆ 龋齿疼痛者不宜食用。

【小常识】

生吃大枣时,其皮容易滞留在肠道中而难以排出,故生吃时应吐枣皮。

枣皮中含有丰富的营养素,炖汤时不应去掉。

白 果

白果,又名银杏、鸭脚子、灵眼、佛指甲、佛指柑,属落叶乔木。

银杏树是 2 亿年前原始植物中唯一幸存的物种,它那中间"V"形凹的扇形叶和铁线蕨相似,在秋天变为金黄色。如果附近有雄枝,雌树就会结出可食可药的果实——白果。

白果营养丰富,含有蛋白质、脂肪、糖和淀粉,并有少量的钾、铁、钙、磷等,还含有银杏酸、银杏醇等。

【性味归经】

性平,味甘。归肺、肾经。

【食用方法】

生食(不可过量,否则易中毒),煎药,煮食。

【营养成分】

每 100 克白果果肉含水分 60 克,蛋白质 6.4 克,脂肪 2.4 克,糖类 36 克,粗纤维 1.2 克,蔗糖 5.2 克,还原糖 1.1 克,钙 10 毫克,磷 21.8 毫克,铁 1 毫克,胡萝卜素 320 微克,维生素 B_2 50 微克;尚含白果醇、白果酚、白果酸、维生素 B_1、多种氨基酸、氰苷、赤霉素等。在内胚乳中还可分离出 2 种核糖核酸酶,种皮中含有毒成分白果酸、氢化白果亚酸等。

【保健功效】

抑菌抗菌:白果所含的白果酸、白果酚成分,对多种革兰氏阴性和阳性菌有抑制作用,对真菌也有抑制作用。

止带固精:煨白果有收缩括约肌的作用,对小儿遗尿、小便频数、带下白浊、遗精等亦有治疗作用。

降低血脂:白果还具有降脂、抗肿瘤、调节免疫功能、保护肾脏、抗脂质过氧化、延缓衰老等作用。

【功能主治】

补肾益肺,消痰平喘,涩精止带。可治疗慢性支气管炎,支气管哮喘,肺结核,遗精,遗尿,白浊,带下等症。

【药用验方】

泌尿系感染:白果 10 枚加水适量煎汁,食白果、饮汤。功能:抗菌消炎。

小儿遗尿:白果 10 克炒熟去壳,食肉。细嚼,每晚睡前服,连服 2～4 周。4～5 岁小儿每次 2 粒,5 岁以上每次 5 粒。功能:补肾固摄。

原发性肾小球肾炎:白果、蝉蜕、仙茅、金樱子各 10 克,黄芩、丹参各 15～30 克,山茱萸肉、猪爪草各 15 克,1 剂/日,水煎服。功能:清热消炎,解毒润肾。

早泄,遗精:白果 100 克去壳、膜和胚芽,糯米 100 克加水 1000 毫升煮沸,加白果以小火慢熬至粥成,调白糖 20 克。1 剂/日,分 2 次空腹服食。功能:补肾固精。

头目眩晕:白果 5 枚,龙眼肉 10 克,大枣 7 枚,加水适量煎汁,于每晨空腹时服。功能:润肝补肾。

体虚白带:白果 10 克,莲子肉 10 克,黄酒 30 毫升,与乌骨鸡 60 克同炖熟。1 剂/日,饮汤食肉。功能:补肝益气。

慢性支气管炎痰喘:白果 20 枚去壳、膜和胚芽捣碎,百合 20 克洗净,两者加水 400 毫升煎至 200 毫升去渣,取汁加冰糖适量,温服。功能:润肺平喘。

遗精,早泄:先在 2 个蛋壳上各钻一个小孔,白果 6 枚去壳、膜和胚芽,捣烂如泥,放入 2 个鸡蛋中,用纸糊封,隔水蒸熟。1 次/日,分 2 次空腹服。功能:固精止遗。

白带过多:白果 10 枚去壳、膜和胚芽,冬瓜籽 50 克洗净,加水 400 毫升煎至 250 毫升。1 剂/日,分 2 次食白果、喝汤。功能:补肾止带。

遗精尿频,白带过多:白果 100 克去壳、膜及胚芽,芡实 20 克,桑螵蛸 10 克,同装于纱布袋中,加水 400 毫升煎至 200 毫升,调白糖 15 克。1 剂/日,分 1～2 次食白果喝汤。功能:补肾固精,止带。

咳嗽,气喘:白果 20 克去膜及胚芽,麻黄、甘草各 10 克,加水 400 毫升煎至 200 毫升,去渣取汁,分 1～2 次服。功能:止咳化痰。

痔疮出血:白果 30 克,藕节 15 克,焙干同研为细末,1 次服完。功能:止血敛精。

脾肾两虚,带下不止,神疲乏力:白果 50 克去膜及胚芽;莲肉 15 克,党参 20 克,黄芪、山药各 15 克同装于纱袋中扎紧;净鸡 1 只切块。诸味加水 800 毫升,烧沸后入姜片和黄酒少许,小火炖至酥烂。去药袋,调味,分 2～3 次食白果、莲肉、鸡肉,喝汤。功能:健脾补肾。

气管炎,咳嗽痰多:白果仁 10～12 克炒后去壳,加水煮熟,加蜂蜜或食糖调汤饮服。功能:祛痰止咳。

白带过多:白果 10 枚去壳、膜和胚芽,莲肉 25 克洗净,胡椒 5 克捣成细末,加水 300 毫升,煮沸后加红糖适量,小火煮至熟透。分 2 次食渣喝汤。功能:温肾散寒止带。

肾虚遗精,尿频:白果仁 15 克去膜及胚芽,加米酒 50 毫升和水 50 毫升,煮至熟透。每晚临睡前食白果、喝酒。功能:补肾固精。

肺结核久咳,支气管哮喘:白果 10 克炒后去壳,加水煮熟,加入蜂蜜 25 毫升。每晚 1 次,睡前服。功能:敛肺止喘。

小儿哮喘:白果 15 枚去膜及胚芽,麻黄、茶叶各 3 克,黄柏 5 克洗净,同煎 2 次(每次用水 200 毫升煎半小时),2 次液混合去渣取汁,加入白糖适量。分 2～3 次温服。功能:止咳平喘。

脾虚泄泻,小便淋痛,水肿,糖尿病:白果 10 克去壳膜,与薏苡仁 60 克加水适量煮成粥,调入冰糖适量。1 剂/日,佐餐温食。功能:解毒祛湿,利尿降糖。

咳嗽痰多,气喘:白果 20 枚去壳及胚芽,石苇 30 克洗净,加水 500 毫升煎至 300 毫升,去渣取汁温服。功能:利湿止咳。

白带过多,肾虚自泄:将鸡蛋 1 个开一小孔,取白果仁 2 枚塞入鸡蛋内,用纸封蛋孔,口朝上隔水蒸熟,食白果、鸡蛋。功能:涩肠止带,益气安中。

脾胃虚弱,肾虚气喘,高血压,高血脂:水发香菇 150 克洗净,净白果肉 50 克下油锅稍煸炒,去种皮及胚。香菇和白果入锅稍炒,加精盐、白糖、高汤、酱油、味精旺火烧沸,小火炖至入味。佐餐食之。功能:益气固肾,降压降脂。

多尿,遗精:白果 10 克炒熟去壳,与金樱子 10 克、芡实 10 克加水适量煎汤,温服。功能:益肾固精。

小儿流涎:白果(去壳)10 克,鸡肉 30 克,加水煎煮汤,调盐服,分 3

次服食。功能:健脾涩精。

外阴白斑:白果6克,土茯苓30克,木瓜30克,水煎服,2次/日。功能:解毒止痒。

肺结核:取白果汁、梨汁、鲜藕汁、甘蔗汁、淮山药汁各120毫升,霜柿饼120克捣如膏,生核桃仁120克捣如泥,加蜂蜜120毫升,上述食物共同加热搅匀制成膏。15~30克/次,2次/日,冲服。功能:滋阴润肺,化痰止咳。

乳腺癌:紫草根15克加水煎汤,去渣,与菱角15克、白果15克、薏苡仁30克同煮,用蜂蜜适量调服。1剂/日。功能:解毒祛湿,消肿抗癌。

蛲虫病:将白果10枚捣成糊状敷于肛门上,每晚1次,连用5~7日。功能:杀虫止痒。

头痛:带壳生白果60克捣烂放入锅,加水500毫升,文火煎至300毫升,取汁频服。功能:收敛止痛。

酒刺:白果1~2枚,每晚睡前温水洗患处;另将白果切平面频搓(边擦边搓)患部。功能:解毒祛湿。

乳痈溃烂:白果250克,取其中125克研为末以酒送服,另一半研敷。

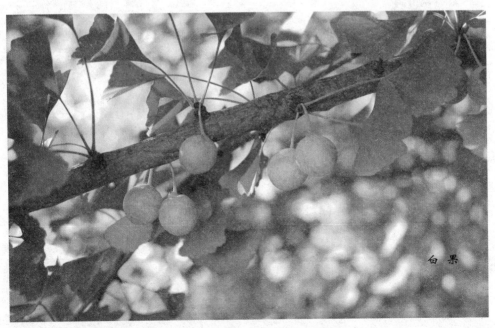

白果

功能:消肿抗炎。

阴虱:鲜白果 5 枚去外皮捣烂,擦患处(勿伤及黏膜)。功能:杀虫止痒。

鼻面酒皶:白果、酒醇糟适量共同嚼烂,夜涂晨洗。功能:消肿散斑。

足癣,冻疮:白果树叶 100 克煎汤,外洗患处,1 次/日。功能:解毒杀癣。

遗尿:白果炒香,5～10 岁儿童每次吃 5 枚,成年人每次吃 8 枚,1 次/日。食时细嚼慢咽,以遗尿停止为度。还可取白果 7 枚(7 岁以下儿童每岁半个)去壳捣碎,每晨用沸豆浆冲,加糖去渣服,连用 10 天。功能:补肾止遗。

小儿腹泻:干白果仁 2 枚研为细末,放在 1 个鸡蛋内,将鸡蛋竖在烤架上置微火烤熟,顿食。1～2 次/日。功能:益气止泻。

【食用宜忌】

☆ 白果有微毒,不宜多食;5 岁以下小儿忌食。

【小常识】

白果中有一种类似膺碄的物质,可使实验动物出现抽搐,最后可因延髓麻痹而死亡。白果的绿芽胚毒性最大,故在食前最好将白果心去掉。

龙　眼

龙眼,又名桂圆、龙目、比目、荔枝奴、乡木团、亚荔枝、圆眼、木弹、益智、海珠丛等,属常绿乔木,原产于我国海南、云南等地,已有 2000 多年种植历史。

龙眼的果实形状浑圆,有圆球形的果壳,肉如弹丸大小,内含果浆。果肉鲜时乳白色,饱含水分,味甜如蜜;干后变成暗绿色,质柔韧,称为龙眼肉。

　　龙眼是我国特有的名贵水果,乃四大名果之一,素有"益寿神品"的美誉。目前,龙眼约有300个不同的品种,最为著名的有福建兴化龙眼、广东石硖龙眼、广西雅瑶黄壳龙眼、四川八月鲜等。

　　龙眼的果实是果中珍品,含有多种对人体有益的营养成分,既可供鲜果生食,亦可供焙干制罐头,或加工成珍贵补品——龙眼膏。

【性味归经】

性温,味甘。入心、脾经。

【食用方法】

鲜食或烘干后嚼食,也可水煎或入药。

【营养成分】

　　每100克干品龙眼果肉含水分26.9克,蛋白质5克,脂肪0.2克,糖类65.4克,粗纤维0.6克,灰分1.9克,钙30毫克,磷118毫克,铁4.4毫克,维生素B_1 0.01毫克,维生素B_2 0.6毫克,烟酸2.5毫克,抗坏血酸34毫克,钾392毫克,钠10毫克,镁98毫克,能产热量1182.9千焦;还含有胡萝卜素、维生素B_1、维生素B_2、维生素P、腺嘌呤、胆碱、有机酸、多种氨基酸等成分。

【保健功效】

　　抗衰葆颜:人体的衰老与一种黄素蛋白酶——脑B型单胺氧化酶(MAO-B)可加速机体的老化有关,而龙眼肉提取液对这种酶的活性有较强的抑制作用;龙眼肉中含有大量的维生素和氨基酸等营养物质,亦有助于抗衰老。

　　安神益智:龙眼含丰富的葡萄糖、蔗糖、蛋白质以及铁元素和多种维生素等物质,既可补充热量,又能补充机体合成血红蛋白的原料,因而有补血生血作用;常食龙眼肉,还有增强大脑的记忆功能,消除疲劳,改善睡眠。

增强免疫力:龙眼肉提取液具有促进生长发育、增加体重和提高免疫功能的作用。

抗癌抑瘤:龙眼肉对肿瘤细胞的抑制率达 90％以上。通过临床还发现,长期给癌症患者口服龙眼制品可改善症状,延长生存时间。

降压降脂:龙眼肉有降血脂、增加冠状动脉血流量等作用,有利于高血压、冠心病患者的康复治疗。

滋补养体:民间常以龙眼干配党参煎服,用于治气血亏损症。产妇分娩后服此汤剂,可补气血,恢复元气;老弱多病者在冬季常服此汤,可补气血、抵御风寒。

【功能主治】

补气血,益心脾,安神益智,生津润燥。可治疗平素体弱,惊悸,怔忡,健忘,失眠,口燥咽干,产后水肿,自汗盗汗,脾虚腹泻等病症。

【药用验方】

心悸,怔忡,贫血,失眠:粳米 100 克,加水 1000 毫升煮沸,加龙眼肉 30 克、大枣 10 枚,小火熬粥,调白糖 20 克。1 剂/日,分 2～3 次空腹食。功能:养血安神。

血虚心悸,阴虚盗汗,肾虚腰痛,脾虚足肿:乌豆 50 克,龙眼肉 15 克,大枣 50 克,加水 800 毫升煎至 600 毫升,分早晚 2 次服。功能:健脾补肾,补气养血。

气血两虚,夜卧不宁:龙眼肉 250 克,白糖 100 克,隔水蒸至酥烂。每日早晚各取 15 克,用温开水调服。功能:补血养心。

贫血:将龙眼肉 15 克、桑葚子 30 克、蜂蜜 20 毫升加水适量同煎,1 剂/日,炖服。功能:补血益肾。

神经衰弱,睡眠欠佳:龙眼肉、百合各 30 克加水 500 毫升,煮沸下冰糖适量,小火煎 10 分钟。1 剂/日,分 1～2 次食渣喝汤。功能:补心安神。

脾虚泄泻,体乏无力:龙眼肉(干品)40 粒,生姜 3 片,加水 300 毫升煎半小时。1 剂/日,分 1～2 次食龙眼肉饮汤。功能:健脾补心,温中散寒。

心悸怔忡,夜卧不宁:龙眼肉 30 克,酸枣仁 15 克加水煎 2 次(每次用水 250 毫升,煎半小时),2 次汁混合,分 2 次服。功能:安神补脑。

产后血虚水肿,手足乏力,头晕目眩:龙眼肉 15 克,大枣 15 克,红糖 30 克,生姜 6 克,加水适量煎汁,1 次/日,温饮。功能:补血益气。

心悸,气短,失眠,健忘:龙眼肉 30 克,西洋参(切片)5 克,冰糖适量,同放大瓷碗中,加水 250 毫升隔水蒸熟。分 1～2 次食渣喝汤。功能:气血双补。

白癜风:龙眼肉 50 克,大黄 50 克,冰片 3 克,共研为末,蜂蜜调成膏敷患处,外用布包,每 2 日换药 1 次。功能:补肾解毒,活血祛斑。

胃炎:大枣、龙眼、蜂蜜各 300 克,生姜汁 10 毫升。将前 2 味洗净,入锅,加适量水,用旺火烧开,再用文火煎熬至七成熟,加入蜂蜜及生姜汁,一边拌均匀,一边用文火煮,待熟且冷却后装瓶。每次食用大枣、龙眼各 5 个,2 次/日。功能:益脾健胃。

急性胃肠炎:龙眼核不拘量焙干研为细末,用温开水送服,2 次/日,每次服 25 克。功能:补血消炎。

失眠:龙眼肉 10 克,百合 15 克,鸡蛋 1 个,冰糖适量。将 4 味入锅,加适量水煎煮,蛋熟去壳稍煮即成。1 剂/日,趁温热服食。功能:安神益智。

妊娠杂症:龙眼肉 30 克,桑葚子 30 克,百合 10 克,红糖 20 克,入锅,加适量水共煮成膏状。每次服 2～3 克,2 次/日。功能:益气安神。

产后体虚:龙眼、当归各 15 克,鸡半只。先将鸡炖半熟,再入龙眼、当归,共炖至熟。3 剂/日,食肉饮汤。功能:补血益气。

足癣:龙眼果核 30 克煅呈炭状,研成细末。敷患处。功能:解毒祛斑。

鼻炎:龙眼核 30 克研成细末。每次用少许吹鼻内,3 次/日。功能:活血解毒。

牙痛：龙眼肉 1 粒，大枣 30 克，葱子 9 克，精盐适量。将 3 味共捣烂，与精盐一起调匀即可。1 剂/日，外擦患牙处数次。功能：消炎止痛。

【食用宜忌】

☆ 虚火偏旺，风寒感冒，消化不良者忌食。

☆ 孕妇在进补时，一定要明白清热保胎的道理，切勿滥食龙眼。

☆ 患有腹泻、胃胀、内热旺盛者，不宜食用。

☆ 龙眼过食易引起气滞、腹胀、食欲减退等症状，尤其虚火内热者不可多食。

【小常识】

龙荔有毒，俗称"疯人果"，与龙眼十分相似，市场上经常有奸商拿它冒充龙眼，所以一定要仔细鉴别。龙荔一般比龙眼大，表皮不如龙眼那样光滑，果肉厚而发黏，口感甜中有涩。

栗　子

栗子，又名板栗、栗果、大栗、撰子、掩子，属落叶乔木，叶子长圆形，果肉金黄，味道甜香，果实中糖和淀粉的含量高达 70%，素有"干果之王"的美誉。它分布广泛，以华北各省生产最多，常见的优良品种有大明栗、镇安大板栗、黑油皮栗、大油栗等。

民谚曰："腰酸腿软缺肾气，栗子稀饭赛补剂。"板栗可以养胃健脾，壮腰补肾，活血止血，是做药膳的上等原料。栗子和粳米煮成的栗子粥，既能增进食欲，又能补肾、强壮筋骨，非常适合老年人食用。

【性味归经】

性温，味甘。入脾、胃、肾经。

【食用方法】

栗子生熟均可食用,还可以加工制作栗干、栗粉、栗酱、栗浆、糕点、罐头等食品,栗子羹则是老幼皆宜、营养丰富的糖果。

【营养成分】

每 100 克栗子含水分 60 克,蛋白质 18.7 克,脂肪 0.59 克,糖类 17.2 克,钙 59 毫克,磷 355 毫克,铁 6.6 毫克,胡萝卜素 0.95 毫克,维生素 B_1 0.74 毫克,维生素 B_2 0.51 毫克,维生素 C 140 毫克,烟酸 4.7 毫克,并含钾和脂肪酶等。

【保健功效】

补充营养:栗子含有较多的糖类和多种维生素以及微量元素等成分,能补充一定的营养物质。

降脂养心:栗子含有丰富的不饱和脂肪酸、多种维生素和矿物质,对防治高脂血症和心血管病等均有益处。

补肾强筋:栗子含有丰富的微量元素、多种维生素和氨基酸等成分,可保护牙齿骨骼,调节机体新陈代谢,延年益寿,防治骨质疏松、腰腿酸软、筋骨疼痛等病症。

【功能主治】

润肺补虚,补肝益肾,固精止泄,健体壮骨。可治疗肾虚腰痛,腿脚不便,反胃,泄泻,淤血肿痛,外伤,便血,瘰疬,口角炎,阴囊炎,舌炎等病症。

【药用验方】

气虚咳喘,肾虚无力:鲜栗仁 60 克,猪瘦肉 100 克,生姜 6 片,共炖烂熟食用,1 次/日。功能:补中益肺。

筋骨肿痛,小疖疮,外伤:栗子 50 克去壳,捣烂如泥敷于患处。功能：消痈生肌。

小儿腹泻：栗子仁 50 克研为末，加水适量煮成栗子糊温食。功能：健脾止泻。

腰痛遗精，白带过多：栗子 20 个，猪腰 1 个，核桃 2 个，煮食。功能：健腰补肾，涩精止遗。

慢性肾炎：栗子 10 个，茯苓 15 克，糯米 150 克，白糖适量，加水煮粥食。功能：补脾益肾。

病后体弱，四肢无力：干栗子肉 30 克洗净，加水 300 毫升，大火烧沸，加入红糖适量，小火煮至酥烂。每晚临睡前食 1 次。功能：补脾益气。

肝肾亏虚，头昏眼花，近视：栗子肉 100 克，枸杞 50 克，加水 400 毫升，小火慢熬成羹，加入白糖适量。1 剂/日，分 1～2 次服。功能：补肝益肾。

脾胃虚寒性腹泻：粳米 100 克淘净，加水 1000 毫升，大火烧开，放入栗子肉 100 克、大枣 10 枚、茯苓 20 克，小火慢熬至粥成，调白糖。1 剂/日，早晚空腹服。功能：补脾益胃。

肥胖病，腰脚疼痛：栗子 150 克切成两半，豆腐皮 100 克切丝。锅置火上，将油烧至七成热，倒入栗子肉和豆腐丝烩炒，调酱油、白糖、精盐和水 100 毫升，加盖焖至栗子肉酥烂，加味精。佐餐食之。功能：降脂减肥，健腰止痛。

肾虚腰痛，腰膝酸软：粳米 100 克淘净并加水 1000 毫升，大火煮沸后放入猪肾 1 具（剖开去臊腺洗净切小粒）、栗子肉 200 克和姜丝 10 克，用小火慢熬成粥，调味。1 剂/日，分 2 次空腹服。功能：补肾强腰。

肾虚阳痿，早泄，遗精：仔公鸡 1 只去杂切块。炒锅加油烧至七成热，投入鸡块炒干水分，放姜片、黄酒和酱油，稍焖，放栗子肉 200 克、精盐和适量水炒匀，盖焖至酥烂。佐餐食之。功能：补肾固精。

年老体弱，腰膝酸软，不思饮食：栗子 20 克去壳煮烂，加糯米粉 500 克和白糖 50 克调匀，隔水蒸熟，撒上瓜子仁、松仁各 10 克。温食。功能：益气养胃，健骨补虚。

筋骨损伤：将生栗子肉 50 克捣烂如糊状，敷患处，1 次/日。功能：强筋健骨。

异物刺伤残留:将栗子 30 克去壳捣烂如糊状,用饴糖适量调匀敷于患处,1 次/日,直到异物吸出、炎症消退为止。功能:消炎。

便血,反胃呕吐:栗子壳 50 克煅炭存性,研为细末,每次 5 克,开水送服。3 次/日。功能:益气养胃。

漆过敏:栗树皮或根皮 2 份,蟹壳 1 份,各煅炭存性研为细末,用芝麻油调敷患处。1 次/日。功能:润肺补虚,消炎益肾。

慢性支气管炎:栗子 250 克(去皮),猪瘦肉 500 克(切块),加盐、姜、豆豉各少许,烧煮熟烂,分顿佐餐食用,2 次/日。功能:补虚益气。

百日咳:板栗仁 30 克,玉米须 10 克,冬瓜 30 克,冰糖 30 克,加 500 毫升水,同煎至 250 毫升时服用。2～3 次/日。功能:消炎止咳。

肾虚无力:新鲜栗子每日空腹食 7 枚,再食猪肾粥,2 次/日。功能:固精健体。

【食用宜忌】

☆ 糖尿病患者忌食。

☆ 栗子生食不易消化,熟食又易滞气,故一次不宜多食。

☆ 脾胃虚弱消化不好或患有风湿病的人忌食。

☆ 发霉栗子会引起中毒,因此栗子略有变质便不宜食用。

枸 杞

枸杞,又名枸棘、枸椎,是茄科小灌木枸杞的成熟籽实,既可作为坚果食用,又是功效卓著的传统中药材,自古就是滋补养人的上品,有延衰抗老的功效,所以又名"却老子"。

春天枸杞的嫩茎梢及嫩叶称为枸杞头,既是一种蔬菜,也是一种营养丰富的保健品。枸杞中含有 14 种氨基酸,并含甜菜碱、玉蜀黄素,酸浆果红素等特殊营养成分,具有不同凡响的保健功效。

【性味归经】

性平,味甘。入肝、肾经。

【食用方法】

煎汤(10～20 克/次),或浸酒饮,入丸剂。

【营养成分】

含甜菜碱、多糖、粗脂肪、粗蛋白、胡萝卜素、维生素 B_1、维生素 B_2、维生素 C、烟酸以及钙、磷、铁、锌等元素,还含有 β－谷甾醇、亚油酸、多种游离氨基酸等。

【保健功效】

增强免疫力:枸杞能显著提高机体网状内皮系统的吞噬能力,增强细胞和体液免疫力;能提高正常人的淋巴细胞转化率,使因放疗或恶性肿瘤所致免疫功能低下者的免疫力增强。另外,对造血功能也有促进作用。

降脂养肝:长期进食枸杞可明显减轻肝细胞的脂质沉积,促进肝细胞再生,降低血中胆固醇,阻止动脉粥样硬化的形成,产生抗脂肪肝作用。

抗菌消炎:枸杞根皮煎剂对伤寒杆菌、金黄色葡萄球菌、副伤寒杆菌、福氏痢疾杆菌等均有较强的抑制作用。

养眼明目:枸杞含有丰富的胡萝卜素,维生素 A、维生素 B_1、维生素 B_2、维生素 C 和钙、铁等眼睛所必需的营养物质,能够明目,所以也俗称"明眼子"。

【功能主治】

补肾益肝,填精明目。可治疗肝肾亏虚,头晕目眩,神经衰弱,耳鸣,视力减退,虚劳咳嗽,腰背酸痛,遗精,糖尿病,高血压等病症。

【药用验方】

肥胖症:枸杞 30 克,用沸水冲泡代茶饮,1 剂/日。功能:消脂减肥。

肝肾不足,腰膝酸软,视物模糊:粳米 100 克淘净,加水 1000 毫升,熬至粥将成时,加枸杞 25 克和冰糖适量稍煮。1 剂/日,分 2 次空腹服。功能:补肝益肾。

慢性萎缩性胃炎:枸杞适量洗净烘干碾碎。10 克/次,2 次/日,空腹嚼服。功能:养胃消炎。

气血两亏,肝肾不足:枸杞 20 克,党参 15 克,水煎 2 次(每次用水 300 毫升煎半小时),2 次汁混合,去渣留汁,当茶饮。功能:补气益血。

乳腺癌:枸杞 10 克,2 次/日,嚼食。功能:增强免疫力,补气抗癌。

肾虚梦遗,早泄阳痿,性欲减退:猪瘦肉 150 克切丝用味料腌渍,冬笋 60 克切丝。猛火起锅,先倒入冬笋丝翻炒入味,再放肉丝共炒,加适量清水加盖焖 10 分钟,入枸杞 30 克炒至熟透。佐餐食。功能:补肾固精。

急性肝炎:枸杞 15 克,薏苡仁 30 克,赤小豆 15 克,水煎服,2～3 次/日。功能:利湿护肝。

慢性肝炎:枸杞 30 克,大枣 20 克,鸡蛋 2 个,加水 500 毫升,同煮至蛋熟,去蛋壳,再与红糖适量同煮至糖溶。1 剂/日,食蛋喝汤,连服 3 日。功能:消炎护肝。

肾虚精少,妇女体弱,久不受孕:枸杞、覆盆子、菟丝子、五味子、车前子各 10 克用纱布包好,胎盘 1 具漂洗干净切块,生姜拍裂,上物加水 600 毫升同炖至酥烂,去除纱布包和姜块。分 1～2 次食肉喝汤。功能:补肾涩精。

肝肾不足,腰膝酸软,早生白发:枸杞、何首乌各 250 克洗净沥干,浸入白酒 2500 毫升中密封 1 个月。20～40 毫升/次,2 次/日。功能:补肾强腰。

高血压,糖尿病:枸杞、夏枯草各 10 克,加水适量煎汁 2 次(每次用水 250 毫升),2 次煎液混合,去渣取汁,当茶饮。功能:滋肝养肾,减压降糖。

癌症发热：枸杞根、青蒿、白薇、黄芩各15克，白花蛇舌草30～60克，水煎服，1剂/日。功能：益气，抗癌，退热。

肝炎恢复，肝炎乏力：枸杞、丹参各250克，山楂125克，水煎2次（每次用水500毫升煎半小时），2次混合，加蜂蜜800毫升和冰糖50克，小火浓缩至稠，离火装瓶。20克/次，3次/日，3个月为1个疗程，饭后温开水送服。功能：补虚益肝。

肝虚目暗，精神倦怠：枸杞10克，加水500毫升，煮沸倒入大茶盅内，加菊花10克、绿茶5克盖好，浸泡半小时。当茶饮。功能：补肝明目。

阳痿早泄，失眠多梦：枸杞30克，当归20克，水煎2次（每次用水300毫升煎半小时），2次汁混合，去渣，放入鸡蛋2个，大火煮熟，去壳后再用小火煮10分钟。食蛋喝汤。功能：补肾固精。

消渴：枸杞100克煮熟嚼食，10克/次，3次/日。功能：生津止渴。

气血亏虚，容颜憔悴，神疲力乏：枸杞50克，生地黄片30克，火麻仁50克，同浸入白酒500毫升中，密封15日后饮。20毫升/次，2次/日，早晚服。功能：补气益血，养颜美容。

妊娠恶阻：枸杞50克，黄芩50克，用沸水冲泡，代茶温服。功能：解毒祛湿，养肝益血。

肾虚阳痿，遗精：枸杞20克，桑葚子15克，加水500毫升，煎至250毫升去渣取汁，分2次服。功能：补虚益精。

脑血管意外后遗症：枸杞、麦冬各30克，水煎2次（每次用水400毫升煎半小时），2次煎液混合，去渣取汁，当茶饮。功能：滋养肝肾。

糖尿病：枸杞15克洗净沥干，芹菜连茎叶100克洗净切段切片，加水500毫升，煎至300毫升，调味。分2次连渣服。功能：降糖止渴。

心律失常：枸杞30克，龙眼肉、大枣各10克，加水400毫升，同煮半小时，加红糖适量，分2次服汁。功能：养血强心。

阳痿，气短乏力，身困易疲：枸杞100克，大白参片30克，同浸入1500毫升白酒中，密封1个月后饮。20～30毫升/次，2次/日。功能：补肾益体。

心肌病：枸杞 60 克，黄酒 20 毫升，水煎服。功能：通经活络，滋养心肌。

月经量少：枸杞 15 克，陈皮 6 克，党参 15 克，水煎服，2～3 次/日。功能：益气补血，补肾行血。

习惯性流产：枸杞 20 克，菟丝子 15 克，黑豆 15 克，水煎服。功能：补肾安胎。

白内障早期：枸杞 500 克，加酒适量浸泡 1 周后饮服，20～30 毫升/次，2 次/日；并用枸杞和糯米煮粥吃。功能：补肝明目。

夜盲症：枸杞 6 克，白菊花 6 克，泡水代茶饮。功能：养肝、清热、明目。

【食用宜忌】

☆ 有酒味的枸杞已经变质，忌食。

☆ 不宜和过多药性温热的补品如龙眼、红参、大枣等同食。

山　楂

山楂，又名棠林子、红果、山里红、猴楂、鼠查、胭脂果、羊株、赤枣子、酸枣、映山红果、海红、山梨，是多枝灌木植物。山楂树高一米左右，开白花，果实圆球形，红色或金黄色，味酸涩微甜，营养丰富，是我国独有的水果品种，在北方多有栽种。

我国栽培山楂历史悠久，最早可追溯到 3000 多年前。山楂具有很高的营养和医疗价值，常食可预防各种疾病的发生，使人延年益寿，被视为"长寿食品"。国内较为著名的山楂品种有大山楂、猴山楂、野山楂和云南山楂等。

【性味归经】

性微温，味甘、酸。入脾、胃、肝经。

【食用方法】

山楂可煎汤内服(一般 10～15 粒),或入丸、散;可生食,也可制成炒山楂、焦山楂、山楂炭,还能做成山楂糕、山楂糖等。

【营养成分】

每 100 克山楂果肉含水分 72 克,蛋白质 0.7 克,脂肪 0.2 克,糖类 22.1 克,钙 68 毫克,磷 70 毫克,铁 2.1 毫克,维生素 C 89 毫克,维生素 A 原 0.82 毫克,维生素 B_1 0.02 毫克,维生素 B_2 0.05 毫克,烟酸 0.4 毫克,还含黄酮类、苷类、有机酸、内酯、苹果酸、枸橼酸等。尤其是维生素 C 含量较为丰富,比苹果、桃子、梨子等还高;能产热量 389 千焦。

【保健功效】

降低血压:山楂水解物山楂黄酮和三萜酸类能扩张外周血管,具有缓慢而持久的降压作用,尤其三萜酸类降压效果最明显。

降低血脂:山楂含有三萜酸成分,能明显降低血脂,还能使超氧化物歧化酶活性显著提高,单胺氧化酶、过氧化脂质和脂褐素等显著降低。

保护心脏:山楂含山楂黄酮,能减慢心律,使心脏收缩增强,消除心脏疲劳;还能增加冠脉流量,减轻或消除冠状动脉脂质的沉积。

抗菌抗炎:山楂对痢疾杆菌、绿脓杆菌、金黄色葡萄球菌、大肠杆菌、变形杆菌、炭疽杆菌、白喉杆菌、伤寒杆菌等有明显抑制作用。

促进消化:山楂本身含脂肪酶,可增加胃中酶类物质,促进消化,尤其消化肉类及脂肪食物有良好效果。

消积抗癌:山楂可消食健胃,增进食欲,还具有抗癌作用。

【功能主治】

消食化积,活血祛淤,生津止渴,驱灭绦虫。可治疗油腻积滞,胸腹胀痛,泄泻,痢疾,血淤经闭,产后恶露不尽,肝脾肿大,高血压,高血脂等病症。

【药用验方】

血淤闭经,肾盂肾炎:
生山楂肉 45 克去核,加水
煎取浓汁,调入红糖空腹饮
服。功能:活血化淤,抗菌
通经。

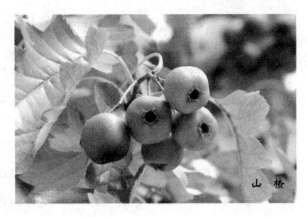

山楂

**高血压,肝火头痛,暑
热口渴,饮食积滞:**山楂 30
克,荷叶 12 克,加清水 600 毫升煎至 300 毫升,去渣饮用。功能:解暑热,
清头目,行食滞,化淤结。

产后淤血痛:山楂肉 15 克,红糖适量,水和米酒各半,煎汤服。功
能:散淤止痛。

赤白痢:山楂 30 克,红糖(白痢)或白糖(赤痢)60 克,水煎服。功能:
止痢敛肠。

食积腹胀,消化不良:炒麦芽、生山楂各 9 克,水煎服。功能:化食
消积。

顽固性呃逆:山楂 50 克煎浓汁,20 毫升/次,3 次/日。功能:行滞
降逆。

鱼、鸡、鸭骨鲠:山楂 1 片,乌梅 1 枚,口含咽汁。功能:软骨散淤。

声带息肉:焦山楂 24～30 克,水煎 2 次,得煎液 1500 毫升,1 日内慢
饮之。功能:活血消肿,润喉化淤。

风热感冒,高血压,高脂血症,头晕目眩:山楂 20 克,桑叶、菊花、决
明子各 10 克,水煎 2 次(每次用水 400 毫升煎半小时),2 次汁混合,分 2
次服。功能:疏风清热,降压化脂。

感冒风寒,食滞吐泻:炒山楂 30 克加水 400 毫升煮开,放姜片 6 片,
小火煎 15 分钟,去渣取汁,加入红糖适量。分 1～2 次热服。功能:行气
消滞。

急性扁桃体炎:①山楂 30 克,马齿苋 30 克,荆芥 3 克,水煎服,2～3

次/日。功能：抗炎，利咽。②山楂 10 克，苦参 20 克，水煎服，2 次/日。功能：解毒散淤。

全身性肥胖，高脂血症：生山楂 500 克除去果蒂及核切片，加水 800 毫升，烧沸后以小火煮至果熟汁浓缩将干时，入蜂蜜 200 毫升煮至浓稠。10～15 克/次，2～3 次/日。功能：降脂减肥。

妇女痛经：山楂 20 克，桂枝 5 克，加水 300 毫升，煎至 150 毫升去渣取汁，加入红糖适量。再煎 2～3 沸，热服。功能：通经止痛。

月经淋漓不止：山楂 30 克，栀子 20 克，同煎汁，调入红糖 15 克。凉服。功能：清热凉血，止血调经。

痛经：山楂(去核)30～50 克，向日葵籽(不去皮)15～25 克，焙干研粉。1 剂/日，分 2 次服，经前 1 日连服 2 剂，此为 1 个疗程。功能：散淤调经。

闭经：山楂 60 克，鸡内金、红花各 9 克，红糖 30 克，水煎服，1 剂/日。功能：散淤通经。

消化不良，腹胀泄泻：粳米 100 克淘净，加水 1000 毫升烧沸后，加入山楂 50 克、薏苡仁 30 克小火慢熬成粥，调白糖适量。分 2～3 次空腹服。功能：消食除胀。

食欲不振，高血压，高脂血症：山楂 30 克，猪排骨 500 克砍块，加水 400 毫升，小火炖至酥烂时，加入芹菜叶 15 克和食盐适量再炖片刻。分 1～2 次食肉喝汤。功能：开胃消食，降脂降压。

肝硬化：山楂 30 克，玉米须 30 克，龟板 30 克，水煎服，1 剂/日，分 2 次服。功能：活血化淤，软坚散结。

腹泻：山楂、石榴皮各 20 克，加水 400 毫升煎至 200 毫升，去渣取汁。分 2 次服。功能：补脾止泻。

儿童脾胃虚弱消化不良：山楂、茯苓各 30 克，山药、芡实各 20 克，神曲、泽泻各 15 克，白芍、甘草、橘皮各 10 克，焙干共研为末，用红糖适量熬成浓糖汁拌匀，制成糕坯，上蒸笼蒸熟，趁热切成小块，随意食。功能：消食开胃。

高血压，上呼吸道感染，单纯性肥胖症：桑叶 10 克，菊花 5 克，金银花

15克,山楂30克,加水浓煎2次(每次煎20分钟),2次煎汁混合。分2次饮服。功能:清热解毒,平肝降压,化淤降脂。

风热感冒:山楂10克,金银花30克,蜂蜜250克。将山楂、金银花放入砂锅中,加适量水置于大火烧沸,3分钟后汁液倒入碗中。再煎1次,把2次药液合并,加入蜂蜜,搅拌均匀即成。3次/日饮。功能:清热解毒。

虚寒胃痛:桂皮6克,山楂肉9克,红糖30克。山楂水煎,入桂皮,待山楂将熟,去火,滤汁,加入红糖调匀即成。每日早晚各服1次,热饮。功能:健脾益胃。

急性细菌性痢疾:山楂60克,红糖60克,白酒30毫升。将山楂以小火炒至略焦,然后加酒搅拌,再加水200毫升,煮15分钟后,去渣加红糖。趁温1次服下,1剂/日。功能:抗菌止泻。

胆石症:山楂30克,川楝子15克,郁金12克,3味加适量水煎汤即成。饮汤,2～3次/日。功能:清利消热,退炎解毒。

心绞痛:生山楂片20克,菊花3克,草决明15克,3味放入保温杯中,以沸水冲泡,盖严泡30分钟即可。1剂/日,连服数日。功能:活血化淤。

胸痛:山楂15克,石榴花15克,陈皮15克,3味入锅,加适量水煎煮即成。饮汤,2次/日。功能:活血消滞。

泌尿系结石:山楂、鸡内金各30克,胆星10克,3味研成细末,以开水冲服。2次/日,每次服3克。功能:清热消积。

痛经:桂花枝9克,山楂肉30克,2味入锅加适量水,文火煎煮后,加入红糖适量即成。经前7天开始服,连服5天。功能:化淤止痛。

月经不调:山楂、黑豆各30克,生姜6克,3味加适量水煎汤即可。饮汤,2次/日。功能:活血化淤。

乳腺增生病:青皮6克,山楂肉10克,白糖适量,3味入锅,加适量水煎汤。1剂/日,饮用。功能:解毒消肿。

小儿消化不良:山楂40克,粳米100克,白糖适量。山楂洗净,粳米淘净,将山楂放入砂锅内,加水,先用武火煎沸,再用文火熬至山楂熟烂,滤去药渣,再把粳米倒入浓汁里,加水煮成粥。食山楂粥,1～2次/日,连服5天。功能:健脾消食。

小儿脾虚久泻:鲜山楂、淮山药各等份,白糖适量。将鲜山楂去皮核,与淮山药和白糖捣匀蒸熟,压制山楂饼。随意服食。功能:益气健脾。

小儿佝偻病:山楂12克,莲子6克,鸡蛋壳10个,3味加适量水煎汤。饮汤,2次/日。功能:活血化淤,生津益气。

细菌性痢疾:生山楂10克,野麻草15克,水煎服,3次/日。功能:抗菌止泻。

【食用宜忌】

☆ 胃溃疡者不宜多吃,因山楂中含酸量大,会伤胃黏膜,加重病情。

☆ 血脂过低者也不能多吃,因山楂具有降血脂作用,会使血脂更低。

☆ 山楂有破血散淤作用,易导致流产,故孕妇不宜多食。

☆ 儿童脾胃虚弱,多吃会导致消化不良,引起消瘦,故不宜多食。

☆ 山楂能抵消人参的补气作用,故不能同食。

☆ 山楂不可用铁锅熬煮,因果酸可溶解铁锅中的铁垢,能生成低铁化合物,吃后会引起中毒。

木 瓜

木瓜,又名榠、木瓜实、海棠梨、铁脚梨。营养丰富,有"百益之果"的美誉。

【性味归经】

性温,味酸。入肺、脾、肝经。

【食用方法】

可以生吃,也可作为蔬菜和肉类一起炖煮食用。

【营养成分】

每 100 克木瓜含水分 92.2 克,蛋白质 0.4 克,糖类 7 克,脂肪 0.3 克,异亮氨酸 14 毫克,亮氨酸 20 毫克,赖氨酸 9 毫克,苯丙氨酸 19 毫克,酪氨酸 6 毫克,苏氨酸 11 毫克,缬氨酸 17 毫克,天冬氨酸 157 毫克,谷氨酸 38 毫克,甘氨酸 17 毫克,精氨酸 6 毫克,组氨酸 18 毫克,丙氨酸 17 毫克,脯氨酸 9 毫克,丝氨酸 12 毫克;还含有木瓜蛋白酶、凝乳酶、维生素 A 原、番木瓜碱以及维生素 B 族、维生素 C、维生素 D、维生素 E 和鞣质、过氧化氢酶等。

【保健功效】

促进消化:木瓜中含木瓜蛋白酶,能将脂肪分解为脂肪酸;它还含有酵素,有利于蛋白质食物的消化和吸收,常食可促进消化吸收,增强肠胃功能。

催通乳汁:木瓜中含凝乳酶等物质,具有通乳功能。

抑菌杀虫:木瓜中含番木瓜碱和木瓜蛋白酶等,对结核杆菌、绦虫、蛔虫、鞭虫和阿米巴原虫等有明显抑制作用。

抑止痉挛:木瓜含番木瓜碱物质,可缓解胃肠平滑肌和四肢肌肉的痉挛,对胃肠道痉挛和腓肠肌痉挛所引起的腹痛和肌肉疼痛等有疗效。

愈合溃疡:将木瓜汁涂于皮肤溃疡表面,可促进溃疡的愈合。

健体保肝:木瓜能增强机体免疫力,并对四氯化碳引起的急性肝损伤有降酶和促进肝再生的作用。此外,木瓜中含番木瓜碱,对淋巴细胞白血病有一定治疗效果。

【功能主治】

理脾和胃,平肝舒筋,抗菌消炎。可治腰脚酸痛,麻木,呕吐,腹泻,腹痛吐酸,关节不利,四肢抽搐,下肢水肿,痢疾,肝炎,术后肠粘连等。

【药用验方】

脚气病,荨麻疹:鲜嫩木瓜1个洗净剖开去子,加水400毫升煎至200毫升,去渣取汁。分2次温服。功能:祛湿和中,杀菌透疹。

急性黄疸型肝炎:服木瓜冲剂15～30克(相当生药5～10克),3次/日。功能:利湿退黄。

急性菌痢:木瓜10克,水煎服,3次/日。功能:杀菌止痢。

扭挫损伤:鲜木瓜适量烤熟,捣烂趁温敷于患处,2次/日。功能:散肿消淤。

术后肠粘连:木瓜50克,牛膝50克,同浸泡于白酒500毫升中,7日后饮用。25～100毫升/次,每晚睡前饮。功能:散淤通络。

腹泻不止:木瓜10克,干姜9克,甘草6克加水适量煎汁,取汁温饮,2次/日。功能:散寒祛湿。

脚气病:木瓜12克,紫苏9克,吴茱萸9克,槟榔12克,陈皮6克,加水适量煎汁。温热服之,2次/日。功能:祛湿、行气、散寒。

腹部绞痛:干木瓜20克切片,大枣5枚去核,桑叶10克洗净,加水400毫升煎至200毫升。分1～2次食枣喝汤。功能:舒筋止痉。

伏暑感寒,恶寒发热,胸痞:木瓜10克,藿香10克,厚朴10克,扁豆15克,加水适量煎汁饮,2次/日。功能:散寒化湿。

呕吐腹泻,手脚抽搐:干木瓜片、陈仓米各30克,加水500毫升煎至250毫升,去渣取汁。分2次温服。功能:祛湿和中,解痉止痛。

急慢性胃肠炎导致的呕吐、腹泻:木瓜15～30克,食醋、红糖各15克,加水适量煎汁,温服,3～4次/日。功能:和胃止呕。

腿脚肿痛,脚气病:木瓜、薏苡仁各100克,羊肉300克切块,加水600毫升,煮沸加入黄酒和姜片,小火炖至羊肉酥烂,调盐和味精。分2

次食薏苡仁和羊肉,喝汤。功能:健脾祛湿,舒筋通络。

跌打损伤,腰伤腿痛:木瓜干 30 克,南五加皮、大血藤各 20 克洗净,同浸入黄酒 1000 毫升中,密封 1 个月后饮酒。15～20 毫升/次,2 次/日。功能:强筋健骨,活血化淤。

风湿性关节炎:木瓜 200 克去子,加黄酒 500 毫升,炖微沸,晾凉装入玻璃瓶中密封 5 日。20 毫升/次,2 次/日,饮服。功能:祛风湿,利关节。

久病体虚,下肢水肿,腰膝无力:鲜木瓜 200 克去皮切丝,鸡肉 250 克切块。将鸡块稍炒,加精盐和适量水,焖至七成熟时入木瓜丝,至鸡肉酥烂,调味佐餐食。功能:健脾益气,利水消肿。

肺热干咳,虚热烦闷:新鲜木瓜 200 克去外皮切成丁,冰糖 30 克,同炖熟。温服食,1 次/日。功能:清热润肺。

妊娠恶心,晕船晕车:每次取蜜饯木瓜 20 克,慢慢嚼食,3～4 次/日。功能:和胃止呕。

产后乳少:未熟鲜木瓜 250 克去果皮,切成 2 厘米见方的果丁,猪手 1 只洗净剁成小块,加水适量,小火慢炖 40 分钟,调入味精。1 次/日,连服 3 日。功能:理气通乳。

腹泻痢疾,脚气水肿:木瓜 1 个洗净去皮去子切成小方块,与洗净的粳米 100 克同煮粥,加入白糖适量调味。分 1～2 次食之。功能:健脾胃,祛湿痹。

胃及十二指肠溃疡,肺结核,咳嗽,抽搐:木瓜 1 个去皮子切成小块,加水适量煮至木瓜烂熟,调入蜂蜜 50 毫升稍煮即成。1 剂/日,分 2 次服。功能:滋润五脏,祛湿舒筋。

肺结核咳嗽:木瓜 15 克,葎草 30 克,甘草 6 克,水煎服。功能:抗痨润肺,止咳化痰。

哈密瓜

哈密瓜,又称甘瓜,是出产于我国新疆哈密地区的一种甜瓜,维吾尔语称

"库洪"。其果实较大,呈卵圆形,果皮黄色或青色,有网纹,果肉绵软香甜。

除少数高寒地带之外,新疆大部分地区均产哈密瓜。优质的哈密瓜产于南疆鄯县、哈密和吐鲁番盆地。瓜的大小、形状、肉色千差万别,大的像炮弹,重十几千克;小的像椰子,重不足一千克。最受人们欢迎的有红心脆哈密瓜、黑眉毛蜜极甘哈密瓜和网纹香哈密瓜,红心脆哈密瓜肉质红嫩,香脆甜爽;黑眉毛蜜极甘哈密瓜肉质软而多汁,甜蜜醇香;网纹香哈密瓜,瓜肉为绿白色,含糖量特别高,风味香甜可口。

【性味归经】

性寒,味甘。入心、胃经。

【食用方法】

切开生食,或制成水果罐头和饮料食用。

【营养成分】

每100克哈密瓜果肉含水分85克,蛋白质0.5克,脂肪0.1克,糖类7.7克,膳食纤维0.2克,钙、铁、磷等矿物质190毫克,维生素A 153毫克。

【食用方法】

可鲜食。若加工成哈密瓜干冷却后食用,甜度会增加数倍,但是如果长时间冷藏,反而会破坏哈密瓜的甜度。因此放在冰箱内不宜太久,最好不要超过2天。瓜子可以生食,其味不亚于其他瓜子,晒干炒熟,味道更佳。

【保健功效】

止渴补血:食用哈密瓜对人体造血功能有显著的促进作用。据《本草纲目》中记载,哈密瓜具有"止渴、除烦热、利小便、治口鼻疮"之功效。

【药用验方】

贫血:鲜哈密瓜捣烂挤汁,每次服1茶杯,每日早晚各服1次。功能:

益气补血。

失眠：哈密瓜 250 克，乌梅 9 克，红枣 15 克，水煎服。功能：安神除烦。

溃疡胃痛：每晚食哈密瓜 250 克。功能：清热益气。

大便秘结：哈密瓜 250 克，每日早晚空腹，连子食用。功能：生津利便。

咳嗽：哈密瓜 250 克连皮洗净，切碎，川贝粉 9 克，陈皮 3 克，3 味水煎服。功能：润肺止咳。

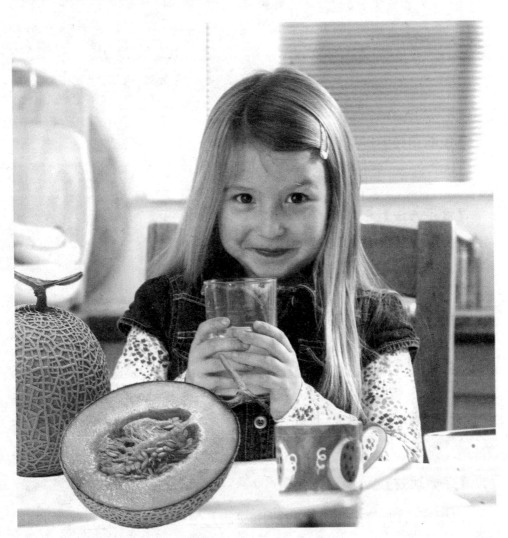

蔬菜养生篇

韭　菜

　　韭菜又名扁菜、起阳草、钟乳草、草钟乳、懒人草、懒人菜、长生韭、壮阳草。原产于亚洲东部,我国栽培历史悠久,最早见于《夏小正》有"正月囿有见韭"的记载,春秋时期,《诗经》亦有"献羔祭韭"的诗句。

　　在北方,韭菜是过年包饺子的主角。其颜色碧绿、味道浓郁,无论用于制作荤菜还是素菜都十分提味。

【性味归经】

性温,味辛、微甘。入心、肝、胃、肾经。

【食用方法】

捣汁饮,或炒熟做菜食。

【营养成分】

　　每 100 克韭菜中,含水分 90.8 克,蛋白质 2.4 克,脂肪 0.4 克,糖类 3.2 克,粗纤维 1.4 克,灰分 0.8 克,钾 247 毫克,钠 8.1 毫克,钙 42 毫克,磷 38 毫克,镁 25 毫克,铁 1.6 毫克,锰 0.43 毫克,锌 0.43 毫克,铜 0.08 毫克,硒 1.38 微克,胡萝卜素 1.41 毫克,维生素 B_1 0.02 毫克,维生素 B_2 0.09 毫克,烟酸 0.8 毫克,抗坏血酸 24 毫克。并含有具有降脂作用的挥发性精油、含硫化物及杀菌物质甲基蒜氨酸类。

【保健功效】

　　温阳行气:韭菜比较突出的药用功能是温阳补肾起阳,行气散血化淤,中医将其作为治疗肾阳虚衰、性功能低下的常用药物。

活血散淤:韭菜叶微酸,酸敛固涩,可用治阳虚自汗、遗精等,并可用于多种血淤之症,某些农村常给产妇食用韭菜,即取其活血散淤,行气导滞的功能,还适用于跌打损伤,反胃,肠炎,吐血,胸痛等。

兴奋子宫:韭菜对子宫有兴奋作用。

助泄排便:韭菜含有大量纤维素,故可增进胃肠蠕动,增加排便,治疗便秘,预防肠癌。

降压降脂:韭菜对高血脂及冠心病患者有好处,其中除了纤维素发挥作用之外,挥发性精油及含硫化物等特殊成分散发出一种独特的辛香气味,有助于疏调肝气,增进食欲,增强消化功能,更有降血脂作用。

抗菌消炎:韭菜对痢疾、伤寒、大肠变形杆菌和金黄色葡萄球菌有抑制作用。

防癌抗癌:现代常用于防治心血管病,用治食管癌、胃癌、肠胃溃疡、慢性胃炎等,对于预防肠癌亦有积极作用。

【功能主治】

补肾益胃,和中开胃,温阳下气,宣痹止痛,润肠通便,行血散淤,止汗固涩,解毒降脂,安五脏,充肺气。主治阳痿,早泄,遗精,多尿,经闭,白浊,白带,腰膝痛,胸痹,噎膈,反胃,胃中虚热,腹中冷痛,吐血,衄血,尿血,产后出血,痢疾,消渴,痔瘘,脱肛,虫、蝎蜇伤,跌打损伤。

【药用验方】

子宫脱垂:韭菜250克,煎汤熏洗外阴部。功能:益气涩宫。

小儿化脓性中耳炎:①耳出脓者,以韭汁滴,3次/日。②鲜韭菜250克捣汁,每10毫升药汁加0.1克冰片粉,装入玻璃瓶。先用棉签拭净耳内脓液,用双氧水洗患耳2～3次,再用消毒棉签吸干耳内洗液,然后滴入上述药2～3滴,每日上、中、下午各1次,连治1周。功能:消炎止痛。

小儿遗尿:韭菜100克切段,羊肝120克切片,铁锅旺火炒熟后食;或韭菜籽9克研为末,和白面做饼,2次/日分服;或韭菜籽炒黄研为末,温开水送服,9克/次,2次/日,服1～2次见效。功能:收敛补肾。

小儿腹胀:韭根捣汁,和猪脂煎,慢服。功能:消积化淤。

支气管炎,咳嗽:韭菜根、红枣各250克,水煎后去韭菜根,食枣饮汤。功能:抗菌消炎。

牙齿虫蚀:①生韭菜籽捣烂,醋调置于齿洞内。②韭根10个,川椒20个,麻油少许,以水桶上泥同捣,敷病牙颊上,良久有虫出,数次即愈。③韭菜连根洗捣,和地板上泥,敷痛腮处,以纸盖住,一时取下,有细虫在泥上,可根除。功能:止痛消炎。

失眠,健忘,疲劳综合征:核桃仁60克下锅炸黄,入韭菜段150克炒熟,调精盐、味精食。功能:补肾助阳,益智强身。

习惯性便秘,自主神经功能紊乱:韭菜250克切段,蛤蜊肉150克切片。锅上火,放麻油烧热,入生姜末、黄酒、精盐,投蛤蜊肉爆炒熟透;再下韭菜,快速翻炒至熟,调味精。功能:滋阴健骨,生津止渴。

皮肤瘙痒:韭菜500克绞汁,兑醋调匀擦患处,然后以螃蟹捣烂敷患处。功能:行血化淤。

产后呕水:韭叶500克取汁,入姜汁少许和饮。功能:温阳行气。

过敏性紫癜:鲜韭菜500克捣汁,加童尿50毫升,1剂/日,分2次服。功能:解毒化淤。

肾亏腰痛,习惯性便秘:核桃仁350克入麻油锅内炸黄,韭菜400克切3厘米段。韭菜倒入核桃仁锅内翻炒,加食盐煸炒至熟食。功能:补肾益胃,润肠通便。

疲劳综合征,习惯性便秘:韭菜150克切3厘米长段,绿豆芽400克去根须沥水,生姜去皮切丝。炒锅上火,放植物油烧热,生姜丝炝锅,入绿豆芽翻炒断生,调少许精盐盛起。炒锅重上火,放植物油烧七成热,精盐炝锅,即入韭菜略炒,再投绿豆芽,调味精,迅速略翻炒可食。功能:散淤解毒,调和脏腑。

神经衰弱,单纯性消瘦:嫩韭菜150克入沸水锅烫熟捞出沥水,切3厘米长段,入精盐适量拌匀,再滗去精盐水放盘中;鸡蛋2个入精盐适量搅匀。炒锅上火,放少许麻油滑锅,倒入蛋液摊成蛋皮,取出切丝放韭菜上,加味精、白糖、麻油拌匀食。功能:温中行气,益精养血。

胃脘痛:韭菜叶捣汁 50 毫升,加同等量牛奶,每日饮数次。功能:和中开胃。

胃寒疼痛,手足发凉,便秘等:新鲜韭菜 250 克切碎末。陈粟米 100 克入砂锅加水,大火煮沸后改小火煨 30 分钟,待粟米熟烂,入韭菜碎末拌匀,继续用小火煨沸。每日早晚分食。功能:温中行气,助阳散寒。

胆囊炎:生韭菜或根 500 克捣汁温服,50 毫升/次,2 次/日。功能:排毒益气。

荨麻疹:①韭菜、甘草各 25 克煎服,或用韭菜炒食。②新鲜韭菜 1 把去根切碎,热锅中放植物油 25 毫升,油熟后加大米饭 1 碗炒热,再入韭菜食。功能:消炎化淤。

骨质疏松症,阳痿,早泄:虾皮 50 克用温开水洗净后沥水;韭菜 500 克切碎段装碗,入葱花、姜末、精盐、味精、植物油、酱油、虾皮拌做饺子馅。面粉 500 克用凉水调和,做圆皮,入馅心,捏成饺子煮熟食。功能:益肾壮阳,补充钙质。

消渴引饮无度:韭苗 150~250 克,或炒或做羹,勿入盐,吃得 5000 克即愈,过清明勿吃。功能:益气止渴。

眩晕,腰腿痛,性欲低下等:韭黄 200 克切 3 厘米长段,开水略烫,摊开晾透;五香豆腐干 100 克切与韭黄一样长的丝,入碗。将精盐、香醋、味精、麻油倒入盛装韭黄和豆腐干的碗内拌匀食。功能:清热解毒,健胃益气,生津润燥,补肾壮阳。

脂肪肝:粳米 100 克煮粥沸后,入切细的新鲜韭菜 30~60 克(或韭菜籽 5~10 克研为细末)、精盐,同煮成稀粥食。功能:疏肝理气,降压降脂。

痔疮作痛:①盆盛沸汤,以器盖之,留 1 孔,用韭菜 1 把泡汤中,趁热坐孔上,先熏后洗,数次自然脱体。②鲜韭菜 50 克捣烂,加 2 克枯矾粉拌匀后,用纱布卷成药栓,外涂花生油滑润,每晚解净大便,临睡前轻轻放置肛内,1 次/日,连用 7~10 日。功能:温阳化淤。

腰膝无力,阳痿遗精:锅烧热,入食油烧七成热,下韭菜 400 克、鲜虾仁 200 克略煸炒,调适量白酒、食盐等。功能:温阳固涩,强壮机体。

踝关节扭伤: 新鲜韭菜(视伤处范围大小定量)捣烂不去汁,入适量面粉,用黄酒或白酒调糊,敷扭伤部位,厚 1～1.5 厘米,然后用纱布覆盖,绷带包好,每日换药 1 次。功能:散瘀活血,行气导滞。

糖尿病,性欲低下: 淡菜 50 克用热水浸 30 分钟,韭菜 250 克切 3 厘米长段。炒锅上火加植物油,大火烧七成热时入淡菜急火略炒,烹料酒,再入韭菜段翻炒,淡菜熟烂、韭菜变色熟软时调精盐、味精拌匀食。功能:补益肝肾,益精养血,补虚降糖。

糖尿病: 新鲜韭菜 500 克入温开水浸 30 分钟,捞出切碎如细末,即绞汁滤入碗;麦冬、天冬各 15 克晒干或烘干,研为极细末,一分为二,入绵纸袋挂线封口。冲茶饮,2 次/日,药袋 1 个/次,入杯用沸水冲泡,加盖闷 15 分钟,倒入适量韭菜汁,混匀频饮。一般每袋可连续冲泡 3～5 次,当日饮完。功能:温中补虚,生津止渴,降血糖。

【食用宜忌】

☆ 胃虚内热、下焦有水、消化不良者不宜食用,疮疖、疔肿、疟疾、目疾患者,均应忌食。

【小常识】

韭菜作蔬,早在《礼记》中即有"庶人春荐韭以卵",说明韭菜炒鸡蛋早在 2000 年以前即为大众喜爱的食物。

俗话说"春食韭则香,夏食韭则臭",说明吃韭菜很讲究时令。

对于食管癌梗阻、滴水不入之症,可用鲜韭菜汁开道,能使痰液减少,渐能进食,可取一时之效。

食疗若用鲜韭汁,则因其辛辣刺激呛口,难以下咽,需用牛奶 1 杯冲入韭汁 20～30 毫升,放白糖调味,始可咽下。

韭菜加适量硼砂捣混,每日擦皮肤,对色斑有明显疗效。

旱 芹

旱芹又名香芹、蒲芹、药芹、野芹,属伞形科一年或二年生草本植物。茎圆柱形,上部分分枝,有纵棱及节。单数羽状复叶,倒卵形至矩圆形,裂片呈三角状圆形,尖端常见三裂,边缘有粗齿。初春开白色小花,复伞形花序侧生或顶生。是普通蔬菜,既可热炒,又能凉拌,深受人们喜爱。诸多研究表明,它具有很好的药用价值。旱芹原产于我国,其历史悠久,《诗经》有"言采其芹"的诗句,现在全国各地均有栽培,喜凉爽气候,春秋季种植,质好产量高。

【性味归经】

性凉,无毒,味甘、微苦。入足阳明、厥阴二经。

【食用方法】

如今,热炒或凉拌咸宜,旱芹炒肉丝,炒豆腐,生浸虾油卤,清脆适口,别具风味。芹黄即叶心,十分肥嫩,烹饪菜肴,愈加鲜美。乡村做豆酱或麦酱置入旱芹,当辅料尤佳;浸入白酒饮之,浓醇清香。

【营养成分】

每 100 克旱芹茎中,含水分 92.2 克,蛋白质 0.8 克,脂肪 0.1 克,糖类 2.5 克,粗纤维 1.4 克,灰分 1 克,钾 154 毫克,钠 73.8 毫克,钙 48 毫克,磷 103 毫克,镁 10 毫克,铁 0.8 毫克,锰 0.17 毫克,锌 0.46 毫克,铜 0.09 毫克,氯 280 毫克,胡萝卜素 0.06 毫克,维生素 B_1 0.01 毫克,维生素 B_2 0.08 毫克,烟酸 0.4 毫克,抗坏血酸 12 毫克。并含芹菜苷、佛手柑内酯、挥发油、有机酸等。茎叶挥发油中,含特殊气味的丁基苯酞等苯酞衍生物成分。旱芹菜含酸性的降血压成分。

【保健功效】

降压利尿:旱芹中提取物有含酸性的降血压成分,其粗纤维有明显的降血压利尿作用;血管灌流,可使血管扩张;用主动脉弓灌流法,它能对抗烟碱、山梗茶碱引起的升压反应,并可降血压。临床对于原发性、妊娠性及更年期高血压均有效。

镇静安神:芹菜籽中分离出的一种碱性成分,能镇静中枢系统,故有安定和抗惊厥作用,还能降低血压和血中胆固醇浓度。

催情避孕:能十分明显地促进男女性兴奋,又可起到避孕作用,还能降低精子生成;芹菜籽提取物对已孕及未孕子宫有收缩作用。

利尿消肿:芹菜含利尿有效成分,消除体内水钠潴留,利尿消肿,临床上以芹菜水煎有效率达 85.7％,可治疗乳糜尿。全草压榨之汁经处理后的片剂有利尿作用。凡有淋浊、尿路感染、前列腺炎者宜食。

防治糖尿病:可抑制蛋白糖化,消除糖尿病患者体内的自由基,并有助于治疗糖尿病视网膜病变等。

清利头目:因其含铁量较高,气浓,清利头目,降血压降脂较水芹为良,高血压、高血脂患者宜常食。

【功能主治】

凉血止血,平肝清热,利湿治淋,消肿。主治眩晕头痛,高血压,面红目赤,血淋,痈肿,小便热涩不利。

【药用验方】

小儿鹅口疮:鲜芹菜 60 克切碎、挤汁。把鲜瓜蒌 1 个剖开,取其汁与芹菜汁混合,涂患处,2～3 次/日。功能:消肿除烦。

功能性子宫出血:植物油 25 毫升入炒锅烧热,倒入鲜芹菜 150 克(切段)、鲜藕 150 克(切片)略煸炒,加适量调味品,再加水 500 毫升煮成汤,分 2～3 次服完,1 剂/日,7 日一个疗程。功能:收敛止血。

动脉硬化预防:芹菜根 100 克,大枣 10 枚,水煎,吃枣饮汤。功能:凉血清热。

跌打扭伤:①芹菜 100 克,栀子、桃仁各 15 克,细辛 5 克,共研膏敷患处,1 次/日。②芹菜 30 克,生地叶 10 克,捣敷患处,1 次/日。功能:凉血消肿。

肝阳上亢:①头痛时作时止,经久不愈,芹菜根 250 克,鸡蛋 2 个,同煮至蛋熟,早晚各 1 次连汤分服。②眩晕,芹菜 100 克,龙胆草 12 克,水煎服,1～2 次/日。功能:平肝清热。

迎风流泪:芹菜 60 克,花生叶 30 克,东风菜 20 克,水煎服,2 次/日。或芹菜汁点眼,2～3 滴/次,2～3 次/日。功能:平肝清热。

乳糜尿:青茎旱芹下半部分之茎及全根长 10 厘米(最好直径 2 厘米以上),10 根/次,根茎较细时按比例增加,加水 500 毫升,文火煎至 200毫升,2 次/日,早晚空腹服。功能:利尿消肿。

肺脓疡:芹菜 100 克,芥穗 10 克,苦菜 20 克,水煎服,2 次/日。功能:清热消肿。

更年期综合征,神经衰弱:芹菜茎 250 克切段,红枣 15 枚破开,加水煮熟,1 次/日,空腹食。功能:养血调神,安神定志。功能:镇静安神。

咳嗽,气管炎:芹菜根 90 克,橘皮 9 克,饴糖 30 克,水煎服。功能:消炎止咳。

急性肾小球肾炎:芹菜 100 克,花生皮 30 克,水煎服,2～3 次/日。或芹菜 100 克切碎、挤汁,10～15 毫升/次,溶化白糖 20 克服,2～3 次/日,连用 7～10 日。功能:清热利湿。

急性结膜炎:鲜芹菜 60 克,薄荷 10 克,生石膏 30 克,水煎服,2 次/日。功能:清利明目。

食欲不振,神疲乏力:芹菜 250 克去筋,切小段。炒锅上火,放植物油烧热,下芹菜煸炒,1～2 分钟后倒入虾油,炒半分钟可食。功能:补肾壮阳,醒脑健神。

脂肪肝:芹菜 30 克,大枣 10 枚,煎汤饮。功能:降压安神。

高血压,尿路感染:新鲜芹菜(包括根、茎、叶)100 克、荠菜 80 克保留根、茎、叶,放温开水中浸 10 分钟,取出后切细或切碎末。再把新鲜枸杞叶 150 克放温开水中浸 10 分钟,取出后切碎末,与芹菜及荠菜碎末同捣取汁。每日早晚分饮。功能:疏肝泻火。

冠心病,脑血管病:芹菜 200 克去叶切段,用开水焯过;香干 50 克切丝。植物油烧热后,先煸炒芹菜,加精盐,再入香干丝,大火略炒可食。功能:清热利湿,平肝降血压。

慢性肾炎,咳嗽少痰:锅中入豆油烧热,加花生仁 200 克炸酥捞出去皮;芹菜 250 克切段,放沸水锅里略焯捞出,过晾控水。芹菜段码盘中成圈状,花生仁堆在芹菜圈中。精盐、白糖、味精、醋、花椒油放小碗内调好,浇芹菜上拌匀食。功能:降血压消脂,促进凝血。

慢性尿路感染:新鲜芹菜 250 克切小段或剁末,盛入碗。薏苡仁 100 克入砂锅,加适量水,大火煮沸,改小火煨 30 分钟,调入芹菜碎末拌匀,继续用小火煨黏稠粥。每日早晚分食。功能:清热利湿。

慢性前列腺炎:芹菜 500 克放冷开水中浸 10 分钟,取出连根、茎、叶切碎放碗中。番茄 250 克剖开后切小块,与芹菜碎末共捣汁。每日早晚分饮。功能:清肝泻热。

慢性支气管炎:芹菜根 25 克、花椒 10 粒、茯苓 15 克水煎 10 分钟,入荆芥穗 10 克再煎 5 分钟,冲冰糖 10 克服;第 2 次煎 10 分钟,冰糖 10 克冲服,10 日一个疗程。功能:凉血消肿。

感染性关节炎,高血压:西芹菜 250 克去根、叶切段,百合 50 克入沸水略汆捞出。起油锅,入西芹、百合翻炒,加肉汤 1 匙及精盐、味精炒熟食。功能:清热通淋。功能:降压凉血。

小便淋痛:芹菜 150 克去叶切段,用 150 毫升水煮开,并将食盐、奶油 50 毫升及 2 匙面粉调入牛奶 150 毫升,同入芹菜汤略滚。功能:开胃益胃养阴,止血通淋、利湿消肿。

糖尿病,腰膝酸软:芹菜 250 克去叶、根,切 4 厘米长条。炒锅上火,入麻油 50 毫升烧热,下花椒稍炸捞出,再下芹菜炸透捞入碗,加虾米 10 克、玉兰片 15 克、精盐、素鲜汤蒸 5 分钟,将汤滗入炒锅,芹菜等扣盘内,将锅内汤汁烧开,入味精,湿淀粉勾芡,浇芹菜上食。功能:散结解毒,补肾壮阳,养精益肾。

【食用宜忌】

☆ 芹菜性凉质滑,故脾胃虚寒、肠滑不固、慢性腹泻者不宜多食。

【小常识】

旱芹含有少量的呋喃香豆素,易引起皮炎,若受霉菌感染,则含量快速升高。经常大量接触者,手臂及指间往往发生疱疹性皮炎,但并未构成公害,只需产区菜农注意即可。至于癞疥患者,忌食为宜。

苦　菜

苦菜又名荼、芑、野苣、褊苣、荼草、青菜、苦荬、苦苣菜、苦苣、苦马菜、苦荬菜、节节花、拒马菜、小鹅菜、野苦马、野苦荬、紫苦菜、荼苦荬、甘马菜、老颧菜、天香菜。二年生草本植物。基生叶有锯齿,叶腋生蓝色花。常为蔬菜种植。

苦菜是一种野生蔬菜,我国人们将其作为蔬菜食用已有2000多年历史,其味虽苦,但苦中有甘。正如《诗经》赞美:"谁谓荼苦,其甘如荠。"我国大部分地区均有分布,一般生长在路边及田野间,春季采挖嫩苗鲜用或晒干备用。

【性味归经】

味苦,性寒,无毒。入心、脾、胃、大肠、小肠经。

【食用方法】

内服煎汤、煮熟食或捣汁、研末。

【营养成分】

每100克苦菜嫩幼苗中,含水分83.3克,蛋白质2.8克,脂肪0.6

克,糖类 3.6 克,粗纤维 5.4 克,灰分 1.3 克,钾 180 毫克,钠 8.7 毫克,钙 66 毫克,镁 37 毫克,磷 41 毫克,铁 9.4 毫克,锰 1.53 毫克,锌 0.86 毫克,铜 0.17 毫克,硒 0.5 微克,胡萝卜素 0.54 毫克,维生素 B_1 0.09 毫克,维生素 B_2 0.11 毫克,烟酸 0.6 毫克,抗坏血酸 19 毫克,维生素 E

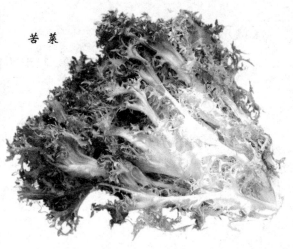

苦菜

2.93 毫克。还含有 17 种氨基酸,其中精氨酸、组氨酸、谷氨酸含量最高,占氨基酸总量的 43%。也含蒲公英甾醇、甘露醇、蜡醇、胆碱、酒石酸等。

【保健功效】

补血消暑:苦菜含丰富的胡萝卜素、维生素 C 及钾盐、钙盐等,可预防和治疗贫血病,维持人体正常生理活动,促进生长发育,消暑保健。

抗菌消炎:苦菜含蒲公英甾醇、胆碱等成分,对金黄色葡萄球菌耐药菌株、溶血性链球菌有较强的杀菌作用,对肺炎双球菌、脑膜炎球菌、白喉杆菌、绿脓杆菌、痢疾杆菌等亦有杀伤作用,故对黄疸型肝炎、咽喉炎、细菌性痢疾、感冒发热及慢性气管炎、扁桃体炎等均有疗效。

防癌治癌:苦菜水煎剂对急性淋巴型白血病、急慢性粒细胞白血病患者的血细胞脱氧酶有明显的抑制作用,亦可用来防治宫颈癌、直肠癌、肛门癌等,有抗肿瘤作用。

【功能主治】

凉血止痢,清热解毒。主治黄疸,血淋,痢疾,痔瘘,痈肿,疔疮,蛇咬伤等。

【药用验方】

对口恶疮:野苦菜擂汁 1 盅,入姜汁 1 匙,和酒服,再以渣外敷,1～2

次即愈。功能:清热解毒。

产褥感染:①苦菜、炒山楂各 30 克,水煎服,2～3 次/日。②苦菜、薏苡仁各 20 克,桃仁 10 克,水煎服,2 次/日。功能:抗菌消炎。

妇人乳结红肿疼痛:紫苦菜捣汁水煎,点水酒服。功能:清热凉血。

血脉不调:苦菜晒干研为末,10 克/次,温酒下服。功能:清热补血。

阴虚咳嗽,消渴,痢疾,黄疸,痔瘘,便秘等:苦菜 250 克入沸水锅略焯,捞出洗去苦味后切段;猪肉 150 克切片;料酒、精盐、味精、酱油以及葱花、姜末各 10 克同放碗内调芡汁。锅烧热,下猪肉煸炒,入芡汁烧至肉熟入味,再投苦菜烧至入味食。功能:清热解毒,滋阴润燥。

急性结膜炎初起:苦菜 30 克,柴胡、黄芩各 15 克,水煎服,煎 3 次,分 3 次服。功能:清热解毒,抗菌消炎。

盆腔炎:苦菜 15 克,黑木耳、桃仁各 10 克,加水共煎服,2 次/日。功能:消炎凉血。

恶露不行:①苦菜、红糖各 15 克,益母草 20 克,水煎服,2 次/日。②苦菜 15～60 克,水煎服。功能:补血消炎。

流行性腮腺炎:苦菜 10 克,夏枯草 12 克,加水共煎服,2 次/日。功能:凉血消炎。

病毒性肝炎:①苦菜 18 克,佛手 6 克,水煎服。②苦菜 60～90 克用水一大碗煎成一半,取汁去渣,将汁与豆腐 2～3 块同煮 30 分钟,1～2 次服下,连服 3 日。功能:抗菌消炎。

痔瘘:苦菜(鲜或干)煮熟烂,连汤置于器皿中,横安一板凳坐之,先熏后洗,冷即止,每日数次,屡用有效。功能:凉血解毒。

喉痹肿痛:野苦菜捣汁半盏,灯心汤浸,挤汁半盏,和服。功能:消肿止痛。

湿重腰痛:苦菜(连根)7 棵,红枣 7 颗,葱白(连须)7 棵,黄酒 500 毫升,捣汁去渣,和酒共煮,置于瓶中,随饮。功能:清热除湿。

血淋,痔瘘,痢疾,黄疸,疔肿:苦菜 500 克入沸水锅焯透,速捞出洗去苦味,控水切碎入盆。蒜泥 10 克、精盐、味精、麻油和醋在小碗中搅匀浇苦菜上拌食。功能:清热解毒,凉血止痢。

脾胃呆滞,消化不良,血淋:苦菜 200 克切段,香菜 10 克切细末。炒勺内加水、姜末 5 克烧开,再入白醋、食盐、胡椒粉、糖煮沸,下苦菜,加麻油、料酒、味精,湿淀粉勾薄芡,撒香菜、葱末 5 克可食。功能:开胃助食,清热解毒。

癌性红肿,发热不退:用苦菜卤汁 300 毫升煮熟鲜鸡蛋 2 个,连汤服,1 次/日。功能:清热消肿。

【食用宜忌】

☆ 苦菜性寒,脾胃虚寒者忌食;不可与蜂蜜同食。

☆ 苦菜味虽苦,但苦度适中,苦里回甘。然苦寒之品,脾胃虚弱、消化不良者,不宜食用。其干品入药,一般只需文火轻煮,不宜久煎,以免破坏其有效成分。

菠　菜

菠菜又名菠薐、波斯草、赤根菜、鹦鹉菜,属藜科植物一二年生草本。菠菜光滑柔嫩,主根粗长呈赤色,茎中空柔脆,叶柄长而肉质,叶椭圆或箭形,绿腻柔厚。菠菜内原生质胶着度较大,低温下水分不易渗入细胞间隙内结冰,故耐寒耐冻。菠菜原产于波斯国,阿拉伯人誉之为"蔬中之王",初唐时由尼泊尔传入我国。现在我国各地普遍种植,是冬春时节少有的绿叶蔬菜之一。明代李时珍言菠菜"可备冬食","而色赤,味更甘美"。如今,炒食、煮汤、做馅、凉拌均宜,颇受人们青睐。

【性味归经】

性凉,味甘、辛。入胃、大肠、小肠二经。

【食用方法】

凉拌热炒均可,生食尤佳。

【营养成分】

每 100 克菠菜中,含水分 90.8 克,蛋白质 2.0 克,脂肪 0.3 克,糖类 2.1 克,粗纤维 1.7 克,灰分 1.4 克,钾 311 毫克,钠 85.2 毫克,钙 66 毫克,镁 58 毫克,磷 47 毫克,铁 2.9 毫克,锰 0.66 毫克,锌 0.85 毫克,铜 0.1 毫克,硒 0.97 微克,氯 200 毫克,胡萝卜素 2.92 毫克,维生素 B_1 0.04 毫克,维生素 B_2 0.11 毫克,烟酸 0.6 毫克,抗坏血酸 32 毫克,草酸超过 0.1 克,芸香苷 17 毫克;并含多量 α－生育酚、6－羟甲基蝶啶二酮、叶酸、氨基酸、叶绿素、叶黄素等,又含多种甾醇类物质和万寿菊素物质 2－乙酰基－3－对羟基苯丙烯酰基内消旋酒石酸等;根含菠菜皂苷 A 和 B。

【保健功效】

营养滋补:菠菜味甘性凉,为一种作用温和的补血滋阴品,对"虚不受补"者尤宜。菠菜含丰富的胡萝卜素、维生素 C、钙、磷及一定量的铁、维生素 E、芸香苷、辅酶 Q10 等有益成分,能供给人体多种营养物质。

补血助便:菠菜所含铁质对缺铁性贫血有较好的辅助治疗作用;菠菜所含酶对胃和胰腺的分泌消化功能起良好作用,可滑肠导便;所含的大量植物粗纤维,可促进肠的蠕动,利于排便,且能促进胰腺分泌,帮助消化,防治痔疮、慢性胰腺炎、便秘、肛裂等病症。

助谢健身:菠菜中含的 α－生育酚、6－羟甲基蝶啶二酮及微量元素物质,能促进人体新陈代谢,增进身体健康,延缓衰老。大量食用菠菜,可降低卒中的危险。菠菜也适宜于高血压、糖尿病患者,其根可治糖尿病。

护眼养眼:菠菜中维生素 A 和维生素 C 的含量高于一般蔬菜,能维护上皮细胞的健康,增加预防传染病的能力,常食可维持眼睛的正常视力,促进儿童生长发育,防止夜盲症。

抗衰养颜:菠菜提取物有促进培养细胞增殖作用,既抗衰老又增强青春活力。民间以菠菜捣汁,每周洗脸数次,可清洁皮肤毛孔,减少皱纹及色素斑,保持皮肤光洁。

【功能主治】

敛阴解渴,润燥通便,养血止血,清热除烦,滋阴平肝,利五脏,通血脉,助消化。主治高血压,目眩,头痛,风火赤眼,便血,坏血病,衄血,消渴(糖尿病)引饮,大便涩滞等。

【药用验方】

久病虚弱,痔疮等:新鲜菠菜200克留根,入沸水锅余1~2分钟后捞出沥水,剁糜糊,装碗内。嫩豆腐100克切小方丁,入沸水锅煮10分钟,待豆腐丁漂浮于水面,入菠菜糊,加精盐、葱花、味精,湿淀粉勾芡呈糊状食。功能:补血润肤,敛阴润燥,疏通血脉。

小儿丹毒:菠菜叶不拘量,捣极烂,取汁敷患处。功能:清热排毒。

小儿软骨病:猪脊骨或腿骨砸碎,加水熬成浓汤,入切成小段的菠菜适量稍煮,饮汤吃菜,最后吃下骨髓,2次/日,可连续服。功能:强身健体。

风火赤眼:菠菜加等量野菊花,水煎服。功能:养眼护眼。

白发早衰:菠菜根、茄子皮各20克,黑豆30克,水煎服,1~2次/日。功能:补血养颜。

血虚肠燥,贫血,出血等:锅上火加猪油,煸香葱、姜,下熟猪血500克(切条),烹料酒煸炒至水干,入肉汤、精盐、胡椒粉、鲜菠菜500克(切段)煮沸食。功能:养血止血,敛阴润燥。

血虚便秘,便血,衄血:菠菜250克切段煮汤,调少许食油、酱油和盐食。功能:补血止血。

妊娠便秘:菠菜、芹菜各50克,切碎,开水浸,沥水,加食盐少许食,1次/日。功能:利湿助便。

迎风流泪:菠菜、羊肝各30克,五味子6克,水煎服,喝汤,吃羊肝、菠菜,1~2次/日。功能:养眼护眼。

缺铁性贫血,疲劳综合征:菠菜500克用开水略烫捞出过晾,轻轻控水,切3厘米长段,放盘里;胡萝卜15克切细丝,用开水略烫,过晾沥水,放菠菜段上;香菜 15 克切末,放菠菜段上;猪肉 100 克切细丝。炒锅上火,放植物油烧热后下肉丝快速煸炒,同时入花椒粉、酱油,出锅后倒入盘中,再入精盐、味精、米醋、大蒜泥调匀可食。功能:健脾开胃,补中益气,养血润燥。

贫血,眩晕,便秘:菠菜 150 克入沸水锅略汆捞出,连根切碎。粳米 100 克入锅,加水适量,小火煨成稠粥,粥将成时入菠菜拌匀,加精盐、味精再煮至沸。每日早晚分食。功能:养血止血,敛阴润燥。

咳嗽气喘:菠菜籽文火炒黄研为细末,2 次/日,15 克/次,温水送服。功能:润燥止咳。

急性腰扭伤,跌打损伤:菠菜挤汁,黄酒冲服,每次半杯,2～3 次/日。功能:滋补健身。

高血压,卒中先兆:海蜇皮 50 克切丝,用开水烫过控水,入用开水焯过并挤干水分的菠菜 100 克,投调料拌匀食。功能:祛风平肝,清热降血压。

【食用宜忌】

☆ 多食发疮。体虚便溏者不宜多食。

☆ 菠菜所含草酸与钙盐能结合成草酸钙结晶,使肾炎患者的尿色混浊,管型及盐类结晶增多,故肾炎与肾结石患者不宜食用。

☆ 菠菜所含的铁和钙虽较多,但人体吸收率并不高,因其含草酸较多,易与蔬菜中的钙结合成草酸钙而影响钙的吸收,故宜在开水中略焯后再与含钙较高的菜(例如豆腐等)合烹。

【小常识】

烹调时,先将菠菜在开水中汆一下,可减少草酸,去除涩味。

近年国外学者研究发现,菠菜提取物具有促进培养细胞增殖的作用,既抗衰老又增强青春活力。我国民间以菠菜捣烂取汁,每星期洗脸数次,或将菠菜捣烂,调入适量麻油敷脸,十几分钟后用清水洗净,连续运用一段时间,可清洁皮肤毛孔,减少皱纹及色素斑,保持皮肤光洁。

茼 蒿

茼蒿又名蓬蒿、同蒿、菊花菜、蒿菜,为菊科一二年生草本植物。

其茎直立,高达一米,光滑柔软富肉质。叶互生无柄,椭圆形,淡绿色,边缘有不规则深齿裂。头状花序单生枝顶,开黄色或白色小花。茼蒿原产于我国,唐代以前已普遍种植。

明代李时珍《本草纲目》中曾详细载述:"茼蒿八九月下种,冬春采食肥茎。花、叶微似白蒿,其味辛甘,作蒿气。四月起苔,高二尺余。开深黄色花,状如单瓣菊花。一花结子近百成球,如地菘及苦荬子,最易繁茂。"茼蒿生长期短,因有蒿气,病虫害少。

目前我国大部分地区均有栽种,冬春之时,采肥嫩茎洗净鲜用。同属植物又有大叶及细叶之分,目前我们食用的均为大叶茼蒿。

【性味归经】

性平,味辛、甘。入脾、胃、肺、肝、肾经。

【食用方法】

凉拌热炒均可,一般作蔬菜煮食。

【营养成分】

每 100 克茼蒿中,含水分 91 克,蛋白质 1.9 克,脂肪 0.3 克,糖类 2.3 克,粗纤维 1.2 克,灰分 0.9 克,钾 220 毫克,钠 161.3 毫克,钙 73 毫克,镁 20 毫克,磷 36 毫克,铁 2.5 毫克,锰 0.28 毫克,锌 0.35 毫克,铜 0.06 毫克,硒 0.6 毫克,胡萝卜素 1.51 毫克,维生素 B_1 0.04 毫克,维生素 B_2 0.09 毫克,烟酸 0.6 毫克,抗坏血酸 18 毫克,并含丝氨酸、天门冬素、苏氨酸、丙氨酸、谷氨酰胺、缬氨酸、亮氨酸、脯氨酸、酪氨酸、谷氨酸、β一丁氨酸、苯丙氨酸等氨基酸,以及挥发性精油、胆碱等。

【保健功效】

通利避秽：茼蒿嫩叶可消痰开郁，避秽化浊。它含多种氨基酸、脂肪、蛋白质及较多的钠、钾等矿物质，能调节体内水液代谢，通利小便，消除水肿。

开胃健脾：茼蒿含有特殊香味的挥发性的芳香精油及胆碱等物质，有开胃健脾、降血压补脑、宽中理气、消食等功效（但此芳香精油遇热易挥发而减弱健胃作用，故勿烹久），入汤或凉拌可较好地保存其有效营养成分；且所含粗纤维有助于肠道蠕动，促进排便，通腑利肠。

养心安神：茼蒿中尤以胡萝卜素、维生素及多种氨基酸含量较多，性平味甘，可养心安神，润肺补肝，稳定情绪，防止记忆力减退。与肉、蛋等荤菜共炒，可提高其维生素 A 的利用率。

健体强身：常食茼蒿，对咳嗽痰多、脾胃不和、记忆力减退、习惯性便秘等均有裨益。

【功能主治】

宽中理气，调和脾胃，平补肝肾，利二便、消痰饮，止咳降血压。主治脾胃不和，夜尿频数，腹泻脘胀，腹痛寒疝，痰热咳嗽，饮食减少，失眠多梦，心悸怔忡，心烦不安等。

【药用验方】

心烦不安，便秘口臭：新鲜茼蒿 250 克剁碎捣汁，汁水拌生豆粉勾稀芡；火腿肉、笋、香菇各 50 克切小丁。清水煮沸后下火腿丁、笋丁、香菇丁，改小火烧 10 分钟加盐，入茼蒿汁勾稀的豆粉，使成浅腻状，再浇熟精油食。功能：安心神，养脾胃。

心悸，烦躁不安，头昏失眠，神经衰弱等：茼蒿 350 克去梗后切段，猪心 250 克切片。锅中放植物油烧热，放葱花煸香，投猪心片煸炒至水干，入精盐、料酒、白糖煸炒至熟，入茼蒿续煸炒至猪心片熟、茼蒿入味，调味精可食。功能：开胃健脾，降血压补脑。

便秘:茼蒿300克切4厘米长的段,豆腐3块切长条。豆腐过油烧成金黄色后入茼蒿炒3分钟,调盐、糖等调味品,淋麻油食。功能:健脾通利。

咳嗽痰稠:①芝麻过油,捞出沥油;茼蒿400克切寸段,用开水略焯捞出,沥水入盘,调过油芝麻、精盐等,再淋麻油食。②痰热咳嗽者,单用茼蒿做菜食,或同萝卜、白菜等煎汤绞汁服。③鲜茼蒿150克,水煎去渣,溶入冰糖后服。功能:宽中理气。

胃脘痞塞,食欲不振:茼蒿250克入滚开水焯过,再拌麻油、精盐、醋食。功能:健脾胃,助消化。

高血压,头昏脑涨:①咳嗽咳痰及睡眠不安者,鲜茼蒿250克加清水适量煮汤,汤将好时,取鸡蛋白适量入煮片刻,调油、盐食。功能:降血压,止咳,安神。②鲜茼蒿1把切碎捣汁,每次1酒杯,温开水冲服,2次/日。③鲜茼蒿500克切好,调味炒食;或捣烂绞汁,60毫升/次,2次/日,连服10日。功能:安神健脾,止咳降压。

【食用宜忌】

☆ 茼蒿辛香滑利,胃虚泄泻者禁用。

香　菜

香菜原名胡荽,又称芫荽、香荽、胡菜、莛葛草,属伞形科一年生草本植物。主根细呈纺锤形,具多数支根。茎直立中空,具细条棱。基生叶单回或二回羽状复叶,小叶卵形或扇形;茎生叶二回或三回羽状复叶,小叶线形。春夏季开花,花白或淡紫色,复伞形花序顶生,或与叶对生。双悬果近球形,光滑有棱。香菜原产于地中海沿岸,唐朝《博物志》记载,汉朝张骞出使西域引种入中原,初名胡荽。北朝后赵时石勒是胡人,为避讳将胡荽改作芫荽,又因有特殊香味而称香荽。现在我国各地均有栽培,以华北最多,喜冷凉气候而忌炎热。

【性味归经】

味辛,性温。入肺、胃、脾三经。

【食用方法】

香菜为芳香开胃的蔬菜,常用于调味,一般将其洗净后切碎,撒在菜或汤里,还可用于盐渍、凉拌、清炒、做馅料等。

【营养成分】

每 100 克香菜中,含水分 88.5 克,蛋白质 1.8 克,脂肪 0.4 克,糖类 5 克,粗纤维 1.2 克,灰分 1.1 克,钾 272 毫克,钠 48.5 毫克,钙 101 毫克,镁 33 毫克,磷 49 毫克,铁 2.9 毫克,锰 0.28 毫克,锌 0.45 毫克,铜 0.21 毫克,硒 0.53 微克,胡萝卜素 1.16 毫克,维生素 B_1 0.04 毫克,维生素 B_2 0.14 毫克,烟酸 2.2 毫克,抗坏血酸 48 毫克,还含旋甘露糖醇、二氢芫荽异香豆精、黄酮苷、正癸醛、壬醛、芫荽异香豆酮 A、芫荽异香豆酮 B、香柑内酯、芳樟醇等。

【保健功效】

开胃活血:香菜辛香升散,能促进胃肠蠕动,开胃醒脾,调和中焦。其提取液可显著地发汗清热透疹、祛风解毒;其特殊香味能刺激汗腺分泌,促使机体发汗透疹,促进周身血液循环。

防治糖尿病:香菜籽可降低糖尿病高血糖水平,它不影响血浆胰岛素的降低,能有效阻止糖尿病的发展。

【功能主治】

发汗透疹,消食下气,醒脾和中,清热利尿。主治感冒;小儿麻疹或风疹初期,透发不出;食物积滞,胃口不开,消化不良;脱肛等。

【药用验方】

小肠积热,小便不通:葵根 1 大把,香菜 60 克,滑石 30 克(研为末)。前 2 味细锉,以水 2 升煎取 1 升,入滑石末,分 3 次温服。功能:消食下气。

伤风咳嗽:香菜捣汁 1 小杯炖热和糖服,服后应静卧片刻,可连服 2～3 日;或香菜 9 克,鲜生姜 3 片,红糖少许,煎服取汗。功能:祛风解毒。

虫蛇咬伤:①香菜苗、合口椒各等份,捣涂。②香菜根捣烂,取汁外涂。功能:清热解毒。

乳石热气结滞,经年数发:香菜(五月五日采,预收阴干,春夏叶、秋冬根茎并可用)250 克,以水 700 毫升煮取 150 毫升,去渣,每次服 1 盏,3 次/日,不拘时。功能:清热活血。

痢疾泻血:香菜籽 100 克捣碎,赤者用糖水调,白者用生姜自然汁调,温服,用酒送下。功能:醒脾和中,清热止泻。

感冒:黄豆 10 克浸后加适量水煎煮 15 分钟,再加香菜 30 克(干者 6 克)继续煎 15 分钟,每日服 1 剂。功能:辛温解表,健脾益胃。可预防和辅助治疗流感。

【食用宜忌】

☆ 痧疹(麻疹)已透或虽未透而热毒壅滞,非风寒外束者忌服。

☆ 患有胃溃疡者不宜多食,脚软、脚气、金疮口臭、狐臭患者忌食。

油 菜

油菜又名芸苔、青菜、胡菜、寒菜、台菜、苔菜、苔芥、菜节、芸苔菜、红油菜、油菜心、油菜苔。原产于我国,如今各地均有种植。油菜颜色深绿,帮如白菜,是十字花科植物。油菜的营养成分含量及其食疗价值可称得上诸种蔬菜中的佼佼者。据专家测定,油菜中含多种营养素,其中所含的维生素 C 比大白菜高 1 倍多。

【性味归经】

性凉,味辛、甘,无毒。入肺、肝、脾经。

【食用方法】

适于炒、煮、烧、烩、煨等烹调方法,可做主料单炒或配荤菜素料,也可做汤或腌制小菜。烹制青菜时调味宜清淡,尽量不用酱或酱油,以突出其清新口味和翠绿色泽。

【营养成分】

每 100 克油菜茎叶中,含水分 91.9 克,蛋白质 1.8 克,脂肪 0.5 克,糖类 2.3 克,粗纤维 1.1 克,灰分 1 克,钾 210 毫克,钠 55.8 毫克,钙 108 毫克,镁 22 毫克,磷 39 毫克,铁 1.2 毫克,锰 0.23 毫克,锌 0.33 毫克,铜 0.06 毫克,硒 0.79 微克,胡萝卜素 0.62 毫克,维生素 B_1 0.04 毫克,维生素 B_2 0.11 毫克,烟酸 0.7 毫克,抗坏血酸 36 毫克,并含少量槲皮苷和维生素 K,还能分离出淀粉样蛋白和一种有高度分支结构的多糖、一种球蛋白。油菜种子含脂肪 40%～50%,蛋白质 23%,种子油中含甾醇类物质 0.5%,并含生育酚约 0.08%。

【保健功效】

降脂解毒:油菜是一种能治多种疾病的妙药。油菜为低脂肪蔬菜,且含膳食纤维,能与胆酸盐和食物中的胆固醇及三酰甘油结合,并从粪便中排出,从而减少脂类的吸收,故可用来降血脂。其鲜菜、腌菜都有清热解毒的作用。中医认为该品能辛散行血,活血化淤,作用缓和,可用治血滞诸疾及疖肿、丹毒。

防癌排毒:油菜中所含的植物激素能够增加酶的形成,对进入人体内的致癌物质有吸附排斥作用,故有防癌功能。此外,亦可增强肝脏的排毒机制,对皮肤疮疖、乳痈有治疗作用。油菜中含大量的植物纤维素,能促进肠道蠕动,增加粪便体积,缩短粪便在肠腔停留的时间,从而有宽肠通便之功效,可治疗多种便秘,预防肠道肿瘤。

增强免疫力:油菜中含大量胡萝卜素和维生素 C,有助于增强机体免疫能力,强身健体。其所含钙量在绿叶蔬菜中为最高,一个成年人每天吃 500 克油菜,其所含钙、铁、维生素 A 和维生素 C 均能满足生理需求。

【功能主治】

行淤散血,破气散结,消肿解毒,宽肠通便,强身健体。主治产后血气腹痛,血痢腹痛,肿毒,痔瘘,习惯性便秘,老年人缺钙。油菜茎、叶散血,消肿:主治劳伤吐血,血痢,游风丹毒,热毒疮,手足疖肿,乳痈。

【药用验方】

习惯性便秘:油菜 500 克切 6 厘米长段。锅烧热,放鸡油 100 克烧五成热时,投油菜煸炒,再加黄油、鲜汤,八成热时放鲜蘑菇 100 克、细盐、糖、味精;再烧 1 分钟后,用湿淀粉勾芡,浇鸡油可食。功能:宽肠通便,解毒消肿。亦可作为感染性疾病患者的食疗蔬菜。

卒中口噤:油菜籽 25 克,磁石(煅,醋淬 10 遍,研)0.5 克,石硫黄(研细)5 克,干莴苣根 15 克,蓖麻籽 15 枚(去皮,研),共研为末,以醋面糊为丸,手心内安之,左安右手,右安左手。候口正即去之。功能:清热祛风。

丹毒:油菜叶捣敷局部,亦可捣汁服。或油菜汁服 100 毫升,渣敷患处。功能:解毒排毒。

风热肿毒:油菜苗叶根、蔓菁根(或商陆根)各 150 克,研为末,和鸡蛋清,贴之即消。功能:解毒消肿。

血痢不止,腹中疼痛:油菜叶捣汁 200 毫升,入蜜 100 毫升,温服。功能:活血化淤、散血消肿。

肺结核咳嗽:猪肺 1 个切块,油菜 500 克切条,与甜杏仁 15 个置于锅中同煮,1 剂/日,分 2 次服完。功能:行淤散结。

高血压,高血脂:油菜 500 克切 3 厘米长段。锅烧热,下菜油以旺火烧七成热,下油菜旺火煸炒,酌加精盐,熟食。功能:活血化淤,降低血脂。

痛经：粳米 50 克煮粥至半熟,加油菜(切烂),熬极烂后服。功能:行淤散血。

糖尿病,便秘：嫩油菜 500 克梗、叶分开,切 3 厘米长段,沥水,入滚水煮熟,捞出沥水装盘,以麻油、精盐拌食。功能:宽肠通便,降糖。

【食用宜忌】

☆ 麻疹后、疮疥、产后、目疾、狐臭及慢性病患者不宜食。

☆ 油菜在多种本草书上均载为发物。

☆ 油菜不宜久存,否则营养成分易失,还会受细菌作用而产生亚硝酸盐,食之过多往往引起中毒。又因其性偏寒,凡脾胃虚寒、消化不良者不宜多食。

【小常识】

早春,油菜嫩苗炒食味鲜美。稍候摘下晒干,盐腌切碎入瓮,名"黄腌菜",味更佳,江南民间喜食。

现代医药研究发现,油菜含蛋白质、脂肪、糖类、粗纤维、维生素 B族、维生素 C、维生素 K 及胡萝卜素、烟酸,还含钙、磷、铁。菜籽以含大量脂肪、芥酸为特征,还含芸午苷。据国外研究报道,所含粗纤维进入人体内与脂肪结合后,可防止血浆胆固醇形成,促使胆固醇代谢物——胆酸得以排出体外,以减少动脉粥样硬化形成。所含较多维生素 C,在体内会形成一种"透明物质酸抑制物",这种物质具有抗癌作用,可使癌细胞丧失活力,食后在体内可排除亚硝胺。而维生素 C 与胡萝卜素进入人体后,能促进皮肤细胞代谢,防止皮肤粗糙及色素沉着。

白　菜

白菜又名菘、黄牙菜、黄矮菜、黄芽白、黄芽白菜、结球白菜。在我国北方冬季,白菜是餐桌上极常见的蔬菜,故有"冬日白菜美如笋"之说。白菜具有较高的营养价值,有"百菜不如白菜"的说法。世界上的大白菜源于我国,远古之时,其生长在我国西北荒山野地,跟野草为伴,我们老祖宗取其加以栽培,充作蔬菜。如果从发现西安半坡村遗址陶罐里装的菜籽算起,则有四五千年的历史。《诗经》记载白菜曰:"我有旨蓄,可以御冬。"说明那时就有冬储蔬菜的做法。

本品喜冷凉气候,需肥水充足。宋人陆佃《埤雅》云:"菘性凌冬晚凋,四时常见,有松之操。"明朝李时珍曰:"南方之菘,畦内过冬,北方者多入窖内。燕京圃人,又以马粪入窖壅培,不见风日,长出苗叶,皆嫩黄色,脆美无滓,谓之黄芽菜。"现在以河北、山东的产品最为著名,如城阳青、天津绿、山东胶菜,长江流域如江浙等地亦有栽培,为冬季常用蔬菜,尤为北方蔬菜中的主品。

【性味归经】

性微寒,味甘、平。入胃、大肠、小肠、肝、肾、膀胱经。

【食用方法】

白菜脆嫩爽口,味道甘美,且可较长时间地保鲜贮藏,是冬季常见蔬菜。它食法多样,适宜拌、烫、炝、烹、熘、烩、扒、炖、熬、蒸等多种烹调方法,既可以素炒或荤做,也可以做饺子、包子的馅,还可制成酸菜、腌菜、酱菜、泡菜、糟菜、脱水菜及风菜等等。

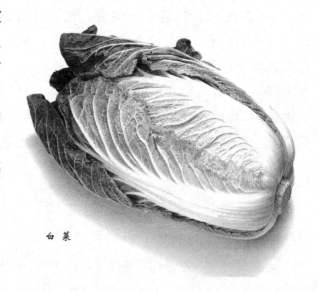

白菜

【营养成分】

每100克白菜中,含

水分 91.6 克,蛋白质 1.7 克,脂肪 0.2 克,糖类 3.1 克,粗纤维 0.6 克,灰分 0.8 克,钾 130 毫克,钠 89.3 毫克,钙 69 毫克,镁 12 毫克,磷 30 毫克,铁 0.5 毫克,锰 0.21 毫克,锌 0.21 毫克,铜 0.03 毫克,硒 0.33 微克,氯 60 毫克,胡萝卜素 0.25 毫克,维生素 B_1 0.06 毫克,维生素 B_2 0.07 毫克,烟酸 0.8 毫克,抗坏血酸 47 毫克,并含硅、钼、硼、镍、钴等微量元素。

【保健功效】

增强免疫力:白菜性甘淡平和,做菜肴与肉同煮则味美清爽,开胃健脾,含蛋白质、脂肪、多种维生素及钙、磷、铁等矿物质,常食有助于增强机体免疫功能,对减肥健美亦有作用。

提供钙质:1 杯熟的大白菜汁几乎能提供与 1 杯牛奶同样多的钙,可保证人体必需的营养成分。

助谢排毒:大白菜含大量粗纤维,可促进肠壁蠕动,帮助消化,防止大便干燥,促进排便,稀释肠道毒素,既能治疗便秘,又有助于营养吸收。

防治癌症:白菜所含活性成分吲哚－3－甲醇能帮助体内分解与乳腺癌发生相关的雌激素,若妇女每日吃 500 克左右的白菜,可使乳腺癌发生率降低。

养血护心:白菜所含微量元素钼可抑制体内亚硝酸胺的吸收、合成和积累,故有一定抗癌作用。白菜中的有效成分能降低人体胆固醇水平,增加血管弹性,常食可预防动脉粥样硬化和某些心血管疾病。

【功能主治】

养胃消食,利水解毒,清热除烦,通利肠胃。主治胃热阴伤之口干食少,小便不利,大便干结,肺热丹毒,咳嗽,头痛,痔疮出血等。

【药用验方】

肥胖症:干虾米 10 克用温水浸好,白菜 200 克切 3 厘米长段。锅放植物油 10 克烧热,入白菜炒至半熟,再投发好的虾米、食盐 3 克、味精,稍加清水,盖上锅盖烧透食。功能:消食助谢。

口疮:白菜根 60 克,蒜苗 15 克,大枣 10 枚,水煎服,1～2 次/日。功能:清热解毒。

小便不利,胃纳不佳等:大白菜心 1 棵(约 500 克)切 2 段,入搪瓷盆,投葱段、姜片以及腊肉片 20 克、料酒、肉汤蒸约 1 小时,待白菜酥烂时,入精盐、味精、白胡椒粉、鸡油食。功能:养胃通络,滑窍利水。

发热,头痛,鼻塞:白菜根茎头 1 个切片,绿豆芽 30 克,同煮成汤温服,2～3 次/日,100～200 毫升/次。功能:通络解毒。

牙龈出血,坏血病:净锅中注入清水,入白糖加热熬至完全溶化撇沫,起锅倒入容器,冷却后入菠萝汁 100 毫升、白醋搅匀;菠萝 50 克、胡萝卜 100 克切丝,开水略焯,捞出控水,撒精盐腌几分钟,然后冲净挤干水,入制好的汤汁中浸渍 3 小时。大白菜叶 300 克平铺,放上菠萝丝和萝卜丝,卷成 1.5 厘米粗的卷,切菱形食。功能:开胃消食,补充维生素 C。

厌食,慢性胃炎:大白菜 2000 克去老帮及菜头,在 80℃热水中略烫,捞出码坛中,撒精盐;7 日后翻坛时,抹入辣椒糊 100 克;10 日后洗净。食时改刀装盘,撒熟芝麻 30 克、生姜 50 克。功能:开胃消食,益气和中。

冻疮:①大白菜与辣椒熬水洗脚。②冻白菜帮 4～5 叶,水煎 10 分钟,每晚洗患处 1 次,3～6 次愈。功能:清热活血。

酒后头痛:白水煮圆白菜,用蒸气熏头部,能明显减轻症状。功能:清热除烦。

高血压,高血脂,单纯性肥胖:海带 100 克、白菜 300 克切丝。锅中加水烧开,然后将白菜、海带分别用开水焯后捞出,过冷控水。白菜丝调精盐、麻油、味精,装盘时将海带丝放白菜丝上面拌匀食。功能:消痰软坚,降压降脂。

贫血,头发干枯易于脱落:大白菜 250 克、水发香菇 30 克、胡萝卜 100 克分别切条。炒锅放油烧热后,投白菜煸炒透,加水煮沸。猪瘦肉 50 克、油发猪肉皮 250 克分别切条,和胡萝卜、香菇条一起入锅,加生姜丝、葱花、精盐等煮至入味,再入味精,勾芡,淋麻油食。功能:滋阴养颜,和血润肤。

咯血:①白菜叶 150 克,黑木耳 15 克,冰糖 20 克,生姜炭 2 克,水煎服,2~3次/日。②白菜花60克,银耳15克,冰糖20克,水煎服,2~3次/日。功能:清热止血。

急性肾炎:薏苡仁60克煮成稀粥,小白菜500克,煮2~3沸,待白菜熟,不可久煮,少盐或无盐食。功能:利水解毒。

胃溃疡:深黄色锅焦1大碗,白菜心或小白菜100克,虾米6克,猪油、细盐适量,同煮食。功能:益气养胃。

轻度中暑,慢性胃炎:大白菜250克切块,绿豆粉条50克用温水泡发剪段。炒锅上火,放植物油烧热,下葱花煸香,入白菜、粉条煸炒,加精盐炒至入味,调味精拌匀食。功能:清热解暑,养胃利水。

流行性腮腺炎:①白菜根疙瘩3个,1个水煎内服,2个捣烂外敷。②绿豆30克,加水煎煮,绿豆快烂熟时入白菜心3个,煮熟服食,2次/日,连服4日。功能:清热解毒。

体虚消化力弱,大便不畅:白菜心500克入沸水焯至断生,即捞出过凉,顺放修整齐,放汤碗内,加作料,旺火蒸2分钟取出滗汤;用沸清汤250毫升过1次沥水。炒锅置于旺火上,入高汤,再入少许胡椒粉,烧沸后撇沫,倒入盛菜心的汤碗蒸熟食。功能:益胃通便,增强食欲。

性功能障碍,腰椎病:嫩白菜心200克切3厘米长、1厘米宽的条,香菇切片,白菜切段。炒锅上火,入清水烧沸,投白菜、香菇、白菜心略烫,过冷控水。炒锅内入鲜汤、精盐、水发海米50克、白菜,汤沸后撇沫,入白菜心、香菇、味精、葱花、生姜丝,最后淋麻油食。功能:补脾益肾,补充钙质。

冠心病,肾炎,坏血病:生栗子50克切一小口煮半熟,去外壳切两半;白菜200克切3厘米长段。炒锅上火,放植物油烧热,入白菜过油炸黄,再入栗子、枸杞25克,加水并调酱油、盐拌匀,小火略焖,入糖拌匀焖软食。功能:健脾养胃,补益肝肾。

厌食症,吸收不良综合征:白菜500克切5厘米长、1.5厘米宽条,干红辣椒1个切丝。炒锅上火,放植物油烧热,投葱花、生姜丝炝锅,再放白菜、干红辣椒丝略炒,调酱油、味精、精盐,熟时用少许湿淀粉勾芡食。功能:温胃散寒,健胃消食。

坏血病,骨质疏松症:大白菜 500 克去老帮、菜心头,切细丝入盘。番茄酱 30 克倒白菜丝上,放白糖、醋各 15 克及麻油、味精、葱花拌匀食。功能:生津开胃,补充维生素及钙质。

胃及十二指肠溃疡,胃下垂,贫血:大白菜 500 克斜刀切小碎片;猪肉 50 克剁末,加酱油、味精、精盐拌匀。大白菜片、猪肉末与粗米粉 100 克同拌匀蒸熟,调酱油、麻油、胡椒粉、味精食。功能:健脾养胃,补气养血。

慢性胃炎,胃酸缺乏症:大白菜 1000 克切 6 厘米长段,蒸 5 分钟后取出,逐段竖立入盆。锅中加麻油 50 克,入水泡干红辣椒丝、生姜丝、青椒丝各 30 克略煸炒,调精盐、味精、糖和白醋 30 毫升,炒匀晾凉后浇白菜段上,使白菜浸于汁中,食时将白菜段切丝。功能:温胃散寒,促进食欲。

【食用宜忌】

☆ 大白菜性偏寒凉,气虚胃寒腹痛,大便溏泄,寒痢者不宜多食。

☆ 大白菜固然药蔬兼备,但用以清热时,若煎汤则不宜过久;用以养胃利肠时,则需炒熟或煮食。又因本品利窍滑肠,气虚胃寒者宜少食,且不可冷食,肺寒咳嗽者不食为妥。另外,还得注意大白菜一旦霉烂,易在细菌作用下产生有毒亚硝酸盐,食后渗入胃肠血液,对健康有害,故腐烂的大白菜应当忌食。

圆 白 菜

圆白菜原名甘蓝,又叫包菜、包心菜、莲花白、西士蓝、洋白菜,属十字花科二年生草本。叶片肉质肥厚,倒卵圆形或长圆形,如牡丹花瓣层层重叠,心叶密集抱合成球,呈黄白色,外部的叶片常为淡绿色,叶柄很短。春季开淡黄色花,总状花序。长角果呈圆锥形,种子很小。我国各地均有栽培,喜冷凉湿润气候,耐贮藏,为蔬菜家族中的重要组成部分。

【性味归经】

性平,味甘。入脾、胃、肝、大肠、小肠四经。

【食用方法】

圆白菜质地脆嫩,味甘鲜美,制作菜肴可素可荤,冷热皆宜,可以凉拌、氽汤,还可用焐、熘、熬等烹调方法烹制出美味佳肴,也可制成各种炒菜和馅料。另外,还可醋渍、腌渍,是制作泡菜的理想原料。

【营养成分】

每100克新鲜圆白菜中,含水分91.2克,蛋白质1.5克,脂肪0.2克,糖类3.6克,粗纤维1克,灰分0.5克,钾124毫克,钠27.2毫克,钙49毫克,镁12毫克,磷26毫克,铁0.6毫克,锰0.18毫克,锌0.25毫克,铜0.04毫克,硒0.96微克,胡萝卜素0.07毫克,维生素B_1 0.03毫克,维生素B_2 0.03毫克,烟酸0.4毫克,抗坏血酸40毫克,还含葡萄糖芸苔素、黄酮苷、绿原酸、异硫氰酸烯丙酯和多量维生素U样物质。

【保健功效】

养胃促愈合:新鲜圆白菜叶经加热处理后对局部有刺激作用,可缓解胆绞痛;圆白菜汁含维生素U样物质较多,比人工合成的维生素U的效果更好,故对胃及十二指肠溃疡有止痛、促进愈合的作用,新鲜菜汁有治疗胃病的作用;常食圆白菜有补益作用,适宜于慢性胆囊炎和慢性溃疡病患者。

提高人体免疫力:所含维生素E,对改善老年状态,治疗衰老症有一定疗效。圆白菜含大量人体必需的营养素,例如多种氨基酸、胡萝卜素等,其维生素C含量尤多,比橘子的含量多1倍,比西瓜多20倍,这些营养素可提高人体免疫功能。

抗菌防癌:其种子所含的挥发油对细菌、真菌有抑制作用。花茎圆白菜中有一种叫sulfora-phane(莱菔硫烷)的物质,能够增加人体细胞中保护酶的含量,从而防止肿瘤形成或治疗癌症,这种物质又以刚抽芽3日的花茎圆白菜(顶上只有2片幼芽的嫩茎)中含量最多,且为浓缩型,其效力比成熟的花茎圆白菜中所含的这种物质高出20~50倍;圆白菜含较多的微量元素钼,能抑制亚硝酸胺的合成,有一定抗癌作用;圆白菜中果胶及大量粗纤维能结合并阻止肠内吸收毒素,促进排便,达到防癌目的;圆白菜有阻止胃癌癌前病变细胞形成的作用,可抑制癌细胞生长;圆白菜的多种吲哚衍生物能降低人体内雌激素水平,抑制乳腺癌的发生;圆白菜的一种酶提取物(萝卜籽素)能预防癌症,提高致癌物解毒酶活性,因此圆白菜可防癌抗癌。

活血壮骨:圆白菜中含丰富的维生素 A、钙和磷,这些物质是促进骨骼发育、防止骨质疏松的主要营养物质,常食有利于儿童生长发育和老年人骨骼健壮,对促进血液循环亦有很大益处。对甲亢患者以生用拌吃为好(加热后作用消失)。

【功能主治】

缓急止痛,清热散结,补肾填精,健胃通络,补脾益心,健脑壮骨,利脏器,壮筋骨,利关节,明耳目。主治睡眠不佳,多梦易睡,耳目不聪,黄毒,湿疹,关节屈伸不利,胃溃疡疼痛,久病体虚,耳鸣健忘,脾胃虚弱,肢体痿软,小儿发育迟缓等。

【药用验方】

动脉硬化,胆石症:圆白菜300克切3厘米长、1.5厘米宽的块,用开水略烫,过晾控水放碗中,入酱油、精盐、白糖、麻油拌匀食。功能:软化血管,利胆排石,通利大便。

年老体弱,小儿发育迟缓:圆白菜200克去根,切下小花,用开水略焯,捞出沥水。炒锅内放油,油热后入葱末、姜末、番茄,炒出红色时,稍放一点鸡汤,加精盐、白糖,汤沸后投圆白菜炒几分钟,调味精,以淀粉勾芡熟食。功能:益气生津,补肾健脑。

老年性痴呆,骨质疏松症:圆白菜500克掰成小朵,入沸水锅略焯捞出;鲜蘑 25 克去蒂。炒锅上火烧热,下鲜汤 100 毫升,烧开后下鲜蘑、圆白菜,加精盐、味精、牛奶 100 毫升,转小火烧片刻捞出,摆盘中。原汁用湿淀粉勾芡,浇圆白菜上可食。功能:益气补脑,强筋壮骨。

贫血,神经衰弱,疲劳综合征:嫩圆白菜 250 克掰小朵,入沸水锅焯熟,捞起控干;鸡蛋 2 个磕入碗内,加精盐、黄酒、味精、少许酱油搅匀。炒锅上火,放植物油烧热,下鸡蛋液炒至凝固,入圆白菜、白糖、鲜汤烧沸片刻可食。功能:双补气血,防癌抗癌。

冠心病,高血压,高血脂:圆白菜 250 克撕成大片,水发黑木耳 75 克控水。炒锅上火,放植物油烧热,下黑木耳、圆白菜煸炒,调酱油、精盐、白糖,入味后加湿淀粉勾芡,入米醋,淋麻油食。功能:开胃健脾,活血化淤,散结消积。

脾胃虚弱,食欲不振:圆白菜 250 克掰小块,胡萝卜 50 克去皮切块。油锅烧热,下葱花煸香,投圆白菜、胡萝卜煸炒,入罐头蘑菇 50 克,烧至圆白菜入味食。功能:健脾化滞,增加食欲。

慢性胃炎,吸收不良综合征:圆白菜 1000 克掰成大块,用开水略烫,控水入盆;干红辣椒切细丝。炒锅上火,放油烧热,下生姜丝、辣椒丝稍炸,浇圆白菜上。白糖入盆,以开水化开,入精盐、白醋、红曲粉搅匀,浇圆白菜上,腌 6 小时食。功能:健脾开胃,软化血管。亦可用治动脉硬化。

胃酸缺乏症,习惯性便秘:圆白菜 500 克切丝,用开水略焯捞出,过晾控水,入生姜末、蒜末、辣椒粉、精盐搓匀后发酵 3～5 日至有酸味。吃时入味精、熟芝麻 30 克、麻油拌匀。功能:开胃消食,滋补肝肾。

癌症:鸡蛋 2 个去黄留清,加水、料酒、精盐等拌匀蒸熟。锅内烧鲜汤,加料酒、精盐等,入掰成栗子大小的圆白菜块 250 克,熟后加味精,将熟蛋清浇在掰成片状的圆白菜上食。功能:补肾益精,防癌抗癌。

【食用宜忌】

☆ 圆白菜含粗纤维量多,且质硬,故腹腔和胸外科手术后,胃肠溃疡及其出血特别严重者,脾胃虚寒腹泻、肝病及小儿脾弱者不宜食。

☆ 烹调圆白菜时,烧煮和加盐时间不宜过长,以防丧失和破坏防癌抗癌的营养成分。

【小常识】

咀嚼圆白菜鲜品或酸圆白菜,可治牙龈病。胸、背生痤疮时,用酸圆白菜叶湿敷,或取圆白菜鲜叶贴敷病痛关节处及淤血部位,疗效良好。把圆白菜叶片混合牛奶烧煮后,外敷可治疗湿疹。将圆白菜叶撕碎,同鸡蛋清调匀,敷贴化脓伤口或冻疮患处,有助于伤口愈合。

芋 头

芋头又名芋艿、毛芋、芋魁、芋根、蹲鸱、土芝、槟榔芋头、大头芋艿。芋头口感细软,绵甜香糯,营养价值近似于土豆,又不含龙葵素,易于消化而不会引起中毒,是一种很好的碱性食物。它既可作为主食蒸熟蘸糖食用,又可用来制作菜肴、点心,是人们喜爱的根茎类食品。在广东等地,中秋节吃芋头是源远流长的一种习俗。

【性味归经】

性平滑,有小毒,味甘、辛。入脾、胃、大肠、小肠经。

【食用方法】

可制成魔芋豆腐,也可加工成各种糕、丝、片类食品,还可酿酒饮用。

【营养成分】

每 100 克芋头中,含水分 77.6 克,蛋白质 2.2 克,脂肪 0.2 克,糖类 15.1 克,粗纤维 1 克,灰分 0.9 克,钾 378 毫克,钠 33.1 毫克,钙 36 毫克,镁 23 毫克,磷 55 毫克,铁 1.0 毫克,锰 0.3 毫克,锌 0.49 毫克,铜 0.37 毫克,硒 1.45 微克,胡萝卜素 160 微克,维生素 B_1 0.06 毫克,维生素 B_2

0.05 毫克,烟酸 0.7 毫克,抗坏血酸 6 毫克,还含黏液皂素等。

【保健功效】

润燥活血:芋头富含淀粉,叶柄可做菜,全株皆可入药。芋头性滑,有补益润燥、活血散结的功效。

消毒解毒:芋头含一种黏液蛋白,被人体吸收后能产生免疫球蛋白,或称抗体球蛋白,可提高机体的抵抗力,故对人体的痈肿毒痛包括癌毒有抑制消解作用,可用以防治肿瘤及淋巴结核等。

中和养颜:芋头为碱性食物,能中和体内积存的酸性物质,调整人体的酸碱平衡,美容颜,乌头发,亦可用于治胃酸过多症。

调节功能:芋头含丰富的黏液皂素及多种微量元素,可帮助机体纠正微量元素缺乏导致的生理异常,同时能增食欲,助消化,补益中气。芋头少量食用可化痰和胃,帮助治疗消化不良,解毒解酒。

止泻消肿:芋叶有止泻敛汗,消肿毒的作用。

【功能主治】

消疬软坚,解毒散结,化痰和胃,补中健脾,止痛。主治已溃未溃之瘰疬、痰核,肿毒,腹中痞块,牛皮癣,烫火伤,慢性肾炎,消化不良,便秘等。

【药用验方】

大便秘结:鲜芋头 200 克剥皮切块,加大米 50 克及油、盐适量,煲粥食。功能:宽肠通便。

小儿脾胃虚弱:芋头 500 克去皮煮熟后切片;杏仁 200 克、榧仁 150 克研为末和面,入甜酱拌匀。熟芋片入油锅炸至外表金黄色时起锅沥油,入甜面酱食。功能:益胃补脾,调补中气,驱虫止痛。

头上软疖,牛皮癣:①大芋头、生大蒜,共捣敷患处。②鲜芋头捣烂,加食盐少许,再捣泥敷患处,早晚更换。功能:解毒消肿。

纳谷不香,四肢无力:鲜芋头 500 克分个用煮过的酒 300 毫升和 300

毫克糟抹涂其外表,湿纸包裹,糠皮火煨熟,香气四溢时取出。功能:调补中气,健脾益胃。

脾胃虚弱,肠胃不和,虚劳乏力:①芋头、籼米各 60 克,煮粥食。②鲜芋头 250 克,鲫鱼或鲤鱼 500 克,加水同煮至烂熟,放调料食。功能:益胃健脾,补中益气。

跌打损伤,扭伤,腰肌劳损,腰痛,肢体关节痛等:鲜芋头、生姜各适量捣烂,以适量面粉拌匀,制芋姜糊敷于患处,2 次/日。功能:添精益髓。

慢性肾炎:鲜芋头 1000 克,红糖 250 克。芋头切片,放锅内炒炭研为末,与红糖拌匀,3 次/日,每次服 30~50 克。功能:补中益肾。

赘疣,鸡眼:生芋头切片擦患处(注意不要擦健康皮肤),3 次/日,10 分钟/次。功能:解毒散结,消肿止痛。

癌肿,淋巴结核等:生芋头 3000 克晒干研细,陈海蜇 300 克去盐。海蜇、荸荠(300 克)煮烂去渣,和入芋头粉制丸,如绿豆大,温水送服,2~3 次/日,3~6 克/次。功能:化痰软坚,解毒消肿。

【食用宜忌】

☆ 生芋汁易引起局部皮肤过敏,可用姜汁擦拭以解之。

☆ 芋头生食有小毒,麻舌,故食时必须熟透;熟亦不可多食,多食滞气困脾。食滞胃痛及肠胃湿热者忌食。

山 药

山药又名薯蓣、怀山药、延草、玉延、野山薯,为薯蓣科多年生缠绕草本植物的块茎。地上茎蔓生细长,紫色棱。叶片形状多变,通常为三角状卵形,叶腋间有珠芽。夏季开乳白色小花,穗状花序。种子扁卵圆形,周围有栗壳色薄翅。肉质块茎呈现圆柱形,弯曲而稍扁,表面黄白或棕黄色,有明显纵皱及未除尽之栓皮,并有少数根痕。质较坚硬,断面白色有颗粒状粉质。我国是山药的故乡,食用山药已有三千多年历史,早在战国至秦汉时期成书的《山海经》,就有关于薯蓣的文字记载。明代李时珍考证,因唐代宗名"预",为避讳改为"薯药"。到宋代又因宋英宗名"署",再改为"山药"。山药是一种古老蔬菜,被历代人们视为补虚佳品,宋人朱熹赞美山药色像玉,香似花,甜如蜜,味胜羊羹。陆游《服山药甜羹》诗云:"老住湖边一把茅,时沽村酒具山药。从此八珍俱避舍,天苏陀味属甜羹。"现在我国大部分地区均有栽培,以河南博爱、沁阳、武陟、温县等地所产质量最佳,习称怀山药。

【性味归经】

性平,无毒,味甘。入肺、脾、肾经。

【食用方法】

炒食或煮食。也可配制成滋补食品。

【营养成分】

每100克山药块根中,含水分83.8克,蛋白质1.9克,脂肪0.2克,糖类9.6克,粗纤维0.8克,灰分0.7克,钾213毫克,钠18.6毫克,钙16毫克,镁20毫克,磷34毫克,铁0.3毫克,锰0.12毫克,锌0.27毫克,铜0.24毫克,硒0.55微克,胡萝卜素0.02毫克,维生素B_1 0.05毫克,维生素B_2 0.02毫克,烟酸0.3毫克,抗坏血酸5毫克,并含皂苷、胆碱、精蛋白、游离氨基酸、多酚氧化酶、3,4-二羟基苯乙胺,黏液质中含甘露聚糖与植酸。

【保健功效】

平补脾胃:山药的块根及叶腋间的珠芽(零余子)供食用,为蔬菜中的佳品,烹可为肴,碾粉可蒸为糕,多做甜食;既可切片煎汁代茶饮,又可轧细过罗煮粥喝。它还是常用补益药品,其补而不腻,香而不燥,作用缓和,历代医家称之为"理虚之要药",乃平补脾胃之佳品。

调节体质:山药能调节肠管的节律性活动,可刺激小肠运动,促进肠道内容物排空,增强人体免疫功能和延缓衰老。山药尚含淀粉酶、多酚氧化酶、胆碱、黏液汁酶、薯蓣皂苷等,有利于改善脾胃消化吸收功能,是一味平补脾胃的药食两用之品,不论是脾阳亏或胃阴虚者皆可食用,临床上常用治脾胃虚弱、食少体倦、泄泻等。其淀粉酶又称消化素,能分解淀粉中的蛋白质和糖(若与碱性物质相混合,则淀粉酶的作用消失),减肥轻身;对瘦弱者,因其含丰富营养,又能"肥健",亦可预防动脉硬化,故可双向调节人的体质。

滋肾益精:山药含多种营养素,能强健机体、滋肾益精,大凡肾亏遗精,妇女白带多,小便频数等皆可服;山药所含皂苷、黏液质有润滑滋润作用,故可益肺气,养肺阴,治疗肺虚痰嗽久咳,防止肺、肾等的结缔组织萎缩,预防胶原病的发生。

益志安神:山药含大量的黏液蛋白、维生素及微量元素,能有效阻止血脂在血管壁的沉淀,预防心血管疾病,益志安神而延年益寿。

镇静白肤:山药还具镇静作用,可抗肝昏迷。另外,山药为老幼皆宜的食疗滋补品,久食可白肤健身。

【功能主治】

健脾益胃,补肺止渴,益精固肾,聪耳明目,助五脏,强筋骨,益志安神,延年益寿。主治脾胃虚弱之食少便溏,倦怠无力,久泻久痢,食欲不振,肺气虚燥,痰喘咳嗽,肾气亏耗,固摄无权,腰膝酸软,下肢痿弱,消渴,遗精早泄,带下白浊,小便频数,皮肤赤肿,肥胖等。

【药用验方】

习惯性流产:山药 30 克,炒黄芩 25 克,杜仲炭 18 克,水 3 碗,煎成八分,2 次/日,空腹服。功能:热燥湿,凉血安胎。

小儿厌食症:山药、鸡内金各 60 克,山楂 40 克,炒麦芽、炒谷芽各 30 克。上药共研为细末,和面粉 500 克加水和匀,再加麻油、白糖各 30 克,芝麻 15 克,轧成如荷叶大的面饼,30 克/个,放锅内烙焦食。功能:健脾益胃。

小儿泄泻:①山药 120 克,芡实 60 克,共研为细末。0.5～1 岁每次 2 克,1～2 岁每次 3 克,2～5 岁每次 5 克,1 次/日,入米粉、代乳粉、肉丸子或鸡蛋内蒸服。②山药 15 克,薏苡仁 10 克,新鲜鸡肝 1 个。山药、薏苡仁研为细末。鸡肝用竹片削片,拌药末调匀,加醋放碗内置于饭上蒸熟,早晚分 2 次服完。功能:补中益气,除湿止泻。

小儿食少发黄:山药、茯苓各 9 克,煎汤加糖煎服,连服 15 日。功能:健脾益胃。

小儿夏季热:山药、麦冬各 12 克,覆盆子、玄参各 9 克,乌梅、牡丹皮、茯苓各 6 克,沙参 15 克,加水共煎代茶饮,1～2 剂/日。功能:除燥安神。

小儿流涎:干山药 150 克,乌药、益智仁各 100 克,石榴皮 50 克,共研为细末,酒煮药粉为糊做丸子服,4 克/次,3 次/日。功能:生津益气。

小儿疳积:鲜羊胆 5 个,山药 100 克。胆汁放干净碗内,入山药粉和匀晒干研为末。1～3 岁 3 克/次,1 次/日;3～6 岁 6 克/次,6～9 岁 10 克/次,2 次/日。服时加蜜糖少许,并加水 1 匙和药粉同调,入锅蒸 10 分钟,空腹服。5 日一个疗程。功能:健脾补虚。

小儿遗尿:①山药、桑螵蛸各等份,共研为细末,3～6 克/次,2 次/日,开水冲服。②山药 10 克,大米 30 克,益智仁 3 克,煮粥食,1 次/日。功能:固肾益精、益心安神。

小便频数,瘦损无力:①山药、红糖各 30 克,何首乌 10 克,水煎服,2 次/日。②山药于砂盆内研细,入碗,以酒 1 大匙熬令香,旋添酒 1 盏搅令匀,空心饮,每晨 1 次。功能:固精益肾。

丹毒,痈疽肿毒初起:鲜山药捣敷患处,干即更换,数次即消(或加蓖麻籽仁数粒一同捣烂外敷更好)。功能:消肿解毒。

心悸:山药 100 克,羊肉 50 克,红糖 30 克,黄酒 30 毫升,水煮,喝汤吃山药、羊肉,1～2 次/日。功能:益心安神。

心腹痞胀,手足厥逆:山药 4 份(研为末),米 6 份,煮粥食。功能:补下元,固肠止泻。

肺阴亏,虚热劳嗽者:山药 75 克,牛蒡子(炒)20 克水煎服,柿饼霜 30 克冲服。功能:补中益气。

肺结核:山药1500克,芡实、薏苡仁各400克,糯米500克,人参、茯苓各150克,莲子、白糖各250克,上药研为末,50克/次,白开水调服;或以水为丸,煮汤丸服亦可,上下午各服1丸。功能:补益肺肾。

肺虚久咳,肾虚遗精:鲜山药60克捣烂,加甘蔗汁半杯和匀,炖热服。亦可单用山药大量煮汁饮服。功能:益心安神,宁咳定喘。

肾虚梦遗,脾虚便溏,小便频数:山药零余子(山药藤上所结的珠芽)50～100克煮熟去皮,加白糖,临睡前煎服。功能:益精固肾。

胃寒疼痛:山药30克,干姜3～5克,远志3克,水煎服,1～2次/日。功能:健脾益胃。

烫伤,烧伤:生山药不拘量,去皮,研烂成膏,涂患处,疼痛立止,不留疤痕。功能:消炎止痛。

赤肿硬痛,淋巴结炎,项背痛疽:鲜山药1段(去皮),蓖麻籽2～3粒(去壳),同捣烂研细和匀,贴患处。功能:消肿拔毒,泻下通滞。

高血压,骨质疏松,冠心病:家山药250克去皮切碎,剁糜糊状入碗。锅上火,加清水以中火煮沸,入小虾皮50克、料酒、葱花、姜末继续煨10分钟,入山药糜糊拌匀煨沸,加精盐、味精、五香粉搅和可食。功能:滋润血脉,补钙降血压。

脾虚腹泻,慢性肠炎,消化及吸收不良:山药250克,莲子、芡实各200克,共研细粉,加白糖蒸熟吃,2～3汤匙/次,1次/日,连续服用。功能:强健机体,滋肾益精。

遗精,月经不调,吸收不良综合征:生山药60克切片捣糊,与粳米100克同入锅,加清水以大火煮沸,改用小火煮30分钟至熟烂。早晚分食。功能:健脾补肺,益肾固精。

糖尿病,消渴:①山药25克,黄连6克,水煎服。②山药、天花粉等量,30克/日,水煎分服。功能:益精消渴。

糖尿病,慢性肠炎腹泻,单纯性肥胖:鲜山药100克去皮切片,与小米100克同入锅,加水500毫升以旺火烧开,转小火煮稀粥。每日早晚分食。功能:健脾止泻,消食减肥。

【食用宜忌】

☆ 鲜品多用于虚劳咳嗽及消渴病,炒熟时用治脾胃、肾气亏虚。

☆ 便秘腹胀和有实邪者不宜服。

萝 卜

萝卜又名莱菔、芦菔、荠根、土酥,属十字花科一年或二年生草本的根。其肉质肥厚,形状有长、圆二类,呈白或红色。叶琴形羽状,疏生细毛。总状花序生于分枝顶端,淡紫色或粉红色。

我国是萝卜的故乡,两千多年前《诗经》中有详细记载。元代许有香赞道:"熟食甘似芋,生荐脆如梨。"明代李时珍赞其"可生可熟,可菹可酱,可豉可醋,可糖可腊可饭,乃蔬菜中之最有利益者"。如今,全国各地普遍栽培,为民间秋冬之时的家常蔬菜,且制成多种名菜畅销海外,如河南杞县酱红萝卜,嘉庆年间就列为古杞三宝之一;天津沙窝萝卜,为独特的传统出口蔬菜;山东潍县萝卜,远销新加坡;还有岳阳兰花萝卜,扬州酱萝卜头,萧山萝卜干,均具特色风味。又因营养丰富,故有"十月萝卜小人参"之说。

【性味归经】

块茎:性凉,味辛、甘;入肺、胃、脾经。籽:性平,味辛、甘;入肺、胃经。叶:性平,味辛、苦;入脾、胃经。

【食用方法】

炒烹炖皆可,常用来生食、凉拌或制成腌制食品。

【营养成分】

每100克白萝卜中,含水分91.4克,蛋白质0.9克,脂肪0.1克,糖类 3 克,粗纤维 1 克,灰分 0.6 克,钾 173 毫克,钠 61.8 毫克,钙 36 毫克,镁 16 毫克,磷 26 毫克,铁 0.5 毫克,锰 0.09 毫克,锌 0.3 毫克,铜 0.04 毫克,硒 0.61 微克,胡萝卜素 0.02 毫克,维生素 B_1 0.02 毫克,维生素 B_2 0.03 毫克,烟酸 0.3 毫克,抗坏血酸 21 毫克。糖分主要是葡萄糖、蔗糖和果糖。还含淀粉酶、氧化酶腺素、甘酶、胆碱、香豆酸、咖啡酸、阿魏酸、苯丙酮酸、龙胆酸、羟基苯甲酸和多种氨基酸、芥子油、木质素等成分。鲜根中含甲硫醇、莱菔苷。

【保健功效】

清热祛毒:白萝卜甜脆多汁,冬季生火取暖烟熏火烤时,生食之既能清热生津防燥,又可消除烟火毒气。

生津止渴:其性清凉,味甘,能生津止渴,有"土人参""十月萝卜小人参"之称,可用来治疗消渴口干、衄血、咯血等。

行气消食,开胃通便,化痰止咳,消胀止泻:白萝卜含芥子油和淀粉酶,其味辛可行气消食,增进食欲,帮助消化,促进胃肠蠕动,通利大便,又能化痰止咳,可用于食积胀满,咳喘泻痢,咽痛失音等。

增强功能,免疫抗病:白萝卜含丰富的维生素 C 和微量元素锌,能增强机体的免疫功能,提高抗病能力。

抗菌除菌:白萝卜及其种子中所含的醇提取物有抗菌作用,尤其对革兰氏阳性菌敏感,亦能抗真菌。

防癌抗癌:白萝卜汁内服,可防治胆管结石;所含木质素能提高巨噬细胞的活力,吞噬癌细胞,木质素和多种酶又能分解掉致癌的亚硝酸胺,可使已经形成的癌细胞转化为正常细胞,故可防癌抗癌。

预防传染:白萝卜对感冒、流感、脑膜炎、白喉等传染病有一定的预防作用。

缓解中毒:萝卜能缓解煤气中毒患者症状。

止痢疗疮:可治细菌性痢疾,外用还可治疗冻疮、偏头痛等。

消除烟瘾:可帮助戒烟。

【功能主治】

下气宽中,消积滞,化痰热,解毒。主治食积胀满,痰嗽失音,吐血,衄血,消渴,痢疾,肿瘤,便秘,偏头痛,胸膈痞满作呃,喉痛,妇女乳肿,乳汁不通。

【药用验方】

食积:山楂300克,神曲100克,半夏、茯苓各150克,陈皮、连翘、白萝卜籽各50克,共研为末,和丸如梧桐子大,70～80丸/次,白汤送服。功能:行气消食,开胃消胀。

小儿流感:白萝卜1个,生姜1块,葱15根,同捣烂,炒热后用青布包裹,微熨痛部,冷则再换。功能:预防传染。

小儿腹泻:白萝卜2份,蔗糖1份,共捣糊,去渣取汁,3次/日,5～10毫升/次,连服2～3次。功能:消胀止泻。

卒中:①口噤者,白萝卜籽、牙皂荚各10克,水煎服。②不语者,生白萝卜、韭菜、菖蒲各等份,共捣汁,调白矾水和蜜糖水灌入。功能:除痰润肺、解毒生津。

手足皲裂:大白萝卜掏空(能容25～50克柏油),灌入25～50克柏油放炉上烤(勿漏柏油),油沸后倒出放冷装瓶,外敷患处。功能:除温清热。

支气管炎:①白萝卜叶50克,桑枝30克,蚯蚓15克,水煎服,2次/日。②支气管哮喘,慢性气管炎、胃炎等,白萝卜500克榨汁;苦杏仁20克、龟板30克同入锅,加适量清水煎煮2次,取浓汁,合并2次煎液,入白萝卜汁,小火煮开后饮用,3次/日,20毫升/次。功能:滋阴补肾,宽中下气,降逆止喘。

牙痛:萝卜籽14粒,去赤皮细研,以人乳和。左边牙痛,即于右鼻中点少许;右边牙痛,即于左鼻中点之。功能:清热祛毒。

风湿性、类风湿性关节炎,慢性前列腺炎:白萝卜400克、胡萝卜50克、羊肉500克切块。炒锅上火,放植物油烧热,先入生姜片炒爆,随即倒入羊肉、白萝卜、胡萝卜翻炒5分钟,加料酒适量,再炒1分钟后,加清水、酱油、精盐、红糖、桂皮(10克)、葱白,大火烧开后,改小火煨1小时,至羊肉烂熟、水汁基本干后,调五香粉、味精食。功能:温阳散寒。

风湿性关节炎,慢性关节炎,腰腿痛等:白萝卜300克切块,大蒜苗50克切末,羊肉250克切丝,羊杂碎250克切碎,红茶5克用纱布包裹。羊肉、羊杂碎、白萝卜、红茶入锅,加清水适量,大火烧沸后加料酒,煨至羊肉熟烂后调精盐、味精、辣油、大蒜苗,烧1~2沸后食。功能:补气养血,祛风化湿,温经散寒。

失音:①白萝卜3个切片,皂角适量(去黑皮及子),以水2碗,同煎至半碗以下服,连萝卜吃更佳。②生白萝卜捣汁,入姜汁同服。功能:生津润肺。

体虚(气血不足,脾胃虚弱):羊肉200克切小块,放砂锅内,加水煮沸除沫。白萝卜300克切块,与豌豆100克同入羊肉汤,大火烧开改小火煨,入食盐、胡椒稍煨一下,再放香菜于汤内。功能:益气养血,补中强体。

伤食,心痛心闷:麦芽、山楂、白萝卜籽、厚朴、香附各5克,甘草、连翘各2.5克,陈皮7.5克,水煎服。功能:行气消食。

乳头红肿疼痛,乳汁不通:鲜红萝卜茎、叶不拘量,捣汁1杯,煨好,点水酒或烧酒服。功能:行气通络。

戒烟:新鲜白萝卜切碎挤汁,加适量白糖,每日早晚各饮1小杯,2~3日后烟瘾就会渐渐消除。功能:消除烟瘾。

肝炎(病毒性):①干萝卜叶(或鲜品)适量,水煎加糖服。②萝卜1个,鲜鸡肾1个,陈皮1片,生姜2片,共入砂锅炖,汤渣共食,1次/日。功能:清热祛毒。

肠炎,腹泻:①白萝卜叶60克,葱须15克,生姜10克,水煎服,2次/日。②萝卜菜放瓦屋上,日晒夜露1个月,用时每次取30~60克,煎水代茶饮。功能:行气止泻。

癌症术后放疗、化疗康复期:海带30克用冷水浸12小时,其间换水数次,切菱形片。白萝卜250克放冷水中浸片刻,连皮及根须切细条状,与海带菱形片同入砂锅,加水足量,大火煮沸后,改小火煨至萝卜条酥烂,加精盐、味精、蒜末拌匀,淋麻油食。功能:软坚散结,防癌抗癌。

肺结核,矽肺,低热,虚劳久咳不止等:鸭梨、白萝卜各 1000 克,生姜、炼乳、蜂蜜各 250 克。鸭梨、白萝卜和生姜分别切碎绞汁。梨汁、萝卜汁入锅,先大火、后小火煎熬浓缩如膏状,入姜汁、炼乳和蜂蜜搅匀,加热至沸停火装瓶。1 汤匙/次,沸水冲化,或加黄酒少许顿饮,2 次/日。功能:清热生津、凉血宽中。

肾炎蛋白尿:白萝卜切小块,加水(以浸没萝卜块为宜)煮烂,服萝卜水,1 小碗/次,1 次/日。功能:下气宽中、消食化滞。

胃切除手术后部分肠粘连:粳米 100 克,白萝卜丝 200 克,猪瘦肉末、山楂片各 50 克,加水 1000 毫升煮熟,温热服。功能:行气通络。

酒疾下血:稍大圆实生萝卜 20 个,留青叶寸余及下根,用瓷瓶取井水煮烂熟,加姜末、淡醋,空腹服。功能:清热凉血。

高血压,动脉硬化:新鲜大萝卜切丝绞汁 500 毫升,入蜂蜜 50 毫升搅匀,频饮。功能:平肝降逆,常饮可缓慢降低血压和血脂。若在萝卜蜂蜜汁中入数滴生姜汁,亦可治疗呕吐、呃逆。

崩漏:生白萝卜 1500~2000 克,切碎压取汁 250 毫升,加白糖 30 克,分早晚 2 次服。功能:行气止血。

湿热淋病,沙石淋:大白萝卜 1 个切厚片,入蜂蜜 60 克浸后取出,穿在不锈钢烤针上,小火炙干。依次反复蘸蜂蜜炙干多次,至萝卜香熟,俟冷后佐淡盐汤进食。功能:利尿通淋。

麻疹:①白萝卜叶 15 克,蓖麻籽 8 粒,共捣烂,用药搓曲池、委中、膻中等穴,连搓数次,麻疹可出。②初热期,白萝卜适量煎水,加白糖调服,2~3 次/日,连服 3~5 日。功能:解毒疗疮。

黄褐斑:萝卜籽置于锅内文火炒至微鼓起略见丝斑,闻有香气时取出略冷,去皮取仁碾碎,每次饭前冲服,2~3 次/日,6~9 克/次,1 个月为一个疗程,连服 2~3 个疗程,患者尽量避光。功能:清热祛毒。

脾胃虚弱,腹胀,呕吐:白萝卜 400 克去皮切丝,沸水中略焯捞出过晾;豆腐 200 克切粗条。炒锅加油烧热,入葱末炸锅,随即添汤,放萝卜丝、豆腐条,用旺火烧沸,待萝卜熟透,入精盐、味精,小火炖至入味,撒胡椒粉、香菜末食。功能:健脾养胃,消食除胀。

痰火阻窍,神志时清时昏:白萝卜汁、梨汁、竹沥各 2 瓢,鲜石菖蒲汁 2 匙,重汤炖,温服。功能:清热化痰。

腹水,腹泻:①白萝卜、扁豆根、小茴香、生姜各 120 克,共捣碎取汁,另加红糖 120 克,煎熬 2 次,1 次服完。若泄泻次数多,用米汤饮。服此药期间饮食应以淡盐为主。②冬萝卜 30 克,木通、泽泻各 15 克,水煎服。功能:消胀止泻。

肺结核,便秘,多种癌症:白萝卜 500 克切碎,压榨后用洁净纱布过滤,取其滤汁与蜂蜜 30 克拌匀。每日早晚分饮。功能:化痰顺气,生津止渴,强身抗癌。

慢性肝炎,贫血:猪肝 500 克切片,白萝卜 1 个切块,与陈皮 1 片、生姜 2 片、茵陈 10 克共入砂锅,加清水大火煮沸,改小火煮 30 分钟,加精盐、味精调味食。功能:清热利湿,补益肝脾。

慢性胃炎、气管炎,佝偻病:白萝卜 200 克切丝。炒锅烧热入油烧至七成热,入萝卜丝翻炒,再入虾皮 20 克,翻炒数下后加水,煮出虾皮味时加精盐、味精,萝卜煮至极烂食。功能:消食顺气,化痰止咳,补充钙质。

【食用宜忌】

☆ 服人参、地黄时,一般不宜食萝卜,以免影响药力。

☆ 萝卜性偏寒凉而利肠,脾胃虚寒而弱、大便溏薄者不宜多食、生食。

☆ 萝卜种类繁多,生吃以汁多辣味少者为佳。平日不爱吃凉性食物者,以熟食为宜。脾胃虚寒、吃而不化者勿食。

【小常识】

萝卜品种很多,有白皮、红皮、青皮红心及长形、圆形等品种,性能大致相近,生吃、熟食均可。药用以鲜品红皮白肉辣萝卜为佳。

近年医学家研究后又提出"萝卜戒烟法":将白萝卜丝挤去苦涩汁

液,调入适量白糖,每天清晨时吃一小碟,吃后吸烟觉得淡而无味,可逐渐克制烟瘾。

胡 萝 卜

胡萝卜又名金笋、胡芦菔、红芦菔、丁香萝卜,属伞形科一年或二年生草本植物。其根粗壮,圆锥形或圆柱形,肉质紫红或黄色,叶柄长,三回羽状复叶,复伞形花序,花小呈淡黄或白色。原产于中亚细亚一带,已有四千多年历史。汉朝张骞出使西域,将胡萝卜带回内地,从此在我国各地扎根繁衍。胡萝卜喜温耐旱,适于松软湿润土壤生长,冬季采挖。虽有野蒿药味,但营养价值颇高,既可熟食,又可生吃,可烹调多种菜肴。

【性味归经】

性微寒,味苦、甘、辛。入肺、脾、胃、肝经。

【食用方法】

生食、炒食、凉拌、腌渍、煎汤均可。

【营养成分】

每 100 克胡萝卜中,含水分 87.2 克,蛋白质 1 克,脂肪 0.2 克,糖类 6.7 克,粗纤维 1.1 克,灰分 0.8 克,钾 190 毫克,钠 71.4 毫克,钙 32 毫克,镁 14 毫克,磷 27 毫克,铁 1 毫克,锰 0.24 毫克,锌 0.23 毫克,铜 0.08 毫克,硒 0.63 微克,胡萝卜素 4.13 毫克,维生素 B_1 0.04 毫克,维生素 B_2 0.03 毫克,烟酸 0.6 毫克,抗坏血酸 13 毫克,另含氟、锰、钴等微量元素。胡萝卜素包括 α—胡萝卜素、β—胡萝卜素、γ—胡萝卜素、ε—胡萝卜素和番茄烃类胡萝卜素等,且其含量随生长期而增多。胡萝卜还含花色素挥发油、叶酸、咖啡酸、绿原酸、对羟基苯甲酸,其叶中含木犀草素—7—葡萄糖苷、胡萝卜碱、吡咯烷等。

【保健功效】

营养佳品：胡萝卜营养丰富，为难得的果、蔬、药兼用之佳品，素有"小人参"之称。

补肝明目：胡萝卜所含大量胡萝卜素在人体肝脏及小肠黏膜内经过酶的作用，其中50%可迅速转化成维生素 A，有补肝明目作用，能维护眼和皮肤的正常生理功能和健康。

免疫抗病：增强机体的免疫功能，增加人体对传染病的抵抗力。

防治感染，预防癌变：防治呼吸道感染，在预防上皮细胞癌变过程中也有重要作用。

调节代谢：可调节新陈代谢，是治疗夜盲症和皮肤病的首选药。

促进发育：维生素 A 又是骨骼正常生长发育的必需物质，有助于细胞增殖与生长，是机体生长的要素，对促进未成年人的生长发育有重要意义。

利膈宽肠，通便防癌：胡萝卜中植物纤维吸水性强，在肠道中体积容易膨胀，是肠道中的"充盈物质"，能刺激胃肠蠕动，所含挥发油能增进消化和杀菌，从而起到利膈宽肠，通便防癌作用。

降糖降压：干胡萝卜石油醚提取部分分离出的黄色成分有明显降血糖作用；所含的某些成分（例如槲皮素、山奈酚）能增加冠状动脉血流量，降低血脂，促进肾上腺素的合成，还有降血压、强心、抗过敏作用，故可作为高血压、冠心病和糖尿病患者的食疗品。

防癌抗癌：叶酸有抗癌作用。胡萝卜对多种不同部位的癌症有防治作用。胡萝卜中的木质素，有提高机体抗癌免疫力和消灭癌细胞的作用。

排除毒素，净化血液：胡萝卜中的大量果胶物质可与汞结合，从而使人体内有害的汞成分得以排除，降低了血液中汞离子的浓度。

消毒利肺：胡萝卜中含 9 种氨基酸，其中人体必需氨基酸有 5 种。长期吸烟者，每天饮半杯胡萝卜汁，对肺部有保健作用。

【功能主治】

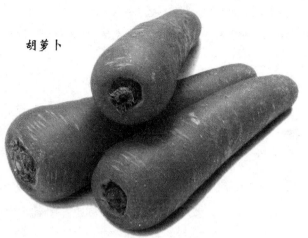

胡萝卜

补肝益肺,下气补中,健脾化滞,利尿杀虫,润燥明目,祛风散寒。主治脾虚之食欲不振,消化不良,胸膈痞满,小儿疳积,久痢,咳嗽,夜盲症,癞皮病,便秘等。

【药用验方】

小儿单纯性消化不良:①胡萝卜、葱白各适量,捣汁同服。②胡萝卜250克,加盐3克煮烂,去渣取汁,1日内分3次服完,连服2日。功能:利膈宽肠。

小儿痦子:胡萝卜缨200克,生甘草30克,水煎洗患处,1～2次/日。功能:清热透疹。

高血压,冠心病,糖尿病:新鲜胡萝卜120克切碎,与粳米100克同入锅,小火熬成稀粥。每日早晚分食。功能:健脾化滞,软化血管,降低血糖,降血压降脂。

百日咳:胡萝卜200克,红枣12枚(连核),水3碗煎成1碗,随意分服,连服10余次。功能:降气止咳。

吸收不良综合征,慢性胃炎:大白菜200克用70～100℃的水略烫。胡萝卜250克切细丝,用精盐水略腌,投沸水锅略烫,捞出过晾,沥水,加调料。生白菜叶铺开,入适量胡萝卜丝,卷成拇指状卷,然后蒸3分钟,晾凉改刀即可。功能:健脾化滞,开胃消食。

驱蛔虫:胡萝卜籽微炒,待发出香味时止,研为末,和川椒末等份,水泛为丸,早上空腹服,15克/次,2次/日,连服2～3日。功能:利尿杀虫。

夜盲症,角膜、结膜干燥:①常生吃或煮熟吃胡萝卜。②胡萝卜1

个,花生油少许,炒熟吃,2 次/日。③胡萝卜 1 个,芹菜、海带各 30 克,炒菜吃,1～2 次/日。④胡萝卜 1 个,猪蹄 1 个,石决明 30 克,水煎,喝汤吃猪蹄。⑤胡萝卜 600 克,鳝鱼肉 400 克,均切丝,加油、盐、酱油、醋炒熟,1 次/日,6 日一个疗程。功能:润燥明目。

矽肺:胡萝卜 60 克,杏仁、银耳各 15 克,水煎,喝汤吃萝卜、银耳。功能:补肝益肺。

贫血,夜盲症,习惯性便秘:胡萝卜 500 克切细丝,葱、生姜切丝,香菜 20 克切段。炒锅上火,放植物油烧四成热,入花椒炸出香味,再入葱丝、生姜丝、胡萝卜丝翻炒,入黄酒、精盐、味精,炒至断生时入香菜段翻炒匀后食。功能:益气养血,明目润肤,清热利肠。

结膜干燥,夜盲症:胡萝卜 200 克切薄片,羊肝 250 克切片,同入油锅煸炒,加大蒜叶、料酒、精盐、白糖、味精各适量炒熟食。功能:补肝益脾,明目益智。

贫血,疲劳综合征,神经衰弱:胡萝卜 50 克切 1 厘米见方的小丁,龙眼肉 25 克、红枣 15 枚用温开水泡发。糯米 100 克入砂锅,加水适量,大火煮沸后,加胡萝卜丁、红枣(去核)、龙眼肉,改小火同煨至胡萝卜丁熟烂、粥稠调入白糖 30 克。每日早晚分食。功能:补脾养血,增强记忆力。

贫血,慢性胃炎,结膜干燥,厌食:胡萝卜 400 克切碎,稍剁几下,入盆加香菜末 25 克、五香粉、精盐、面粉 800 克、湿淀粉 100 克拌匀,做丸子投八成热油锅中炸成金红色。余油入锅,下葱花、生姜末炝锅,入酱油、精盐和清水,烧开后用湿淀粉勾芡,投入丸子拌匀。功能:消食开胃,明目补虚。

急性喉炎:①胡萝卜缨 30 克,焦红枣 3 枚,水煎服,2 次/日。②胡萝卜缨 50 克,海带 30 克,甘草 10 克,水煎服,2～3 次/日。③胡萝卜缨 60 克,银耳、冰糖各 20 克,水煎服,2 次/日。功能:健脾和胃、清热解毒。

美容:①2 匙胡萝卜汁,加 20 滴柠檬汁,每日抹脸 2～3 次,30 分钟后洗掉,再涂护肤霜。②胡萝卜捣汁,洗净脸后取 15～20 毫升涂面部,干后在手心倒少许植物油搓匀,轻轻擦脸,早晚各 1 次,同时每次饮胡萝卜汁 1 杯。功能:排毒养颜。

腹脘胀满,厌食,食腻:胡萝卜、白萝卜、青萝卜各 150 克去皮,切细丝入盆,入精盐拌匀,腌 30 分钟后将萝卜丝挤干水分,放盘内,入精盐、味精、白糖、麻油拌匀食。功能:宽肠利膈,下气通便。

营养不良,坏血病,夜盲症:胡萝卜 250 克切细丝,与生姜丝少许入油锅炒半熟起锅;猪肝 250 克切薄片,入酱油、黄酒调卤汁浸渍,再逐片滚上干淀粉。油锅烧七成热,猪肝入锅滑熟沥油。原锅加酒、酱油、糖、盐、味精、鲜汤、胡萝卜丝,用湿淀粉勾芡,浇熟油,与猪肝拌匀食。功能:补虚益肝。

麻疹:①胡萝卜 200 克,芫荽 150 克,荸荠 100 克,加多量水煎成 2 碗,1 日内服完。②胡萝卜 60 克,老丝瓜 1 个,切碎水煎服,2 次/日。③胡萝卜与芫荽、荸荠等配合食用。功能:清热解毒。

慢性胃炎、气管炎、肝炎,动脉硬化:胡萝卜 200 克切片,与红枣 10 枚同入砂锅,加清水适量,小火熬至水剩 1/3 时,入冰糖适量略焖。每日早晚分饮。功能:消炎益气,润肺止咳。

【食用宜忌】

☆ 多食或过食胡萝卜,会引起黄皮病,全身皮肤黄染,这与胡萝卜素有关,停食 2~3 个月后会自行消退。患者不宜生食胡萝卜。

☆ 胡萝卜所含维生素 A 为脂溶性物质,凉拌生食不利于吸收,当以油炒或与肉同煮为宜。

☆ 不同烹调方法对胡萝卜素的获得率不同:炖食为 93％,炒食为 80％,生食或凉拌为 10％,与肉类食品炖食可增加其吸收。胡萝卜素易被酸性物质破坏,故胡萝卜不宜与醋同炒。

【小常识】

胡萝卜还是一种廉价美容佳品。例如将鲜胡萝卜洗净切碎,同适量粳米煮粥,每天早晚空腹服食,可滋润皮肤,防止干燥老化。若取胡萝卜横断面擦脸,5分钟后洗净,常用可防止或消除色素沉着,减少脸部皱纹。若取胡萝卜汁每天早晚擦脸,干后用涂有植物油的手帕擦脸,同时喝一小杯胡萝卜汁液,有消除雀斑的佳效。此外,以胡萝卜磨浆擦脸,可除去粉刺。经常吃些胡萝卜,还可治头皮多屑症,使头发富有光泽。

马铃薯

马铃薯又名土豆、洋芋、阳芋、地蛋、山药蛋、浑番薯、洋番薯、洋山芋、山洋芋。它是一种粮菜兼用型的蔬菜,与稻、麦、玉米、高粱一起被称为全球五大农作物。马铃薯营养成分齐全,且易消化吸收。原产于南美洲,16世纪传到印度,继而传到我国,如今大部分地区均有栽培。喜冷凉干燥气候,适应性较强,以疏松肥沃沙质土为宜,生长期短而产量高。

【性味归经】

性平,味甘。入胃、大肠经。

【食用方法】

蒸煮烹炸、凉拌腌渍均可。

【营养成分】

每100克马铃薯块茎中,含水分77.8克,蛋白质2克,脂肪0.2克,糖类6.7克,粗纤维素0.7克,灰分0.8克,钾190毫克,钠71.4毫克,钙32毫克,镁14毫克,磷27毫克,铁1毫克,锰0.24毫克,锌0.23毫克,铜0.03毫克,硒0.63微克,胡萝卜素4.13毫克,维生素B_1 0.04毫克,维生素B_2 0.03毫克,烟酸0.6毫克,抗坏血酸13毫克,以及胶质等。每1000克马铃薯中,含龙葵碱几十至数百毫克。

【保健功效】

健脾养胃:马铃薯含大量淀粉、蛋白质、维生素C、维生素B族等,能促进脾胃的功能。

缓解胃痛：所含少量龙葵素能减少胃液分泌,缓解痉挛,对胃痛有一定治疗作用。

宽肠通便,排毒止秘：所含大量膳食纤维能宽肠通便,帮助机体及时排泄毒素,防止便秘,预防肠道疾病的发生。

润滑组织,舒血化淤：马铃薯能供给人体大量有特殊保护作用的黏液蛋白,能保持消化道、呼吸道、关节腔、浆膜腔的润滑,预防心血管系统脂肪沉积,保持血管弹性,有利于预防动脉粥样硬化。

中和代谢,抗衰美颜：马铃薯又是碱性蔬菜,有利于体内酸碱平衡,中和体内代谢后产生的酸性物质,可美颜抗衰。

排毒降压,降脂益肾：马铃薯所含的维生素及钙、钾等元素易于消化吸收,营养丰富,在欧美国家特别是北美,其早已成为第二主食;所含的钾能取代体内的钠,从而使钠排出体外,有利于高血压和肾炎水肿患者的康复。马铃薯所含营养成分全面,美国有科学家言："每餐只吃全脂牛奶和马铃薯,便可以得到人体所需要的一切营养元素。"

【功能主治】

调中和胃,利湿通便,益气健脾,消炎解毒,降糖降脂。主治胃火牙痛,脾虚纳少,吐泻,习惯性便秘,胃及十二指肠疼痛,小儿水痘,腮腺炎,烫伤,高血脂,高血压等。

【药用验方】

心悸：马铃薯50克,山药30克,大麦芽15克,陈皮10克,用水煮熟,喝汤吃马铃薯,1～2次/日。功能:加强肌肉的兴奋性,维持心跳节律。

皮肤烫伤、烧伤、湿疹：马铃薯碾碎敷患处,纱布包扎,或马铃薯磨汁涂患处。功能:消炎去疾。

急性肝炎,消化性溃疡,慢性胃炎：马铃薯1000克去皮,切碎煮熟绞汁,置于冰箱中冷藏。3次/日,10毫升/次,饭前饮用。功能:行气止痛,补肝益气。

急性肠胃炎吐泻：①干马铃薯50克,石榴皮、车前子各20克,共研为末,每次服3～5克,2～3次/日。②鲜马铃薯100克,生姜10克,榨汁加鲜橘子汁30毫升调匀,放热水中烫温,每日服30毫升。功能：健脾和胃,益气调中。

畏寒喜暖,消化不良,腹痛：马铃薯400克去皮切块,猪肉500克切象眼块,同入砂锅小火炖至八成熟,入葱、姜、精盐、桂皮等,至猪肉炖烂后食。功能：和中健脾,养胃除湿。

胃及十二指肠溃疡疼痛,习惯性便秘：新鲜(未发芽的)马铃薯(不去皮)切碎,加开水捣汁,每日早晨空腹服1～2匙(亦可加适量蜂蜜同服),连服15～20日。服药期间,禁忌刺激性食物。功能：缓急止痛,通利大便。

营养不良性水肿,单纯性肥胖：马铃薯150克、胡萝卜150克、冬瓜300克分别挖成或切成圆球形,入沸水锅略焯。锅上火,放花椒油烧热,烹鲜汤,入胡萝卜球、马铃薯球和精盐,烧几分钟后入冬瓜球烧熟烂,湿淀粉勾芡,调味精,淋麻油。冬瓜球摆盘中,围以胡萝卜球,最外围摆马铃薯球,浇余汁食。功能：利水消肿,润肤减肥。

病后体虚,老年人体弱：马铃薯500克去皮,入沸水煮透,熟后去汤,将马铃薯摇动,待热气散发,撒精盐食。功能：宽肠通便,健脾开胃,降糖降脂。

病后脾胃虚寒,气短乏力：牛腹筋150克,马铃薯100克,酱油15毫升,糖5克,葱、姜各2.5克,文火煮烂,至肉、马铃薯皆酥而入味后食。功能：益气调中,健脾和胃。

慢性胃炎,吸收不良综合征：马铃薯200克去皮切薄片,再切细丝,入沸水中焯过,捞出晾凉后入碗,撒少许精盐拌匀。嫩黄瓜2条切细丝,放马铃薯丝上,浇番茄汁15克拌匀后扣盘中,再将火腿末均匀地撒在盘内马铃薯丝上即可。功能：健胃和中,消食开胃。

睾丸红肿,有积液：抽出积液后将马铃薯片贴于红肿处,对单纯睾丸炎疗效更佳。功能：舒血化淤。

静脉穿刺淤血,肌注后局部出现硬结：马铃薯切片,外敷患处,胶布固定,早晚各换 1 次。功能:解毒消肿。

【食用宜忌】

☆ 由于马铃薯的芽与块茎皮中均含龙葵碱(红皮者含龙葵碱比黄皮者多),过量食用能破坏血红细胞,引起恶心、呕吐、头晕、腹泻,严重者可导致脑充血、脑水肿及胃肠黏膜发炎、眼结膜炎,甚至死亡。

☆ 龙葵碱主要分布在皮部及芽中,故马铃薯发芽,须深挖及削去芽及其附近的皮层,再用水浸,然后充分煮熟,以清除和破坏龙葵碱,防止多食中毒。马铃薯不宜长时间存放,否则会产生大量的龙葵素。

【小常识】

马铃薯可作为一种美容品。如把 1 千克削去皮的马铃薯洗净切碎,放入盛水的锅内煮 1 小时,取汤过滤后,每天擦皮肤可防止干裂,其疗效不亚于油脂霜膏,且有滋润皮肤的作用。

德国医学家推出一种新的胃肠清减肥法,每月这样安排:一天只吃无盐煮熟的马铃薯及无盐蔬菜,多喝点绿茶或矿泉水;一天专吃各种水果,或者喝 1.5 升果汁;一天分次吃完 300 克粳米所煮的粥,且辅以水果。长期按照一月三天的不同食法减肥,既不会像节食那样使身体虚弱患病,又可达到减肥的效果。

莲 藕

莲藕又名藕、莲、荷梗、灵根、光旁。微甜而脆,十分爽口,可生食也可做菜,而且药用价值相当高,是老幼妇孺、体弱者上好的食品和滋补佳珍。在清咸丰年间,莲藕就被钦定为御膳贡品了。

其原产于印度,我国栽培历史悠久,春秋时期,《诗经》即载有"彼泽之陂,有蒲菡萏","菡萏"为莲花古称。现在我国中部和南部浅水塘泊栽种较多,蔬果皆宜。

【性味归经】

性寒,无毒,味甘、涩。入心、肺、脾、胃经。

【食用方法】

藕营养丰富,吃法很多。藕的顶端一节叫荷花头,肉质脆嫩,甜凉爽口,最宜生食。唐人韩愈诗云:"冷比雪霜甘比蜜,一片入口沉疴痊。"第二节稍老点,第三节比第二节略老些,这两节茎体粗壮,肉质肥厚,最宜熟食,若在藕孔中填塞糯米,煨酥切片,佐以白糖蘸食甚佳;或在两藕片之间夹入肉糜,放入湿面粉内一糊,入油锅炸成金黄色藕饼,其味不逊猪排;或糖渍蜜饯,做成糖藕片,制成藕脯罐头,人人皆爱食。从第四节往下各节,茎体逐渐细小,肉质渐薄,纤维质亦增多,宜烹调多种美味菜肴,或切丝煮粥,清香开胃;或碾成藕粉调羹,老幼体弱者食之易消化。

【营养成分】

每100克鲜藕中,含水分78克,蛋白质1.9克,脂肪0.2克,糖类15.2克,粗纤维1.2克,灰分1克,钾243毫克,钠44.2毫克,钙39毫克,磷58毫克,镁19毫克,铁1.4毫克,锰1.3毫克,锌0.23毫克,铜0.11毫克,硒0.39微克,胡萝卜素0.02毫克,维生素B_1 0.09毫克,维生素B_2 0.03毫克,烟酸0.3毫克,抗坏血酸44毫克,并含天冬素、焦性儿茶酚、新绿原酸、无色矢车菊素等多酚类化合物及过氧化物酶等。

【保健功效】

解热生津,凉血散淤:莲藕为消暑生津佳品,能凉血散血,对热病及其病后均宜,对各种出血症(包括妇科出血)更宜。

止血补气:生食味甘多液,清热生津而不滑腻,凉血止血而不留淤,可用治热性病症,对热病口渴,衄血,咯血,下血者尤为有益。

补而不燥,开胃健脾:熟食补而不燥,开胃健脾。

排除多脂:所含黏液蛋白和膳食纤维,能与人体内胆酸盐、食物中的胆固醇及三酰甘油结合,使其从粪便中排出,从而减少脂类吸收。

健脾止泻,增进食欲,促进消化,开胃健中:莲藕散发出独特清香,还含鞣质,有一定健脾止泻作用,能增进食欲,促进消化,开胃健中,有益于胃纳不佳、食欲不振者恢复健康。

补气益血,增强体质:莲藕的营养价值很高,富含铁、钙等元素,植物蛋白质、维生素及淀粉含量亦很丰富,可明显补益气血,增强人体免疫力。

收缩血管,止血益血:所含的大量单宁酸可收缩血管,止血。

【功能主治】

清热润肺生津,凉血散淤祛肿,健脾开胃,益血生肌,止泻固精。主治热病烦渴,吐血,衄血,热淋及脾虚久泻,久痢或病后食欲不佳。

【药用验方】

子宫复旧不全:鲜藕 100 克切碎绞汁过滤。鲜鸡冠花 30 克切碎,入砂锅,加水煎煮 2 次,30 分钟/次,合并 2 次滤汁,与鲜藕汁混匀入锅,加红糖 20 克微火煮沸,湿淀粉勾兑成羹。每日早晚分食。功能:活血化淤,止血复归。

心脾两虚,阴虚肝旺,内热血少,失血症:粗壮鲜老藕 500 克去皮去节,切厚片,入砂锅加清水,旺火烧沸后,改小火煨至藕极烂,调以白糖进食。功能:方中重用莲藕,浓煮汤进食,大能补益心脾,兼可疏郁清热,用治心脾两虚及出血症功效显著。不宜用嫩藕及铁器炊具烹制。

支气管哮喘,慢性咽喉炎,支气管扩张,肺结核:大萝卜 250 克、带节鲜藕 200 克切片绞汁,加研成细末的冰糖适量调匀服,3 次/日,50 毫升/次。功能:清热解毒,行气化滞,化痰止喘。

发热口渴,肺热咳嗽,咯血,便血:鲜藕 500 克去节,面粉 50 克加水调成糊,封住藕下头,再从孔中灌满蜂蜜 150 毫升,竖放笼中蒸熟,然后去藕下端面糊,泄去孔中蜜,削去藕皮,切片食。功能:开胃健脾,凉血清热。

产后恶露不下：藕汁1份，生地黄汁、酒各2份，生姜35克捣汁，先煎地黄汁令沸，次下藕汁、生姜汁与酒，再煎5沸，放温时饮。功能：止血益血。

出血症：鸡蛋1个打入小碗，加清水、三七末5克、藕汁1小杯、食盐、素油调匀，蒸蛋羹食。功能：止血。

阴虚咳嗽，痰血：莲藕汁2盏，梨汁、蔗浆、芦根汁、茅根汁、人乳各1盏，鸡蛋3个（取清）。诸汁、蔗浆、人乳炖沸，与鸡蛋清和匀频服。功能：解热生津，止血补气。

厌食，脾虚腹泻，便溏：新鲜莲藕1000克去皮、节后入锅煮，煮至烂熟时捞起，捣如泥；糯米500克煮成烂米饭，捣黏成粑，拌入藕泥做丸子。锅中加油烧五成热，入丸子炸至呈金黄色时捞起沥油，然后锅中加白糖水煮沸，将丸子投入糖水中，小火煨片刻，糖水收干即可食。功能：健脾开胃，增进食欲。

贫血，消化性溃疡，慢性腹泻：鲜藕200克切小块，与红糖和糯米100克同入锅，加水用大火烧开，转小火煨稀粥。每日早晚分食，温热食用。功能：健脾开胃，养血止泻。

贫血，慢性胃炎、腹泻：鲜嫩藕1段（约250克）去两端，剖薄片入砂锅，加水适量，中火煨30分钟，调入红糖20克拌匀。每日早晚分饮。功能：健脾开胃，益血止泻。

神经衰弱，高血压，高血脂：鲜藕100克切碎捣烂，与决明子15克同入锅，加水适量煎煮45分钟，用洁净纱布过滤，取滤汁回入锅，小火煮沸，当茶频饮。功能：宁心明目，降脂降血压。

内脏下垂，肠结核，慢性肠炎：藕250克擦成泥（保留藕汁），和糯米粉250克、砂糖混合至软而不粘手，做粉团子，下植物油锅炸熟食。功能：补中益气，健脾止泻。

胃下垂，肺结核，贫血：嫩藕250克去节、头，由切口处将糯米50克灌入嫩藕孔，其上盖干净荷叶，用大火蒸至熟烂，去外皮，蘸白糖食。功能：补中益气，健脾养血。

轻度中暑，厌食，鼻出血：嫩藕250克去皮，切半圆形片，浸冷开水中;酸梅 25 克去核剁碎,放锅中,入清水、白糖,中火熬至汤汁稍稠时冷却。藕片捞起沥水,蘸酸梅汁食。功能:清暑止渴,凉血行淤,促进食欲。

眼热赤痛,热病烦渴,热淋:粗壮肥莲藕 1 个(连节)去皮;绿豆 50 克水浸后取出,装入藕孔,加清水炖至熟透,调食盐,连藕食。功能:清热明目。方中绿豆为主,清热解毒,明目止痛;莲藕为辅,清热凉血,以助绿豆之力。

热病烦渴喜饮:鲜藕 50 克,生姜 0.5 克,共研绞取汁,分 3 次服,不拘时。功能:解热生津,益气止渴。

暑热证,单纯性肥胖,饮酒过量:鲜嫩藕 400 克去皮,切 2 毫米厚片,入沸水锅略焯沥水入盆,加花椒粒、味精、精盐拌匀,再入麻油、生姜末、醋颠翻几下,腌渍 30 分钟食。功能:清暑开胃,减肥醒酒。

骨质疏松症,神经衰弱,失眠:猪脊骨 1 具剁碎,放沸水锅内略焯捞出;藕 250 克去皮、节、切片。猪脊骨入锅,加清水适量,大火煮沸撇沫,入精盐、黄酒、葱段、生姜片,转小火炖至肉离骨,捞出骨头拆去肉,捅出脊髓,然后将脊髓、藕片入汤炖至熟而入味,拣去葱、生姜,入味精食。功能:益肾填髓,补充钙质,健脑强身。

慢性气管炎、胃炎,咽喉炎:鲜藕 400 克去皮、节,切细丝,入水中略漂洗,捞出沥水后加精盐略腌。炒锅上火,放植物油烧七成热,下藕丝炸至呈淡黄色捞出控油。炒锅内留少许油烧四成热,入番茄酱 10 克炒散,然后入水、白糖、醋,汤沸撇沫,湿淀粉勾芡,入藕丝颠翻均匀食。功能:醒脾开胃,生津解渴。

慢性气管炎、萎缩性胃炎,厌食:嫩藕 500 克除两头,去皮后切小丁,放冷水中漂洗 30 分钟;京糕切小丁。锅上火,入清水 100 毫升、白醋 15 毫升、白糖 100 克,汤沸撇沫,起锅晾凉,倒入大汤碗,入果汁、果味香精、藕丁腌 4 小时,入味后盛盘,撒京糕丁食。功能:促进食欲,消炎止痛。

慢性肠炎,眩晕,腰腿痛,失眠:藕 400 克去皮后,切小丁;鲜莲子 100 克去皮抽心,入沸水略烫捞出;鲜核桃仁 100 克放水中略煮,捞出去皮;京糕切丁。大碗入藕丁、莲子、核桃仁、白糖拌匀,取出入盘撒京糕丁食。

功能：健脾止泻，益心补肾。

慢性胃炎，贫血：藕粉 200 克和水调匀，苹果 300 克切极细末。藕粉倒入锅，微火慢熬，边熬边搅拌，至透明为止，最后入苹果末稍煮食。功能：健脾开胃，益气补血。

慢性胃炎、气管炎，贫血：嫩藕 500 克削皮去节，切硬币厚的片，入盘中，撒白糖 100 克、桂花酱适量食。功能：健脾开胃，养血止渴。

【食用宜忌】

☆ 藕性寒，生吃清脆爽口，但碍脾胃，故脾胃消化功能低下、大便溏泻者不宜生食。忌铁器加工。

☆ 藕做药治病时，中满痞胀及大便燥结者，忌服莲子；服用莲须时，忌食地黄、葱、蒜，小便不利者勿服；上焦邪盛或体虚者，不可服用莲叶，且畏茯苓、桐油。

竹　笋

竹笋又名笋、毛笋、毛竹、竹芽、竹肉、竹胎、竹萌。竹笋一年四季皆有，但唯有春笋、冬笋味道最佳。

烹调时无论是凉拌、煎炒还是熬汤，均鲜嫩清香，是人们喜欢的佳肴之一。

【性味归经】

性微寒，无毒，味甘。入胃、大肠、肺经。

【食用方法】

可与肉、禽、鱼、蛋等荤料合烹，也可以与豆制品、食用菌、叶菜类等素菜同食，还可醋渍成酸菜，或做笋脯、笋干、熏笋干。单独烹调则味道不够鲜美，且带有涩味和麻舌感。

【营养成分】

每 100 克鲜竹笋中,含水分 88.1 克,蛋白质 2.6 克,脂肪 0.2 克,糖类 0.1 克,粗纤维 6.6 克,灰分 0.6 克,钾 379 毫克,钙 17 毫克,镁 13 毫克,磷 49 毫克,铁 2.5 毫克,锰 0.69 毫克,锌 0.64 毫克,铜 0.08 毫克,硒 0.04 微克,维生素 B_1 0.05 毫克,维生素 B_2 0.09 毫克,烟酸 0.5 毫克,抗坏血酸 7 毫克,并含抗小白鼠艾氏癌和肉瘤—180 作用的多糖类物质(主要为五碳糖和六碳糖)。

【保健功效】

高能低热:笋味淡而气清醇,自古被视为山珍,是一种高蛋白、低淀粉、低脂肪的食品。

清香开胃,增进食欲,有助消化:竹笋含一种白色的含氮物质亚斯普拉金,构成其独有的清香,能开胃,促消化,增食欲,可用治消化不良、脘痞纳呆之症。

强身健体:竹笋中植物蛋白、维生素及微量元素的含量均很高,有助于增强机体的免疫功能,提高防病抗病能力。

低糖低脂,消脂轻体,祛痰爽胃,滑利大肠,活血化淤,防治癌症:竹笋有低糖低脂的特点,富含植物纤维,可消脂减肥,祛痰爽胃,滑利大肠,化淤滞,可用治高血压、高血脂、高血糖、肥胖病等,且对消化道癌肿及乳腺癌有一定的预防作用。

甘寒通利,通肠排便,止泻去痢:竹笋甘寒通利,所含植物纤维可增加肠道水分的贮留量,促进胃肠蠕动,降低肠内压力,减少粪便黏度,使粪便变软而有利于排出,可用治便秘,预防肠癌。

【功能主治】

和中滑肠,解毒透疹,清热祛痰,利尿消肿,通肠排便,消食解酒,健脾益气,发痘疹,止泻痢,美容。主治热毒痰火内蕴,胃热嘈杂口干,肺热咳嗽痰多吐血,食欲不振,脘痞胸闷,食积不化,小儿麻疹不出,疮疡,形体肥胖,大小便不利,酒醉恶心等。

【药用验方】

小儿麻疹出不畅,风疹,水痘初起,营养不良性水肿等:笋尖(或鲜竹笋嫩头)50克切薄片,新鲜鲫鱼1条去鳞、鳃及内脏,同入锅,加水适量,小火煨至肉、笋熟透,加精盐少许调味食。功能:活血通络,健脾化滞,益气透疹。

蝴蝶斑(黄褐斑):鲜笋尖或嫩笋200克切片,与佛手20克、生姜10克同放砂锅中加水煮透,入盐调匀,在锅内冷腌24小时,常食。功能:解毒透疹。

肥胖症,高血脂,高血糖,痰多,醉酒:小冬笋500克去皮兜,切薄片。锅置于旺火上,下麻油,烧热后炒冬笋片,入酱油、酒、盐等烧熟食。功能:刮油消腻,解酒利膈,清热化痰。

体弱多病,消化不良,大便不利:鲜笋衣300克与鸡皮200克、蒜30克均切细丝。锅烧热,下熟猪油烧五成热,投笋衣丝、鸡皮丝、蒜丝略煸炒,加料酒、精盐、酱油拌匀后入碗蒸熟食。功能:补虚开胃,通便利肠。

高血压,高血脂,脂肪肝,糖尿病:嫩春笋尖500克切片,轻轻拍松。炒锅上火,放植物油烧四成热,下笋片炸熟,捞出控油。炒锅内留少许油,入鲜汤、干虾仁、葱姜汁、精盐、黄酒、笋片烧入味,调味精,湿淀粉勾芡略炒食。功能:健脾消食,益气减肥,祛脂降血压。

高血脂,高血压,单纯性肥胖:竹笋、莴苣各200克,麻油20克,白糖、精盐、味精、生姜末各适量。将莴苣去皮切滚刀块,竹笋也切滚刀块,一同入开水锅内煮熟,捞出沥水,装碗内。将精盐、白糖、生姜末、味精、麻油一起调匀,浇在笋块和莴苣块上,拌匀装盘。功能:降脂降血压,减肥美容。

厌食症,食腻:小春笋500克去皮兜,制如参形,入沸水汆过,微拌蜂蜜食。功能:开胃健脾,利气除胀,排积通便。

慢性关节炎,单纯性水肿:竹笋300克剥壳后入沸水汆2沸,捞出后切细丁;龙须草250克入沸水汆1沸,捞出后挤干水剁末;生姜皮10克切细末;茯苓 100 克烘干后研粉,加清水适量,与面粉 500 克、猪油 80 克、笋丁、龙须草末、生姜皮末、红花 3 克、白糖 150 克等搅成馅。将发酵调碱后的软面与馅包成包子,蒸熟食。功能:清热利湿,通络除痹。

慢性胃炎、气管炎:鲜笋 500 克去老根,留笋尖,切小滚刀块。炒锅上火,加植物油烧三成热,投笋尖滑熟,捞出沥油装盘。另起锅加麻油烧热,投葱花、精盐、味精调成葱油汁,浇笋尖上食。也可用治习惯性便秘,麻疹透发不畅等。功能:健胃消食,润肺透疹。

【食用宜忌】

☆ 竹笋的粗纤维素含量多而难以消化,故不适宜小孩和脾虚患者;其中难溶性草酸钙多,亦不利于尿路结石患者。另外,因其含生物碱,鲜品食时有涩味,若在烹调时适当加食醋或与酸菜同炒,或在沸水中略煮一下,则可去掉涩味并使其味道更美。

☆ 食用竹笋对健康有一定的益处,但因竹笋是寒凉之品,脾虚便溏及消化道溃疡者忌食。另外,竹笋中含有较多的草酸钙,肾炎、泌尿系结石患者不宜食用。而儿童处于生长期,如果缺钙,会造成骨骼畸形,而竹笋中的草酸易与钙结合形成难溶性的草酸钙,从而妨碍人体对钙的吸收利用,因此,儿童不宜多吃竹笋。除此之外,草酸也妨碍锌的吸收利用,而儿童缺锌会影响生长发育,造成智力低下。

【小常识】

竹笋品类较多,包括圆笋、毛笋、冬笋、青笋、鞭笋等。毛笋于浙江、福建山区多,青笋出自云贵山区,鞭笋为毛竹鞭之嫩者。

荸 荠

荸荠又名乌芋、地栗、马蹄、凫茨、凫茈、红慈姑,为莎草科多年生水生草本植物。地上茎管状直立丛生,浓绿有节,节上生膜状退化叶,穗状花序,花褐色。侧生地下匍匐茎,先端膨大为球茎。呈扁球形,表面光滑,初生时白色,老熟后呈深栗色或枣红色,有三至五圈环节,下端中央凹入,上部顶端有短喙状顶芽及聚生侧芽,由枯黄色鳞片包裹。李时珍《本草纲目》中对荸荠曾这样描述:"乌芋生浅水田中,其苗三四月出土,一茎直上,无枝叶,状如龙须。肥田栽者,粗近葱、蒲,高二三尺,其根白弱,秋后结果,大如山楂、栗子,而脐有聚毛,累累下生入泥底。"

荸荠原产于印度,我国南方低湿洼地区均有栽种,尤以江浙一带为多。其肉质细嫩,爽脆多汁,鲜甜可口,可果可蔬可药,有"冬春佳果"之称。明代散曲家王磐曾赞道:"野荸荠,生稻畦,苦薅不尽心力疲,造物有意防民饥,年来水患绝五谷,尔独结实何累累。"本品春夏育苗,秋末冬初采收,洗净鲜用,或风干备用。一般以个大、新鲜、皮薄、肉细、味甜、汁多、脆嫩、无渣者为优。

【性味归经】

性寒,味甘。入肺、胃、脾经。

【食用方法】

生食、煮炖皆可。

【营养成分】

每100克荸荠中,含水分82.6克,蛋白质1.2克,脂肪0.2克,糖类11.1克,粗纤维1.1克,灰分0.8克,钾306毫克,钠15.7毫克,钙4毫克,磷44毫克,镁12毫克,铁0.6毫克,锰0.11毫克,锌0.34毫克,铜0.07毫克,硒0.7微克,胡萝卜素0.02毫克,维生素B_1 0.02毫克,维生素B_2 0.02毫克,烟酸0.7毫克,抗坏血酸7毫克。

【保健功效】

清肺解热,生津化痰:荸荠甘寒,能清肺热,又富含黏液质,有生津润肺化痰作用,故能清化痰热,治疗肺热咳嗽、咳吐黄黏脓痰等。

润肠通便,止秘除积:荸荠所含粗蛋白、淀粉能促进大肠蠕动;所含粗脂肪有滑肠通便作用,可用治便秘、痞积等。

止渴降糖:荸荠质嫩多津,可治热病津伤口渴症,对糖尿病有一定辅助治疗作用。

利尿排淋:其水煎汤汁能利尿排淋,对小便淋沥涩痛者有一定治疗作用,可作为尿路感染患者的食疗佳品。

【功能主治】

消积利肠,清热化痰,通淋利尿,生津止渴,消痈解毒。主治热病消渴,黄疸,热淋,小便赤热短少,痞积,目赤,咽喉肿痛,外感风热,赘疣等。

【药用验方】

小儿夏季热:荸荠250克去皮后磨碎,加水1000毫升及白糖适量调匀,煮熟去渣,凉后口渴即饮。功能:渴痹热,温中益气。

寻常疣:荸荠掰开,用白色果肉摩擦疣体,3~4次/日,每次摩擦至疣体角质层软化脱掉,微有痛感并露出针尖大小的点状出血,连用7~10日。功能:凉血解毒。

百日咳:①荸荠3500克去皮,用沸水略烫,每日早晚各食250克,连食7日。②鲜荸荠500克捣汁,加蜂蜜50毫升,再加水少许煮沸,每次服2汤匙。功能:清肺止咳。

肝经热厥,少腹攻冲作痛:大荸荠4个,海蛇(漂去石灰碱性)50克,水2盅煎八分服。功能:清热利湿。

乳头裂痛:荸荠3~5个,捣汁涂擦患处。于汁中入少许冰片调敷,止痛效果更好。功能:清热止痛。

肾炎水肿,小便不利:荸荠苗干品50克或鲜品100~150克,鲜芦根30克,水煎服。功能:利尿排淋。

前列腺炎,小便涩痛:荸荠150克切碎捣烂,加温水250毫升,充分拌匀后去渣饮汁,2次/日,连服2周。功能:清热利尿。

透疹:①荸荠150克,柽柳25克(嫩枝叶50克),水煎服。②鲜荸荠

10个去皮切片,酒酿100克,水煮熟食。功能:清热消炎。

鼻出血:鲜荸荠90克(干品30克),蜜枣5～6枚,加水1500毫升煎至500毫升服食。功能:解热止血。

【食用宜忌】

☆ 荸荠性寒滑,且不易消化,食之过量令人腹胀,故小儿及消化力弱者不宜多食;脾肾虚寒而无热者宜少食;血虚者慎服。

☆ 荸荠最好煮熟食,生吃应用开水先略烫,以防感染姜片虫病。

百 合

百合又名重迈、中庭、重箱、摩罗、强瞿、百合蒜、白百合、菜百合、蒜脑薯、中逢花、夜合花、白衣百合。它是著名的保健食品和常用中药,因其鳞茎瓣片紧抱,"数十片相摞",状如白莲花,故名百合。

【性味归经】

性平,味甘、微苦。入心、肺经。

【食用方法】

蒸、煮、炖、煨食皆可。

【营养成分】

每100克百合鲜品鳞茎中,含水分55.3克,蛋白质3.2克,脂肪0.1克,糖类34.1克,粗纤维1.7克,灰分1.2克,钾510毫克,钠6.7毫克,钙11毫克,磷61毫克,铁1毫克,锰0.35毫克,锌0.5毫克,铜0.24毫克,硒0.2微克,维生素B_1 0.02毫克,维生素B_2 0.04毫克,烟酸0.7毫克,抗坏血酸18毫克,还含水解秋水仙碱等生物碱。

【保健功效】

补益清润,凉血祛热:百合营养丰富,补益而兼清润,补无助火,清不伤正,是老幼皆宜的药食佳品(内有虚火之衰弱症最宜)。

清心除烦,宁心安神:百合入心经,性微寒,能清心除烦,宁心安神,用于热病后余热未消,神思恍惚,失眠多梦,心情抑郁,悲伤欲哭等病症。

润燥清热:鲜百合富含黏液质,可润燥清热,中医用治肺燥或肺热咳嗽等常能奏效。

润肌滋肤,美容养颜:百合富含维生素,有益于皮肤细胞的新陈代谢,可美容养颜。

改善血液:百合所含秋水仙碱等生物碱能预防免疫抑制剂环磷酰胺引起的白细胞减少症,升高血细胞数量。

提高免疫力,治癌解毒:百合在体内还能促进和增强单核细胞系统吞噬功能,提高体液免疫能力,现用治肺癌、鼻咽癌、皮肤癌、恶性淋巴瘤等癌症,对缓解化疗、放疗毒副作用有良效。

【功能主治】

清心除烦,润肺止咳,美容养颜,宁心安神,凉血。主治心肺阴虚,肺虚久咳,肺热肺燥,热病后余热未清,痰血,虚烦失眠,肺痨咯血,心烦口渴,惊悸,神志恍惚等。

【药用验方】

干咳久咳,失眠心烦等:鲜百合500克掰开成片置于盘中,加白糖适量蒸熟食。功能:润肺止咳,清心安神。

心烦口渴,咽喉肿痛,干咳,便秘:百合50克入瓦锅,加水500毫升,再加白木耳、冰糖各30克同炖熟频饮。功能:清热生津,解暑消烦,利咽润肠。

改善辅助治疗白血病:猪脾500克烘干研粉,加百合粉500克混匀,装入胶囊,每次服2粒,3次/日。功能:促进血液排毒。

皮肤溃疡:百合碾粉适量,调麻油,患处以生理盐水清洗后,涂上百合粉,1次/日,5日一个疗程,共3个疗程。功能:清热润肤。

百日咳:①百合15克,水煎,加白糖少许,冲鸡苦胆汁服,2～3次/日(1周岁以下患儿用鸡苦胆每3日1个,2岁以下每2日1个,2岁以上每日1个)。②炙百合12克,1次/日,水煎服。功能:润肺止咳。

体瘦口渴,心烦:百合200克掰片,里脊肉150克切薄片,用盐、鸡蛋清抓渍,湿淀粉拌匀,共入油锅中翻炒调味。夏季食用,味醇而不腻,老幼皆宜。功能:补益五脏,养阴清热。

呃逆:①百合15克,大枣5枚,水煎服,2次/日。②百合30克,小茴香6克,五味子3克,水煎服。功能:清热止呃。

妊娠呕吐:百合、紫菜各15克,小麦30克,加水共煎服,2次/日。功能:宁心安神,清热止吐。

肠风下血:①百合适量,酒炒微赤,研为末,煎汤服。②百合30克先煮,熟后冲白及末9克同服。功能:凉血祛热。

肺病吐血:①百合9克,藕节6克,水煎服。②鲜百合捣汁,和水饮,亦可煮食。功能:润肺止血。

肺痈:①白衣百合,煮或蒸均可,频食,拌蜜蒸更好。②百合、刺儿菜各30克,白僵蚕10克,水煎服,2次/日。功能:清肺润燥。

肺燥干咳,心烦口渴等:百合60克一瓣瓣撕开,与款冬花15克同入瓦锅,加水用文火炖,将熟时入冰糖60克,炖至百合熟烂时服食。功能:润燥清火,清心养肺。

疮痈红肿,无名肿毒:鲜百合加食盐少许,捣糊敷患处,每日更换2次。功能:清热解毒。

虚火劳嗽,咯血,痰中带血,肺痈:白花百合50克脱瓣,浸清水中30分钟后捞出入碗,加蜂蜜50毫升,隔水蒸1小时。功能:滋阴润肺。

暑热烦渴:①百合50克撕片,鲜冬瓜400克切薄片,加水煮沸后,倒入鸡蛋清适量,酌加油、盐拌匀熬汤,至汤呈乳白色食。功能:清凉祛热解暑。②绿豆100克加水1000毫升煮至略酥时,入鲜百合150克再煮,均酥烂后加糖适量,分数次食。功能:除烦止渴。

慢性咽炎:①百合、蜜炙桑白皮各 15 克,水煎,分 3 次服。②百合 15 克,去皮香蕉 2 个,冰糖适量,加水同炖,服食之。③绿豆 20 克,百合 15 克,冰糖适量,加水同煮,饮汤食百合、绿豆,1 次/日,连服数日。功能:清咽利喉。

【食用宜忌】

☆ 百合性寒黏腻,风寒咳嗽、脾胃虚寒、湿浊内阻、大便稀溏者不宜多食。

【小常识】

《百草镜》:"百合,白花者入药。红花者山丹,黄花者名夜合,今惟作盆玩,不入药。"

洋　葱

洋葱又名葱头、玉葱、球葱、圆葱、胡葱、洋葱头。为百合科草本植物,是一种很普通的廉价家常菜。

国人常惧怕其特有的辛辣香气,而在国外它却被誉为"菜中皇后",营养价值很高。

【性味归经】

性温,味辛。入脾、胃、心、肺经。

【食用方法】

生食或烹食。

【营养成分】

每 100 克洋葱头中,含水分 86.2 克,蛋白质 1.1 克,脂肪 0.2 克,糖类 6.1 克,粗纤维 0.9 克,灰分 0.5 克,钾 147 毫克,钠 4.4 毫克,钙 24 毫克,镁 15 毫克,磷 39 毫克,铁 0.8 毫克,锰 0.14 毫克,锌 0.23 毫克,铜 0.05 毫克,硒 0.92 微克,胡萝卜素 0.02 毫克,维生素 B_1 0.03 毫克,维生素 B_2 0.03 毫克,抗坏血酸 8 毫克,烟酸 0.3 毫克,并含气味物质如葱蒜辣素、硫醇、二烯丙基二硫化物与二烯丙基硫醚、三硫化物和少量柠檬酸盐、苹果酸盐、多种氨基酸等;在其精油中,含可降低胆固醇的含硫化合物的混合物。

【保健功效】

降胆固醇,软化血管:油煎洋葱能抑制高脂肪饮食引起的血浆胆固醇升高,并使纤维蛋白溶解活性下降,故可用治动脉硬化。

益胃利肠,增加分泌:对胃肠道能提高张力,增加分泌,可试用于治疗肠无力症及非痢疾性肠炎。

抗寒杀菌,抑制病毒:洋葱鳞茎和叶子所含辛香辣味油脂性挥发物硫化丙烯能抗寒、抵御流感病毒,有较强的杀菌作用,水剂可杀灭金黄色葡萄球菌、白喉杆菌、滴虫等。

抗糖尿病,收缩子宫:洋葱对四氯嘧啶及肾上腺素性高血糖有抗糖尿病作用,对离体子宫有收缩作用。

提神醒脑,降糖益脑:洋葱有一定提神作用,能帮助细胞更好地利用葡萄糖,同时降血糖,供给脑细胞热量,适宜于糖尿病、神志委顿患者。

平衡营养:洋葱富含维生素,可用于治多种维生素缺乏症。

舒张血管,降脂降压:洋葱中含挥发油,而挥发油中又含可降胆固醇的含硫化合物的混合物;特别是洋葱含前列腺素样物质及能激活血溶纤维蛋白活性的成分,这些物质均为较强的血管舒张剂,能减少外周血管和心脏冠状动脉

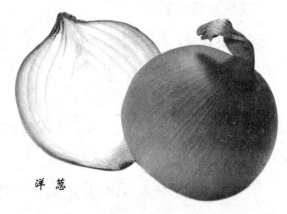

洋葱

的阻力,对抗人体内儿茶酚胺等升压物质的作用,还能促进钠盐排泄,使血压下降,对高血脂、高血压等心血管疾病患者尤为有益。

疏胃宽肠,促进消化:洋葱营养丰富,且气味辛辣,能刺激胃肠及消化腺分泌,增进食欲,促进消化,可用治消化不良,食欲不振,食积内停等。

阻止变异,抗癌防癌:洋葱中含最有效的天然抗癌物质栎皮黄素,能阻止体内的生物化学机制出现变异,控制癌细胞生长,有防癌抗癌作用。

利尿祛痰,开胃化湿,降脂降糖:洋葱与大蒜关系密切,有相近的辛辣味,民间作为利尿剂和祛痰剂,有开胃化湿,降脂降糖,助消化的功效。

【功能主治】

理气和胃,清热化痰,健脾消食,温中通阳,发散风寒,散淤解毒,提神健体。主治食积纳呆,腹胀腹泻,饮食减少,溃疡,创伤,妇女滴虫性阴道炎,外感风寒无汗,鼻塞,高血脂,高血压等。

【药用验方】

高血压,高血脂,动脉硬化:洋葱 200 克切丝,鸡蛋 3 个磕碗中调匀。豆油入铁锅烧热,下鸡蛋炒至结块盛出。锅中再放豆油入洋葱炒熟,然后入鸡蛋及精盐,加少许清水焖烧 5 分钟,撒入味精,烧沸后食。功能:化痰祛淤,降血压降脂。

心血管病,糖尿病,癌症:洋葱 300 克去老皮切碎,与粳米 500 克共入砂锅煮粥,粥熟时酌调精盐等。功能:降血压降脂,止泻止痢,提高机体免疫能力,防癌抗癌。

外感风寒,头痛鼻塞,食欲不振等:洋葱 400 克去老皮,切薄片,入沸水略焯,捞起淋冷,沥水装盘;用冷开水溶化精盐,浇洋葱上,加麻油、醋调匀食。功能:疏解肌表,醒脾悦胃。

创伤,挫伤,烧灼伤:①洋葱头捣碎置于碗中,将伤处置于洋葱之上,以洋葱气味熏伤口,可促进愈合。②新鲜洋葱去外皮,磨汁外擦。功能:

散淤解毒。

冠心病,高血脂:鸡脯肉 250 克横切薄片,入生姜丝、料酒、精盐、味精和湿淀粉拌匀;洋葱 150 克去皮切丝,炒锅入植物油烧六成热,投洋葱丝略煸炒,有香味溢出后入清水、精盐,再煮 1 分钟装盘。锅置于大火上,入植物油烧六成热时入鸡肉丝,用勺拨散,洋葱入锅,与鸡肉丝稍翻炒,调味精食。功能:滋阴补肾,活血降脂。

胃虚,厌食症:洋葱 300 克、猪瘦肉 200 克切细丝,肉丝内加少许生粉拌匀。锅烧热入油,下肉丝爆炒断生后盛盘中;洋葱入油锅煸出香味,下肉丝略翻炒,酌调味,洋葱九成熟时可食。功能:温中健体,辛香开胃。

感冒:洋葱 500 克去老皮切片,干辣椒数根切 1.8 厘米长的节,用碗将盐、白糖、醋、酱油、味精、湿淀粉兑成味汁。炒锅上火,放菜油烧六成热,下辣椒节和花椒适量炸成棕色,入洋葱片炒 1～2 分钟,烹味汁,汁收浓熟食。功能:发散风寒。

高血压,高血脂,动脉硬化:新鲜洋葱 200 克洗后晾干,切细丝,浸500 毫升曲酒中,加盖密封,每日振摇 1 次,7 日后用。苹果 100 克去皮、核切小块,与鲜牛奶 200 毫升同搅成浆汁倒杯中,调入洋葱酒 20 毫升拌匀。每日早晚分饮。功能:清热化痰,祛淤降血压。

高血压,高血脂,冠心病,慢性胃炎:洋葱 200 克切细丝。锅上火,加植物油用大火烧八成热,入洋葱丝翻炒,加酱油、醋、精盐、味精等拌炒均匀。功能:降血压降血脂,活心血,助消化。

高血压,高血脂,糖尿病:洋葱 150 克、牛肉 100 克分别切细丝,牛肉丝用湿淀粉抓芡。炒锅加植物油,大火烧七成热,加葱末、姜丝煸炒出香味,入牛肉丝、料酒熘炒九成熟,加洋葱丝再同炒片刻,调精盐、味精、酱油炒匀。功能:益气增力,化痰降脂,降血压降血糖。

高血压,高血脂:净鲜河蚌肉 400 克切片,入沸水锅焯透,捞出沥水;洋葱 200 克切丝,入沸水锅略焯。炒锅上火,加植物油烧七成热,入葱、姜煸香,投蚌肉,加料酒、精盐炒入味,入洋葱丝烩炒,调味精、五香粉炒匀。功能:滋阴清热,降血压降血脂。

【食用宜忌】

☆ 洋葱的香辣味对眼睛有刺激作用,多食易目糊和发病;洋葱辛温,热病患者及热病后不宜进食。

【小常识】

洋葱具有美容作用。其所含抗癞皮病的维生素,能促进表皮细胞对血液中氧的吸收,有利于细胞间质形成,增强修复损伤细胞的能力,从而使皮肤洁健。又据报道,有人取洋葱捣烂敷脸,5～10分钟后用清水洗去,常用可消退脸部色素,减少雀斑、黄褐斑,光洁皮肤。有人梳头时,头皮屑纷纷飞落,既不卫生,又欠雅观。若用纱布包裹捣碎的洋葱,反复轻擦整个头部,使葱汁渗入皮肤,隔天清洗头发,则可治头皮屑过多。

大 蒜

大蒜又名胡蒜、蒜头、独蒜、独头蒜。属百合科多年生宿根草本植物。地下鳞茎由灰白或淡紫色膜质外皮包裹,内有6～10个蒜瓣。基生叶狭长而扁平,线状披针形,肉厚呈淡绿色,表面有蜡粉。从茎盘中央抽生花茎,高约60厘米,顶生伞形花序,夏季开白色小花,有淡红色珠芽,种子黑色。大蒜原产于亚洲西部,汉朝张骞出使西域引种我国。古埃及陪葬的陶器和木器上,雕刻着大蒜图案,金字塔内以象形文字记载着付给建塔奴隶的蒜头金额。当今西方各国掀起大蒜热,美国每年召开国际大蒜会议;法、英、德等国每年举行大蒜节,推选大蒜"皇后";西班牙每年一次的大蒜节,市民们为之大唱赞歌,并评出最佳歌曲发奖。现在我国各地普遍栽培大蒜,它是一种尤为北方居民所喜爱的常用蔬菜。

【性味归经】

性温,无毒,味辛。入脾、胃、肺、大肠经。

【食用方法】

大蒜是一种调味佳品,烹调肉类、家禽、鱼虾,可借助大蒜去腥增鲜;炒苋菜、茄子等蔬菜,加入蒜瓣则散发出香味;拌黄瓜之类的凉菜,没有蒜泥则难成佳肴。大蒜还可腌制成咸蒜头或糖醋蒜头。除了用蒜头调味佐餐,早春的蒜黄、嫩蒜叶及蒜薹,亦可拼配肉丝烹成美味菜肴。此外还有大蒜粉、大蒜酒、大蒜冰淇淋、脱水大蒜等饮料食品。

【营养成分】

每 100 克新鲜大蒜鳞茎中,含水分 64.6 克,蛋白质 4.5 克,脂肪 0.2 克,糖类 23.5 克,粗纤维 1.1 克,灰分 1.1 克,钾 302 毫克,钠 19.6 毫克,钙 39 毫克,磷 117 毫克,镁 21 毫克,铁 1.2 毫克,锰 0.29 毫克,锌 0.88 毫克,铜 0.22 毫克,硒 3.09 微克,胡萝卜素 0.03 毫克,维生素 B_1 0.04 毫克,维生素 B_2 0.06 毫克,烟酸 0.6 毫克,抗坏血酸 7 毫克,挥发油约 0.2 克,还含锗、大蒜辣素等。

【保健功效】

降脂降压,软化血管:大蒜苷能降血压;大蒜脂肪油可降血脂,防止动脉粥样硬化。

改善血液:大蒜能降低血清中总胆固醇、游离胆固醇、酯化胆固醇、三酰甘油水平,可显著防止动脉粥样硬化斑块的形成。

溶解血栓,舒心活血:大蒜精油能降低由 ADP、肾上腺素、胶原诱导的血小板聚集作用,且其抗凝效果与剂量正相关,故有溶解体内血栓的能力,可防治心脏冠状动脉栓塞和脑血栓。

改善代谢:大蒜能使血清纤维蛋白活性显著增加,还可影响肝糖原的合成,降低血糖,增加血浆胰岛素,减少胰岛素用量。

抗菌杀菌,抵抗原虫:大蒜挥发油含大蒜素及大蒜辣素,有明显的广谱抗菌、杀菌和抗原虫作用,能明显抑制金黄色葡萄球菌、大肠杆菌、志贺痢疾杆菌、毛癣菌、小芽孢癣菌等致病细菌和真菌,对流感病毒、疱疹单病毒、阿米巴原虫、阴道滴虫等有杀灭作用,对多种感染有良效,尤其对上呼吸道和消化道感染、霉菌性角膜炎、隐孢子菌感染有显著功效。

防癌抗癌,延长寿命:大蒜素及其同系物能有效地抑制癌细胞活性,使之不能正常生长代谢,最终导致癌细胞死亡,有抗诱变作用;大蒜素还能激活巨噬细胞的吞噬能力,增强人体免疫功能,因此大蒜有防癌抗癌、延长生命的作用。

抑制肉瘤:大蒜油对多种实体肉瘤均有显著的抑制作用;大蒜液能阻断霉菌,使致癌物质硝酸盐还原成亚硝酸盐,对瘤细胞有抗有丝分裂作用,对白血病细胞集落生长有明显的抑制作用;大蒜中的锗、硒等物质有良好的抑制癌瘤或抗癌作用。

防铅中毒,抑制癌变:吃大蒜可以防止铅中毒,可抑制亚硝酸等致癌物在人体内的合成和吸收,减少胃、食管、大肠、乳腺、卵巢、胰腺、鼻咽等处癌变的发生率。

利尿保肝,长寿驻颜:大蒜有利尿、抗衰老、保肝等作用,临床上可用治多种疾病。

【功能主治】

行滞气,暖脾胃,解毒杀虫,止咳祛痰,宣窍通闭。主治饮食积滞,脘腹冷痛,水肿胀满,泄泻,痢疾,疟疾,百日咳,霉菌感染,痈疽肿毒,白秃癣疮,蛇虫咬伤,钩虫病,蛲虫病等。

【药用验方】

上消化道出血:大蒜瓣 4 份,玄明粉 1 份,混合捣烂后取 150 克,用 4 层纱布包裹,贴敷足底涌泉穴缚定,3～4 小时后除去,1 次/日,血止后停药。贴药前脚底心涂一层凡士林,以防起泡。功能:杀菌止血。

上感之咳嗽,急慢性支气管炎:①大蒜 15 克,红糖 6 克,生姜少许,水煎服,每日数次,用量视年龄大小酌用。②紫皮大蒜 1 个去皮切碎,橘饼切碎,共加水 1 碗,煮一两沸,过滤去渣,再加白糖适量,分 2～3 次服,1 日服完。功能:行滞理气。

下血不止,日久羸瘦:大蒜(研细)、淡豆豉、地榆各等份,共研为末拌匀,入炼蜜少许,为丸如梧桐子大,30 丸/次,空腹煎椿树叶汤送下。功能:益气止血。

下痢,腹泻:蒜苗 500 克切寸段,用盐 50 克腌出臭水,略晾干,拌酱、糖各少许,蒸熟晒干食。功能:行气止泻。

小儿夜啼腹痛,面青冷:大蒜 1 头(煨,研,晒干),乳香 1.5 克,捣丸如芥子大,7 丸/次,乳汁送下。功能:杀菌止痛。

小儿消化不良所致腹泻:山楂 60 克炒黑,加红糖搅拌,同蒜薹尾巴 15 克煎 30 分钟,去渣内服,2～3 次/日。功能:暖脾止泻。

小便淋涩不通,少腹胀痛:蒜辫子半挂,老白菜帮 8 个,葱须 8 个,花椒 50 克,盐 15 克,共煮水 1 盆,趁热熏洗睾丸,使之汗出,小便自通而愈。功能:行气宣窍。

中暑,伤暑:①大蒜、鲜韭菜、鲜生姜各适量,蒜、姜去皮,共捣汁灌服。②大蒜 1 头,新黄土适量,同研烂,以新汲水和之,滤去渣灌服。功能:宣窍通闭。

水气肿满:①大蒜 10 头,捣如泥,入蛤粉为丸,如梧桐子大,20 丸/次,饭前白汤送服。或将大蒜每瓣切开,入茴香 7 粒,湿纸包裹,煨烂嚼,白汤送下。②雄猪肚 1 个,大蒜 120 克,小槟榔、砂仁末各 9 克,木香 6 克,同入砂锅以河水煮熟,空腹服猪肚。功能:行气通利。

牙质过敏:大蒜捣碎,取 1 小块置于过敏点(即酸痛点),将牙科充填器在酒精灯上烧至微红,速灼牙面上之蒜泥,稍压几分钟,痛感即消失,一般 2～3 次见效。功能:抗菌杀菌。

牙痛:大蒜 1 瓣(去皮生用,细研),巴豆 1 粒(去壳,细研),盐豉 7 粒(细研),共为末入瓷器密封,每用少许擦患处,2～3 次/日。功能:消炎止痛。

关节炎:大蒜头去皮 100 克,捣糊状;李树皮 50 克,加水 100 毫升煎取 20 毫升;生姜 10 克捣汁,加蜂蜜 6 克调匀。诸药调成糊剂,摊塑料布上,厚 2 毫米,敷关节周围,用绷带包扎固定,局部有发热、刺痛感后 30～50 分钟去敷药,暴露患处。功能:消炎活血。

地方性甲状腺肿,高血脂,高血压,甲状腺癌:海带 20 克水浸 12 小时,勤换水,沸水中煮软,捞出控水切细丝。大蒜头 30 克去皮拍碎,与调料同拌入海带丝。功能:降脂降血压,补碘抗癌。

妇人带下黄兼阴痒:陈大蒜头 9 克,苦参、蛇床子各 6 克,白糖 3 克,焙干研为末装胶囊。取葱白 8～10 根水煎,坐浴 10 分钟,然后取胶囊 2 粒塞入阴道,每晚 1 次,连用 5～10 日。功能:杀菌抗原虫。

早期消化道恶性肿瘤(如胃癌、贲门癌):大蒜头 30 克掰开,去外皮,捣取大蒜汁约 10 毫升,与蜂乳 10 毫升混匀,2 次/日,10 毫升/次,温开水送服。功能:补气养阴,解毒抗癌。

冻疮:①独头蒜适量,于夏季捣烂晒热,涂于冻疮好发之处。②大蒜杆 1 把,茄子梗 1 把,煎水洗。功能:溶栓活血。

流感:①大蒜 15 克捣烂,兑凉开水 40 毫升,加白糖适量,分 2 次服,连服 5 日。②大蒜 1 瓣去外皮切条,削圆柱形塞鼻孔,20 分钟取出,每日上下午各 1 次。功能:抗菌活血。

厌食症,大便干结,脘腹痞满:猪肉 250 克切片,用酱油、料酒、淀粉拌好;青蒜苗 250 克切小段。锅烧热入猪肉煸炒,加精盐、白糖和少量水煸炒至肉熟透,入青蒜苗继续煸炒入味。功能:暖补脾胃,滋阴润燥。

妊娠水肿:肾虚型,炒锅放旺火上,加水 1000 毫升煮沸,倒入黑豆 100 克、大蒜 30 克(切片)、红糖 10 克,文火烧至黑豆熟烂。功能:健脾益胃。

尿潴留:①大蒜 1 个,大葱白 10 厘米,白矾 25 克,食盐少许,共捣烂,先敷脐上,若效果不佳,可用艾卷灸之,片刻即效。②大蒜 1 个,栀子 7 枚,食盐少许,共捣如泥,敷脐部,外用纱布覆盖后用胶布固定,一般 1 小时排尿。功能:清肠利尿。

秃顶:去皮蒜瓣捣泥涂于秃顶上,亦可用纱布滤汁后涂于局部,不需包扎,1 次/日,涂后 2 小时再用香皂或洗头膏洗净擦干,7～10 日一个疗程。若未愈,可再用 1 个疗程,但第 2 个疗程中可适当停止 2～3 次。头发干燥型患者,蒜液中入等量植物油,需治 2～3 个月。功能:杀菌。

足癣:10 克去皮大蒜捣如泥,以蒸馏水或凉开水 90 毫升浸 4 小时后过滤,再入 2% 利多卡因 1 克。患处用棉签蘸大蒜液反复清洗,然后用浸有大蒜液的无菌纱布湿敷于创面上,3~4 次/日,每次约 1 小时。功能:抗菌杀菌。

阿米巴痢疾:每日用 5%~10% 大蒜浸液灌肠,同时用大蒜 7.5 克切小粒,温水吞服,2~3 次/日。功能:强力杀菌。

疟疾:①50 克大蒜捣碎如泥,与水飞雄黄 25 克共做小豆丸子,每次服 5 克,2~3 次/日。②大蒜、胡椒、百草霜各等份,共捣为丸,敷于内关穴位固定。功能:解毒止痢。

肺结核,急慢性痢疾,高血压:紫皮大蒜 30 克去皮切段,沸水煮 1 分钟捞出。粳米(或糯米)100 克入煮蒜水熬粥将熟时,蒜重入粥(若用治结核,加白及粉 5 克),煮至蒜熟,早晚各 1 次温热服。功能:抗痨,下气健胃,解毒止痢,降血压。

肺结核,结核性胸膜炎:①独头蒜 1 头切薄片,平放于大椎穴,以艾绒搓成如小豆大的团,放蒜片上点燃(燃尽为 1 壮),连灸 2~3 壮,以感觉灼痛、不起泡为度,隔日或 2~3 日灸 1 次。②紫皮大蒜 30 克,百部 15 克,紫菀 9 克,后 2 味水煎,大蒜捣汁兑入服。功能:理气解毒。

高血压,高血脂,动脉硬化:蒜苗 250 克切 3 厘米段;河蚌肉 200 克入沸水锅略焯,捞出切片,加上黄酒、精盐。炒锅上火,放植物油烧热,入蒜蓉、生姜末爆香,下蒜苗段煸炒至半熟,入河蚌肉片烧沸 5 分钟,调白糖、味精。功能:降脂降压,软化血管。

急性肠炎,细菌性痢疾,大肠癌,放射性肠炎:生大蒜头 15 瓣去皮晾干,切碎捣成泥。鲜马齿苋全草 150 克入沸水略余捞出,码齐切 3 厘米长段入碗,加大蒜泥及味精、精盐拌匀,淋少许酱油食。功能:清肠化湿止泻。

急性阑尾炎:大蒜 50%,芒硝、大黄各 25%,捣如泥,加醋少许搅和,敷压痛点上,厚约 5 毫米,四周以纱布围成圈,防药液流出,2 小时后除去,再用上法敷治。功能:解毒消炎。

神经性皮炎:①独头蒜 10 克,豆豉 2 克,精盐 0.5 克,5% 醋酸(食用醋)2 毫升,混合捣如泥外敷,20~30 分钟/次,隔 3 日 1 次。②蒜头适量捣烂,以纱布包裹外敷患处,另用艾条隔蒜灸患处,至疼痛为止,隔日 1次。功能:抗菌消炎。

食物中毒:蒜汁、生藕汁、冬瓜汁、紫苏汁各适量,先后 3 味同煮,再与蒜汁共服。功能:解毒抗菌。

流行性腮腺炎:①大蒜、赤小豆、马齿苋各适量,研细后加陈醋适量调匀敷患处,每日换药 1 次。②蒜头 50 克去皮捣成泥,入少量面粉用醋调匀敷患处,1 次/日。单用蒜、醋捣敷亦可。功能:消炎解毒。

流行性脑炎:①10%大蒜蒸馏液(加 0.5%普鲁卡因稀释)肌肉注射,5 岁以内首次注射 5～10 毫升,然后每 6 小时注射 5 毫升,5 岁以上酌加,成人每次 20 毫升。②大蒜 5～10 克(15 岁以下减半)进餐时服,吃后用2%盐水漱口,连服 3 日。③大蒜 60 克,野菊花 30 克,共煎浓含漱,流行期间每日数次。功能:抗菌消炎。

病毒性肝炎,贫血,胃肠道癌症:章鱼 1 条(约 200 克)去鳃、内脏。大蒜 50 克去皮拍碎,与章鱼同置于碗中,加麻油、精盐、姜片等,隔水蒸熟。功能:益气养血,抗病毒,抗癌。

破伤风:①大蒜 500 克去心顶,入无灰酒 4 升放火上,蒜煮至极烂,连蒜带汁饮服 1 大碗,卧床盖被,汗出透则愈。②独头蒜 1 头,威灵仙 15克,麻油 3 克,同捣烂,热酒冲服,汗出即愈。功能:抗菌益气。

脏毒,肠毒下血:鹰爪黄连末,独头蒜 1 头煨香烂熟,研和入臼为丸如梧桐子大,30～40 丸/次,陈米饮服。功能:杀菌止血。

麻疹全身透现,而高热不退,鼻衄不止:生大蒜 1 瓣捣成饼,敷涌泉穴,左鼻衄敷右,右鼻衄敷左,双侧鼻衄则两边同敷,1～3 岁敷 2 小时,4岁以上敷 3 小时。功能:解毒止血。

湿热水肿:蛏肉 150 克切段,大蒜 50 克去皮切块。锅中加清水烧沸,入蛏肉、大蒜,再加食盐、黄酒略煮食。功能:清热利水。寒湿水肿者不宜食用。

痢疾,腹泻,小便涩痛:大蒜 2 头去皮切薄片。锅中油烧热,入蒜片煸香,投苋菜 500 克煸炒,入精盐炒至苋菜入味,调味精食。功能:清热解毒,补血止血,暖脾胃,杀细菌。

慢性胃炎、肠炎,吸收不良综合征:蒜苗250克切长段;豆腐干200克切丝,开水锅里略烫,捞出控水,放小盆内。锅入植物油烧热,入花椒粉,下豆腐干丝,加清水,将豆腐干丝炒拌开,汤汁炒干出锅。锅再放油烧热,投蒜苗略煸炒,入豆腐干丝,调精盐、味精炒匀食。功能:益气和中,解毒行滞。

【食用宜忌】

☆ 凡阴虚火旺、肺胃有热、血虚目疾、狐臭患者,以忌食为宜;慢性胃炎溃疡者慎食。

☆ 由于大蒜中的有效成分遇热会失去作用,食疗以生食为佳。

☆ 大蒜外用能引起灼痛、发泡,故不宜久敷。

☆ 遇腹泻者,暂不宜吃大蒜,因蒜辣素会刺激肠壁,使之愈加充血、水肿,从而加剧腹泻。

【小常识】

公元前1500年,埃及古药典记载了22种用大蒜治病的药方,将领在战争中让士兵吃大蒜,借以提高战斗力。古罗马时代,人们相信大蒜可使身体变得强壮。中世纪英国曾流行瘟疫,死亡者数以万计,唯常吃大蒜者可得以幸免,故在第二次世界大战中大蒜被喻为"地里长出来的青霉素"。当时由于化学药物短缺,英国买了数千吨大蒜,用于治疗士兵的创伤。

冬 瓜

冬瓜又名白瓜、水芝、地芝、枕瓜,属一年生攀缘草本,为葫芦科植物。其果实呈圆、扁圆、长圆筒形。

嫩瓜绿色或间有淡绿色花斑,密生刺毛,老熟时刺毛脱落,表面有一层白色蜡质粉末,肉质白色肥厚。我国各地均有栽培,夏末秋初果实成熟时采摘。去皮、子、瓜瓤，洗净食用，是夏秋两季的家常瓜蔬。

【性味归经】

性凉,味甘、淡。入肺、大肠、小肠、膀胱经。

【食用方法】

冬瓜味淡,可配以肉类及火腿、虾米、干贝等鲜香原料,一般应先刮去外皮,挖去瓤、子,再切成块、片或整形烹制,适宜于炒、蒸、煎、炸、烩等烹调方法,并可用作食品雕刻的原料。

【营养成分】

每 100 克冬瓜中,含水分 94.6 克,蛋白质 0.4 克,脂肪 0.2 克,糖类 1.6 克,灰分 0.2 克,粗纤维 0.7 克,钾 78 毫克,钠 1.8 毫克,钙 19 毫克,镁 8 毫克,磷 12 毫克,铁 0.2 毫克,锰 0.03 毫克,锌 0.07 毫克,铜 0.07 毫克,硒 0.22 微克,胡萝卜素 80 微克,维生素 B_1 0.01 毫克,维生素 B_2 0.01 毫克,烟酸 0.3 毫克,抗坏血酸 18 毫克。

【保健功效】

利尿消肿,生津解暑,去痱止痒,清心除烦:冬瓜性凉味甘,瓜瓤略带甜味,部分地区将其生熟两吃,因其滋润多液,水分含量较多,能清热利尿消肿,解暑生津除烦,疗痱子,故最适合于夏日食用。

利尿健脾,减肥轻身,低糖消肿,和中益气:冬瓜不含脂肪,热量不高,维生素 C 和钾盐含量较高,含糖量和含钠盐量亦极低,所含丙醇二酸能有效抑制糖类转化为脂肪,又利尿健脾,故常吃冬瓜可减肥轻身。此外,对需要补充食物的肾脏病、水肿病、糖尿病、冠心病、动脉硬化、高血压及肥胖患者亦有良效,能消肿而不伤正气。

利尿排毒:肾炎患者恢复期内服冬瓜皮煎剂,2 小时内排尿量会显著增加。

【功能主治】

利水消肿,润肺化痰,下气解毒,清热祛暑,生津止渴除烦。主治腹泻,胀满,水肿,淋病,小便不利,脚气,痰热喘咳或哮喘,暑热烦闷,消渴,热毒痈肿,痔瘘,还可解毒、醒酒。

【药用验方】

中暑:新鲜上好的冬瓜 1000 克去皮,除瓤、子,再将其切块,入沸水中烫 5～10 分钟,至冬瓜肉质透明时捞出,用清水冲,压除水分,置于日光下晒至半干时,用白糖拌匀,浸渍半日后,再晒 3 日。功能:清热生津止渴。

水肿,肥胖:冬瓜 50 克去瓤,连皮切薄片,入锅加水 200 毫升,煮 10 分钟,去冬瓜取汤汁,代茶常饮。功能:利水消脂。

水肿,肾炎,小便不利,全身水肿:带皮冬瓜 500 克,加水 1500 毫升、盐少许,文火煮汤,1 剂/日,分 3 次服。或冬瓜 300 克,赤豆 30 克,加水煮汤,不加盐或少加盐,每天食 2 次。功能:利水消肿。

免疫功能低下,慢性胃炎,单纯性肥胖:冬瓜 600 克,香菇 30 克,干贝 15 克,猪瘦肉 100 克,火腿 50 克,淀粉、笋干、白糖、精盐、生姜末、植物油、鲜汤、味精各适量。冬瓜去皮、瓤,切大丁粒,沸水煮 5 分钟;香菇去蒂,水发后切小丁;干贝泡软,撕成丝;猪肉、火腿分别剁碎成末;笋干去老皮,泡开后切丁。炒锅上火,入油烧热,放生姜末爆炒,再下香菇丁、干贝丝、火腿末、猪肉末、笋丁及鲜汤煮 3 分钟,入冬瓜粒和调料再煮几分钟,勾芡。功能:生津润燥,益气补中。

更年期综合征,性功能减退,肥胖:冬瓜 200 克,鹌鹑 400 克,鲜汤、花椒、葱、生姜、黄酒、精盐、味精、醋各适量。将宰杀好的鹌鹑剁去爪、嘴尖,脊骨处一剖为二,入开水锅烫去血污;冬瓜切小块;葱、生姜拍松。锅上火,入鹌鹑、鲜汤、盐、酒、花椒、葱、姜,大火烧开,再小火保持汤锅微沸,炖至五成熟时入冬瓜块、醋同煮至熟烂,去葱、生姜、花椒,再入味精调味。功能:补中益气,强筋壮骨,减肥轻身。

单纯性肥胖,慢性胃炎,吸收不良综合征:鲜冬瓜300克,山楂果脯30克,白糖、植物油各适量。冬瓜去皮、瓤,切5厘米见方的块,削成佛手、仙桃等果形;山楂果脯切末。炒锅上中火,放油烧热,入白糖翻炒至糖呈深红色时入清水,下入冬瓜烧煮,冬瓜熟透入味后捞出码盘中,周围放果脯末。锅内汤汁用大火收浓,浇淋在盘内冬瓜果脯末上。功能:清热利湿,减肥活血。

肺中有痰,咳嗽气喘:蒜苗100克切2厘米长段,冬瓜300克去皮、瓤后切块。炒锅上火,加植物油50毫升烧至六成热,投入蒜苗略炒,再放冬瓜块,炒熟后加调料,淀粉勾芡,调味精。功能:利肺化痰。

肾炎,小便不利,全身水肿:冬瓜皮、西瓜皮、白茅根各30克,玉蜀黍心25克,赤豆150克,水煎分服,3次/日。功能:利尿排毒。

肾炎,水肿,血尿:冬瓜500克,鲤鱼250克,加水适量清炖,饮汤吃冬瓜、鱼肉,2次/日。功能:清热凉血,利湿消肿。

前列腺炎,性功能减退:冬瓜1000克,猪瘦肉50克,鲜虾肉30克,鲜草菇25克,鸡蛋1个,鲜汤、精盐、味精、胡椒粉、麻油、植物油、黄酒、湿淀粉各适量。冬瓜切大块,入蒸锅蒸熟软,取出后将瓜肉刮出碾烂;猪肉、虾肉一同切碎,用湿淀粉拌匀;草菇入开水锅略焯捞出。热油锅中烹酒,入鲜汤,再入冬瓜蓉、猪肉、草菇、虾肉,加蛋液、盐、味精、胡椒粉拌炒,汤水沸时勾稀芡,滴入麻油。功能:清热除烦,滋阴壮阳。

夏月生痱子:①冬瓜切片捣涂。②冬瓜蘸滑石粉涂擦患处。功能:去痱止痒。

恶风:去瓤冬瓜(截作15厘米)、梨、乌蛇胆各1个。掘地深1米,令洁净,以物盛冬瓜置于其中,再置蛇胆、梨于其上,以物隔之,用土覆盖,3～7日一看,冬瓜未甚坏则候7日再看,蛇胆、梨浑化为汁在冬瓜内,即取汁温服,1茶杯/次。功能:和中益气。

疲劳综合征,性功能减退,遗精:冬瓜300克,水发虾米50克,鲜汤、葱花、生姜丝、精盐、味精、麻油各适量。冬瓜去皮、瓤后切5厘米×2厘米的长方片。炒锅上火,加鲜汤,沸后入冬瓜、虾米、精盐,烧约10分钟,待冬瓜煮熟,入葱花、生姜丝、味精,撇浮沫,淋麻油。功能:清热解毒,益肾壮阳。

疲劳综合征,肥胖,暑热证:冬瓜 500 克,面粉 100 克,鸡蛋 1 个,植物油、黄酒、葱花、生姜末、味精各适量。冬瓜去皮切丝,用开水烫至七成熟时捞出,用水冲凉,剁成末,控净水。再将冬瓜末放盆内,打下鸡蛋,入黄酒、精盐、葱花、生姜末、面粉、味精和适量清水,顺一个方向搅成黏稠状。炒锅上火,加油烧热,把拌好的瓜泥用手搓成丸子,入油锅,炸至焦黄色时捞出。功能:止渴除烦,祛湿解暑。

高血压,习惯性便秘:冬瓜 500 克,蜂蜜 30 克。冬瓜去子、皮,连瓤同切碎,绞成浆汁,用洁净纱布过滤,收汁入杯,调蜂蜜。每日早晚分饮。功能:清热通便,利水降血压。

高血压,肾炎水肿等:冬瓜 250 克去皮、瓤后切片状,银耳 30 克泡发洗净。锅放火上,加油烧热,倒入冬瓜略煸炒,加汤、盐,烧至冬瓜将熟时,入银耳、味精、黄酒调匀。功能:清热生津,利尿消肿。

高血压,动脉硬化:冬瓜 200 克,牛奶或羊奶 250 毫升,同煮至冬瓜烂熟食,1 次/日,可入少量盐、味精。

高血压,高血脂:冬瓜汁 250 毫升,鲜牛奶 200 毫升,绵白糖、红糖各 15 克。冬瓜汁、红糖、白糖置于容器中,入牛奶,慢速边倒边搅,充分混匀,收集在杯中,加盖置于冰箱内。每日早晚分饮。功能:清热祛风,滋阴降血压。

高血压,肥胖,营养不良性水肿:新鲜连皮冬瓜 250 克切小块,与粟米 100 克同入锅,加水适量,大火烧沸后转小火煮稀粥。每日早晚分食。功能:清热解毒,利水消肿,减肥降血压。

营养不良性水肿,高血压:冬瓜 250 克去皮、子、瓤,切薄片,与鲤鱼 1 条(约 300 克,去鳃、内脏)同入锅,加水适量,先大火煮沸,加料酒、葱花、姜末,改小火煨至鱼肉熟烂、汤稠白。功能:利水消痰,清热降血压。

暑热烦闷,水肿,肥胖症:冬瓜 60 克去瓤,连皮切小块,大米 30 克淘净,同入锅加水 1000 毫升,武火煮沸,改文火慢煮至瓜烂米熟粥稠。功能:清热利尿,减肥。

暑热证:冬瓜 500 克去皮、瓤切片。炒锅上火,放植物油烧热,下葱花、生姜末稍炒,随即入鲜汤 100 毫升,烧开后入冬瓜片、精盐等,待冬瓜熟时撒香菜,淋麻油。功能:祛暑除烦,清热解毒。

慢性前列腺炎,尿道炎,肾炎水肿:冬瓜 750 克去皮、瓤,切大块蒸熟,取出冷透,碾烂成蓉。冰糖 25 克入汤碗,加开水溶化,入冬瓜蓉,滴入香草香精 3 滴,冷后入冰箱冻 1 小时食。功能:利水消痰,清热解毒。

烦渴,性功能减退:冬瓜 400 克,鲜蘑菇 200 克,水发海米 50 克,鲜汤、植物油、精盐、味精、黄酒、葱姜汁、湿淀粉、麻油各适量。冬瓜去皮,切 3 厘米见方的块,再修削成球。鲜蘑菇去蒂,大的用手撕成长条,小的保持整形。炒锅上火,放油烧至六成热,入冬瓜球炸至断生,捞出控油。锅内留少许油,烧至五成热烹酒,入葱姜汁、鲜汤、盐、味精、鲜蘑菇、冬瓜球、海米,烧沸撇沫,至原料入味,用湿淀粉勾稀芡,淋麻油搅匀。功能:滋阴润燥,补脾益肾。

慢性胃炎,营养不良性水肿,肥胖:冬瓜 500 克,鲜蘑菇 100 克,豆油、精盐、味精、香菜段、湿淀粉各适量。冬瓜去皮切块,入烧热的油锅煸炒,再入蘑菇、盐、油和清水(或汤料),煮至冬瓜熟烂,加味精,湿淀粉勾芡,撒上香菜段。功能:补气益胃,健脾利湿,减肥美容。

【食用宜忌】

☆ 冬瓜性偏凉,凡属脾胃虚寒者、久病者或阳虚肢冷者忌食。

【小常识】

用冬瓜美容:①冬瓜 1 个,竹刀去皮切片,酒 1.5 升,水 1 升,煮烂滤去渣,熬成膏,瓶收,每夜涂之。②冬瓜切开,用瓜瓤擦脸,当皮肤有灼热感时,即用清水洗净。

黄 瓜

黄瓜又名胡瓜、王瓜、刺瓜,属葫芦科一年生攀缘状草本。茎蔓生有刚毛,卷须不分权。叶五角状心脏形,两面有粗毛,浓绿或黄绿色。花冠黄色,椭圆状披针形。瓜果柱形,幼嫩者青绿色,表皮疏生短刺,刺基有瘤状突起,老则变黄。黄瓜原产于印度,西汉张骞出使西域引进国内培植,最初称之为胡瓜。不过羯族人赵国君王反对呼北方少数民族为胡民,因此杜宝的《拾遗录》云:"隋大业四年避讳,改胡瓜为黄瓜。"

【性味归经】

性寒,味甘。入肺、胃、脾、大肠、小肠经。

【食用方法】

黄瓜肉嫩多汁,芳香脆甜,生吃、凉拌、炒食、腌渍、酱制均宜。

【营养成分】

每 100 克新鲜黄瓜中,含水分 92.8 克,蛋白质 0.8 克,糖类 2.4 克,灰分 0.3 克,脂肪 0.2 克,粗纤维 0.5 克,钾 102 毫克,钠 4.9 毫克,钙 24 毫克,镁 15 毫克,铁 0.5 毫克,锰 0.06 毫克,锌 0.18 毫克,铜 0.05 毫克,磷 24 毫克,硒 0.38 微克,胡萝卜素 90 微克,维生素 B_1 0.02 毫克,维生素 B_2 0.03 毫克,烟酸 0.2 毫克,抗坏血酸 9 毫克,并含葡萄糖、鼠李糖、半乳糖、甘露糖、木糖、果糖、咖啡酸、绿原酸、多种游离氨基酸、苷类、挥发油、葫芦素、黄瓜酶等。种子含脂肪油、亚油酸、棕榈酸、硬脂酸。黄瓜头部苦味部分成分为葫芦素 A、葫芦素 B、葫芦素 C 和葫芦素 D。

【保健功效】

减肥强体,降血脂,降胆固醇:黄瓜所含丙醇二酸可抑制糖类转变为脂肪,故多吃黄瓜可减肥、预防冠心病、扩张血管、减慢心率、降血压。黄瓜中细嫩纤维素能促进胃肠蠕动,促进人体肠道内腐败物质排泄,降低胆固醇,强身健体。

健脑安神:黄瓜含维生素 B_1,对改善大脑、神经系统功能有利,能安神定志,治疗失眠。

降血糖:黄瓜所含葡萄苷、果糖等不参与通常的糖代谢,故糖尿病患者以黄瓜代淀粉类食物充饥,血糖非但不会升高,甚至会降低。

抗过氧化,抗衰老,美容:黄瓜含丰富维生素 E,可延年益寿、抗衰老、美容;黄瓜中黄瓜酶有很强的生物活性,能有效促进机体新陈代谢。用黄瓜捣汁涂擦皮肤,可润肤、舒展皱纹。

抗癌:黄瓜所含葫芦素 C 具有增强人体免疫功能的作用且毒性较低,可达到抗癌目的;还可治慢性、迁延性肝炎,能延长原发性肝癌患者生存期。

防治乙醇中毒:黄瓜所含丙氨酸、精氨酸等对肝脏病患者(尤其酒精性肝硬化患者)有辅助治疗作用。

【功能主治】

消肿止渴,除热生津,利水解毒。主治热病烦渴,咽喉肿痛,目赤火眼,小便不利,湿热黄疸,水火伤等。

【药用验方】

小儿口疮:老黄瓜 1 条切开,去子、瓤,入冰片适量,收瓜皮外所生白霜入瓶,用时取敷患处。功能:生津解毒。

小儿夏季发热,口渴,多饮:黄瓜 250 克,豆腐 500 克,煎汤代茶饮。功能:清热止渴。

支气管哮喘,咽喉炎,结膜干燥:生姜 15 克切薄片;葱适量切葱花;蒜 15 克切片;金针菜 15 克水涨发,去蒂头;鲜黄瓜 400 克去两端,剁成花刀,盐腌 10 分钟,滗干水分;鸡蛋 1 个打散;酱油、醋、糖、黄酒 15 毫升、味精调汁。锅上火,加油烧七成热,黄瓜蘸蛋液入锅炸至黄色时捞出。锅上火,入油少许,油热时下姜片、蒜片炸出香味,再下金针菜和调味汁,烧开后下炸黄瓜片,煮入味时用湿淀粉勾芡。功能:养阴清热,利咽明目。

水火伤灼肿痛:①5 月 5 日摘黄瓜入瓶,封住挂檐下,用时取水刷伤处。②老黄瓜 1 条,去子、瓤,用纱布包后挤压过滤,取原汁装瓶,用时棉花蘸之涂患处,3~5 次/日,黄瓜汁以当日配用为宜。功能:止痛消肿。

水肿:①四肢水肿者,老黄瓜皮30克,加水2碗煎至1碗,2~3次/日,连续服用。或黄瓜1条,劈成两半,不去子,以醋煮一半,水煎一半,至俱烂合并一处,空心1次服完,须臾下水。②遍身黄肿者,黄瓜50克,地龙50克,共研为细末,10克/次,黄酒或茶清调下。③老黄瓜不拘量,煎水服。功能:除湿利水。

动脉粥样硬化,高血压,肥胖:黄瓜1条,番茄1个,切片加适量盐和糖醋凉拌食。功能:降压减肥。

妇女更年期肾虚烦热:黄瓜150克,切菱形片状;紫菜15克,虾米适量。锅入清汤,烧沸后投入黄瓜、虾米、精盐、酱油,沸后撇沫,下紫菜,淋麻油,撒味精调匀。功能:清热益肾。

汗斑:黄瓜100克,硼砂10克。黄瓜剖开,去瓤切块,与硼砂一起水煎沸,再文火煎20分钟,取汤汁外擦患处,3次/日,3日一个疗程。功能:清热解毒。

单纯性肥胖,高血脂,高血压:黄瓜500克,白糖、麻油、精盐、白醋各适量。黄瓜去蒂、柄、瓤,切5厘米长、2厘米宽的片置于碗中,盐腌5分钟后滗去汁水。炒锅上火,入黄瓜汁水、糖,烧开熬浓再入醋,浇黄瓜上,腌泡1小时淋麻油。功能:开胃消食,减肥轻身。

贫血,单纯性肥胖,性欲低下:小黄瓜600克,虾米20克,辣椒2个,白糖、酱油、醋、植物油、花椒、味精、精盐各适量。黄瓜去头、尾,切长3~4厘米的小段,削成一个个小卷(尽量薄,且不断开),弃黄瓜心不用。锅内将油烧热,爆香花椒,入虾米、辣椒略炒,再入黄瓜卷,趁未软前入调料

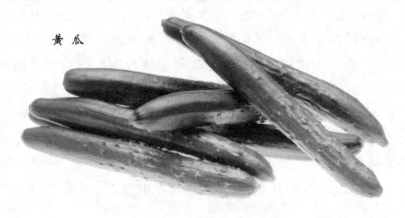

黄瓜

拌匀。功能:开胃消食,补虚养颜。

中暑,颜面灰黑:黄瓜 50 克,粳米 100 克。黄瓜切片。粳米入锅加水,按常法煮粥,粥快熟时入瓜片稍煮。每日早晚分食。功能:清热解毒,美容嫩肤。

慢性胃炎,高血脂,糖尿病:豆腐 2 块,黄瓜 500 克,香菜末、麻油、酱油、醋、精盐、味精、蒜泥、辣椒油、麻酱、芥末各适量。豆腐投沸水中煮透,捞出冲凉,切 4 厘米长、0.5 厘米厚见方的条;黄瓜切细丝。豆腐条、瓜丝和香菜末装入大汤盆,入调料拌匀。功能:降糖减脂,健脾和胃。

贫血,慢性胃炎、前列腺炎,便秘等:嫩黄瓜 300 克,猪瘦肉 150 克,辣酱油、白糖、麻油、黄酒、精盐、味精各适量。黄瓜切 3 厘米长的细丝,放盘内,入盐拌腌 30 分钟;猪瘦肉入沸水锅,加黄酒煮熟捞出晾凉,切细丝。将腌黄瓜中渗出的水滗出,入熟肉丝、糖、味精,浇麻油和辣酱油拌匀。功能:滋阴润燥,清热利尿。

扁桃体炎,鼻出血,慢性胃炎:黄瓜 2 条,花生仁 250 克,精盐、味精、花椒油、麻油各适量。花生仁煮熟,捞出后用冷水浸凉,沥尽水。黄瓜切似花生仁大小的丁块,同煮熟的花生仁掺在一起,入盐、味精、花椒油、麻油拌匀。功能:润肺和胃,清热止血。

咽喉炎,疮疖病,单纯性肥胖:嫩黄瓜 1000 克,蜂蜜 250 毫升。黄瓜(乳黄瓜佳)切手指粗长条状,入开水锅煮 1～2 沸,去锅中水,加蜂蜜后以小火边煎煮边翻炒,收去部分水汽后离火,冷却后装瓶。功能:清热解毒,消肿利水,减肥美颜。

美容:①皮肤干燥者,每日早晨洗脸前,先用乳浆 10～15 毫升与黄瓜汁 30～60 毫升混合擦脸和颈部,15～20 分钟后用清水洗去,洗 1 个月,可令皮肤变白,黑斑脱去。②晨起眼肿,切黄瓜数片,敷于眼睑和下眼袋处,10 多分钟后取下,再依前法敷黄瓜片,几分钟后取下,用清水洗洁双眼及面部。功能:美容润肤。

夏季中暑,疰夏,吸收不良综合征:黄瓜 200 克,水发粉丝 100 克,醋、酱油、精盐、味精、葱花、麻油、水发虾米各适量。黄瓜切细丝,入少许盐略腌,去汁水盛入盘。粉丝去水,切 3 厘米长段,放黄瓜丝上,再将虾米放粉丝上。葱花放碗中,入盐、味精、醋、酱油兑成味汁,浇黄瓜、粉丝上,淋麻油,食用时拌匀。功能:消暑开胃。

消化性溃疡,慢性胃炎、前列腺炎:黄瓜 250 克,生姜 100 克,白酱油、醋、味精、精盐、麻油各适量。黄瓜顺长剖为两半,去瓜瓤,切条盐腌。姜去皮,剁蓉取汁,入酱油、醋、味精、盐、麻油调匀,再入黄瓜和匀。功能:利水解毒,和胃止呕。

烦渴,口腻,脘痞:黄瓜 500 克,精盐、白糖、白醋各适量。黄瓜去子,切薄片,以盐腌 30 分钟。用冷开水洗净黄瓜,水控干后,加盐、糖、醋腌 1 小时。功能:清热开胃,生津止渴。

热毒炽盛,咽喉肿痛,小便短赤:黄瓜 50 克切片,新鲜蒲公英 30 克切碎。大米 50 克入锅,加水 1000 毫升,煮粥熟时入黄瓜、蒲公英,再煮片刻可食。功能:清热解暑,利尿消肿。

热病烦渴:嫩黄瓜 5 条,切条,水煮沸,去水趁热加蜂蜜 100 毫升调匀,每日数次,随意服。功能:清热解毒。

积食,遗精,性欲低下:黄瓜 150 克,水发海参、虾米、干贝各 50 克,鲜汤、黄酒、精盐、味精、葱姜汁、香菜、麻油各适量。黄瓜对切后切薄片,海参顺长切片,香菜切段。炒锅上火,入汤、盐、酒、葱姜汁、味精烧沸,再入海参、虾米、干贝烧沸撇沫,入黄瓜、香菜,淋麻油。功能:消食开胃,补益肝肾。

高血压,肥胖,咽喉肿痛:嫩黄瓜 5 条去皮心及两头切条,煮熟后捞出沥水;山楂 30 克,入锅加水 200 毫升煮 1.5 分钟,取汁 100 毫升。山楂汁入白糖 50 克,文火上慢熬,糖溶化后入已沥水黄瓜条拌匀。功能:清热降脂,减肥消积。

高血脂,糖尿病,高血压:黄瓜 250 克,水发黑木耳 50 克,植物油、精盐、葱花、生姜末各适量。黄瓜去蒂切片。炒锅上火,放油烧热,入葱、姜稍炒后加黄瓜、木耳快速翻炒,再入盐炒熟。黄瓜要脆嫩。功能:降糖降脂。

积食,胃下垂,营养不良性水肿:黄瓜 250 克,香菜 150 克,小辣椒、麻油各 10 克,黄酱 100 克。黄瓜、辣椒均切如黄豆粒丁;香菜切 1 厘米长段。黄瓜、辣椒、香菜入盆,加黄酱、麻油拌匀。功能:消食下气。

慢性胃炎、胆囊炎，高血脂，糖尿病：黄瓜、水发腐竹各 200 克，湿淀粉、植物油、葱花、生姜丝、蒜片、精盐、味精、酱油、醋、鲜汤各适量。腐竹切 4 厘米长段放碗中，以淀粉上浆；黄瓜切 3 厘米长、1 厘米宽的象眼薄片。炒锅放油烧二成热，入腐竹滑散，用漏勺控油。原锅留少许底油，入葱、姜、蒜炒出香味后，倒入黄瓜片煸炒半熟时投入腐竹，加鲜汤，入盐、味精、酱油、醋，烧开后淀粉勾芡淋油食。功能：补益脾胃，清热利尿。

【食用宜忌】

☆ 黄瓜性寒凉，胃寒者多食易腹痛泄泻；老年慢性支气管炎患者发作期忌食。

☆ 黄瓜诚然益处多，但脾胃虚寒或腹痛吐泻者则不宜多吃。又黄瓜生长、采摘、运输、出售过程易受大肠杆菌、痢疾杆菌、蛔虫卵等病菌污染，故生吃或凉拌前，务必洗净用开水烫过。还应注意不与含维生素较多的菠菜、辣椒、油菜混炒或与水果同吃，因为黄瓜所含维生素 C 分解酶会使这些果蔬中的维生素 C 被分解损失。高温又会使黄瓜里的维生素损耗过半，故最佳吃法为凉拌或生吃。若调入醋或蒜泥，既调味又消毒灭菌。

☆ 最近，《美国科学院学报》报道，科学家从黄瓜根中提取出一种蛋白质 GLQ223，能够辨认和攻击被艾滋病病毒感染的人体免疫系统的两种细胞，既能杀死艾滋病病毒感染的细胞，又不损伤正常细胞。这不仅为防治艾滋病提供了药源，也为黄瓜研究开辟了广阔前景。

南　瓜

南瓜又名番瓜、倭瓜、饭瓜、北瓜、窝瓜，属葫芦科一年生藤本。茎中空五棱形，卷须分权。叶五裂似心脏形，生有稍硬茸毛，边缘略呈波状弯曲，且有小齿，叶脉间有白斑。花黄色呈漏斗形。瓜果扁圆或长圆形，表皮暗绿或绿白相间，老熟后有白粉，黄褐或赭色，有波状网纹。原产于亚洲南部,我国分布面最广,耐贫瘠干旱,生命力强,既可在田园大面积种植,又可在房前屋后或地角田头零星栽培。其产量极高,一棵结瓜多达数十个,最大者上百斤。

【性味归经】

性温,味甘。入脾、胃经。

【食用方法】

如今,南瓜可烹饪多种菜肴,或捣烂拌入面粉等辅料制成各式糕点,风味殊美。若将南瓜削皮挖瓤,切块以油盐炒,同大米煮饭,食之香甜油润。瓜花清炒或煮汤,鲜嫩爽口。瓜子炒食,清脆香糯。

【营养成分】

每 100 克南瓜新鲜果肉中,含水分 91.5 克,蛋白质 0.6 克,脂肪 0.1 克,糖类 3.5 克,粗纤维 0.8 克,灰分 0.4 克,钾 145 毫克,钠 0.8 毫克,钙 16 毫克,磷 24 毫克,镁 8 毫克,铁 0.4 毫克,锰 0.08 毫克,锌 0.14 毫克,铜 0.03 毫克,硒 0.46 微克,胡萝卜素 0.89 毫克,维生素 B_1 0.03 毫克,维生素 B_2 0.04 毫克,烟酸 0.4 毫克,抗坏血酸 8 毫克,并含甘露醇、葡萄糖、戊聚糖、蔗糖、果胶等成分。嫩南瓜维生素 C 及葡萄糖较为丰富。

【保健功效】

消除毒素:南瓜含维生素和果胶,果胶有很好的吸附性,能黏结和消除体内细菌毒素及其他有害物质(如重金属中的铅、汞和放射性元素)。

保胃护胃:南瓜中的果胶可保护胃肠道黏膜免受粗糙食品刺激,促进溃疡面愈合,适宜于胃病患者。

促进分泌,帮助消化:南瓜所含成分能促进胆汁分泌,加强胃肠蠕动,帮助食物消化。

活跃代谢,促进造血,降低血糖:南瓜在各类蔬菜中含钴量居首位,而钴能活跃人体的新陈代谢,促进造血功能,并参与人体内维生素 B_{12} 的合成,是人体胰岛细胞必需的微量元素,能增强胰岛素受体的敏感性,促进胰岛素的分泌,故可降低血糖,防治糖尿病。

防癌强肾,护肝健身:南瓜能消除致癌物质亚硝胺的突变作用,有防癌功效,并能帮助肝、肾功能减弱者增强肝、肾细胞的再生能力。

促进发育,驱虫杀虫:南瓜含丰富的锌,而锌参与人体内核酸、蛋白质合成,是肾上腺皮质激素的固有成分,为人体生长发育的重要物质。南瓜子可驱虫,并能杀灭血吸虫幼虫。

【功能主治】

补中益气平喘,杀虫解毒,消炎祛痛,降糖止渴。

主治气短倦怠,久病气虚,脾胃虚弱,营养不良,便溏,哮喘,肺痈,消渴,水火伤,下肢溃疡,虫疾等。

【药用验方】

水火烫伤:①生南瓜捣敷患处;或用老南瓜连子装瓶内,越久越佳,敷患处。②南瓜瓤贴伤口,纱布包扎。③新鲜南瓜瓤去子,浸于等量麻油内(麻油越陈越好),涂敷伤处。功能:清热解毒。

肝肾功能不全:紫菜10克水泡,鸡蛋1个磕入碗内搅匀,虾皮20克用黄酒浸,老南瓜100克去皮、瓤后切块。锅放火上,入猪油,烧热后入酱油炝锅,加适量清水,投入虾皮、南瓜块,煮约30分钟,再入紫菜,10分钟后把搅好的蛋液倒锅中,入作料调匀。功能:护肝补肾强体。

乳腺炎:南瓜(新鲜嫩者更佳)切片(3～4片),沸水中焯后立即捞起(防过熟),抖掉水珠,轻轻用1片瓜片敷于患处,待瓜变温时,如上法换1片,共敷5～10分钟,2次/日,病程短者1～2日,长者3～4日可获痊愈。若已破溃,则应在破溃处做常规换药。功能:消炎益气。

夜盲症:南瓜250克去皮、瓤后切块,猪肝250克切片,同入锅,加水1000毫升,煮至瓜烂肉熟,入作料调匀。功能:健脾养肝明目。

肺痈:南瓜500克,牛肉250克,共煮熟后食(不加油、盐),连服数次后,再服六味地黄汤5～6剂。忌肥腻。功能:补中益气。

毒蛇咬伤:小南瓜 1 个(约 500 克),白矾 30 克,雄黄 15 克,香椿叶 60 克,共捣泥糊,敷患处。功能:消炎祛痛。

撞伤:南瓜晒干研为细末,5～7 克/次,温酒调服,肚脐以上受伤饭后服,肚脐以下受伤饭前服,全身受伤饭后 2 小时服。功能:活跃代谢,益血健身。

糖尿病:①南瓜 250 克去皮、瓤后切小块,入锅加水 500 毫升,煮至瓜熟,入调料。饮汤食瓜,每日早晚各吃 1 次。②南瓜干燥后制成粉剂,50 克/次,2 次/日,开水调服,连服 2～3 个月。功能:降血糖,止消渴,缓解症状。

【食用宜忌】

☆ 南瓜性偏壅滞,故不宜多食,否则易生湿发黄,令人腹胀。凡患气滞中满湿阻者忌服。

☆《随息居饮食谱》:"凡时病疳疟,疸痢胀满,脚气痞闷,产后痧痘,皆忌之。"

☆ 诸瓜皆寒而南瓜独温,故对于脾胃虚寒之人,南瓜更为适宜,但因其太甜,食后容易壅气,故在煮熟起锅时加些葱花,可起到预防作用。胃热炽盛者少食。

【小常识】

南瓜尽管全身都是宝,然瓜内有含糖量较多的瓜瓤,若长时间存放且保管不善,瓜瓤会无氧发酵而水解成酒精。在瓜内发生这种化学反应,外观却很难觉察。一旦食用酵解的南瓜,食后容易中毒。其症状:轻者头晕嗜睡;重则上吐下泻,难受不堪。故食用久存南瓜,务必精心检查,凡瓜皮光亮,肉质橙黄,瓤无异味,食用才会安全。

丝 瓜

丝瓜又名蛮瓜、绵瓜、天罗瓜、倒阳菜,属一年生攀缘草本。茎有棱角,最长可达 10 米,卷须分权。叶掌状分裂,幼时疏生刺毛,先端渐尖,边缘具细齿。花披针形,淡黄色或黄色。瓜果下垂,呈长圆柱形,幼时表皮绿中泛粉白色,有深绿色纵纹,老熟时皮变黄绿色,瓜肉形成网状纤维。种子黑扁呈长方卵形,边缘有翅。丝瓜原产于印度尼西亚,大约宋代时引种于我国南方,如今全国各地均有栽培。二月播种,喜高温潮湿,夏秋采摘为蔬,嫩丝瓜与鸡蛋、肉片、虾仁拼配,做汤或炒食,堪称美味佳肴,清香适口。

【性味归经】

性凉,味甘。入肝、肺、胃经。

【食用方法】

丝瓜鲜绿细嫩,热天用丝瓜煲汤做菜,既能清暑解热,又能补充汗液耗损。丝瓜还适宜于炒、熬、炖、煮、拌等烹调方法,可做主料单用,亦可用配料,皆具清香鲜美之味。

【营养成分】

每 100 克新鲜丝瓜中,含水分 92.3 克,蛋白质 1 克,脂肪 0.2 克,糖类 2.6 克,粗纤维 0.6 克,灰分 0.3 克,钾 115 毫克,钠 2.6 毫克,钙 14 毫克,镁 11 毫克,磷 29 毫克,铁 0.4 毫克,锰 0.06 毫克,锌 0.21 毫克,铜 0.06 毫克,硒 0.86 微克,胡萝卜素 90 微克,维生素 B_1 0.02 毫克,维生素 B_2 0.04 毫克,烟酸 0.4 毫克,抗坏血酸 5 毫克,并含丝瓜苦味素、多量黏液、瓜氨酸、皂苷、木聚糖等。

【保健功效】

平衡营养:丝瓜中维生素 C 含量较高,可用于抗坏血病和预防各种维生素 C 缺乏症。

益智健脑:丝瓜中维生素 B_1 等的含量高,有利于小儿大脑发育及中老年人保持大脑健康。

抗炎抑癌,驱虫清肠,化痰排脓:丝瓜子中所含葫芦素有抗肝炎功能,并对鼻咽癌 KB 细胞或 Hela 细胞有抑制细胞毒活性的作用,且可驱肠虫、化痰排脓。

降低脂质,延缓衰老:丝瓜叶可降低血清、心肌的过氧化脂质,故能抗衰老。其藤茎汁液可保持皮肤弹性,能美容去皱。

润喉止咳,化痰平喘:丝瓜藤煎剂能止咳、化痰、平喘。

预防病毒:丝瓜藤提取物既可预防乙脑病毒和滤泡性口腔炎病毒,又是核酸类的干扰素诱生剂。

抑制病菌:丝瓜酒浸剂对肺炎双球菌有较强的抑菌作用,对甲型链球菌和乙型链球菌有抑制作用。

强抗过敏:丝瓜组织培养液提取物(泻根醇酸)有很强的抗过敏作用。

舒经通络:丝瓜老熟后去皮所留之网状纤维,称"丝瓜络",煅炭后有通络作用。

【功能主治】

凉血解毒,清热化痰,止咳平喘,通经活络,祛暑除烦。主治热病身热烦渴,肠风痔漏,痰喘咳嗽,血淋,崩带,疔疮痈肿,妇女乳汁不下。丝瓜子有利水除热之效。

【药用验方】

刀疮神药:新旧石灰、韭菜根、丝瓜根叶(初种出 2 叶)各等份,捣 1000 下做饼,阴干研为末擦。功能:止血定痛生肌。

小儿百日咳:生丝瓜 1000 克,切丝绞汁,按 10:1 比例入蜂蜜搅匀服。功能:清热化痰止咳。

小儿痘疹:老丝瓜近蒂取 10 厘米,砂瓶内固济,桑柴火烧存性研为末,如数配砂糖捣饼,时时吃,食尽为佳。功能:清热凉血。

中暑,疰夏,慢性气管炎,支气管哮喘:丝瓜 500 克,白糖、精盐、麻油、味精、醋、葱花、生姜丝各适量。丝瓜刮去外皮,用清水冲洗,加盐、葱、姜入味后,捞出晾干或晒干。然后丝瓜切片,加白糖,中火蒸至糖溶化,加醋、味精、麻油等拌匀食。功能:祛暑解毒,通络行血。

中暑霍乱:丝瓜叶1片,白霜梅1颗(并核中仁)共捣极烂,新汲水调服,不可饮热汤。功能:祛暑除烦。

心慌心悸,心跳过速,神经衰弱:丝瓜藤往根上量33厘米处切断,把断头入玻璃瓶内,用胶布或布包好(固定),1晚可接1瓶藤汁,入100克冰糖或白糖,2次/日,1汤匙/次,空腹时服。功能:清凉安神。

水肿,腹水,水蛊腹胀:①老丝瓜(去皮)1条剪碎,与巴豆14粒同炒,豆黄去豆,瓜同陈仓米再炒熟,去瓜,研米为末,糊丸如梧桐子大,100丸/次,白汤送下。②丝瓜络100克,水煎服。功能:通络行血。

牙宣露痛:①丝瓜藤阴干,临时火煅存性研擦。②牙痛者,生丝瓜1条,擦盐火烧存性,研为末频擦,涎尽即愈,腮肿者以水调贴之。③牙痛风虫者,经霜干丝瓜烧存性研为末擦。功能:清热解毒。

头痛:鲜丝瓜根100～150克(干品200克,秋季挖出阴干),剁成小段;猪瘦肉200克切薄片。丝瓜根加水煮沸20分钟后捞起,入猪瘦肉,加少许食盐,趁热吃肉喝汤。功能:抗病抑菌。

白血病热毒炽盛,气血两亏:鲜嫩丝瓜1～2条入沸水焯过,切片或丝,入麻油、精盐、味精等拌匀食。功能:清热凉血。

皮炎:①化脓性者,嫩丝瓜叶捣汁涂患处。②神经性者,鲜丝瓜叶研细擦患处,至局部发红甚至隐隐出血,1次/周,2次一个疗程。功能:消炎抑菌。

血气不行:①干丝瓜(烧存性)研为末,酒下。②丝瓜子焙干,水煎后加白糖少许,冲黄酒温服。功能:通络活血。

卵肿偏坠:丝瓜架上初结者,留下,待瓜结尽叶落取下,烧存性研为末,炼蜜调膏,每晚好酒服1匙,在左左睡,在右右睡。功能:通经活络、行气化瘀。

胆结石:丝瓜络煅存性,研为细末;金钱草30～60克,煎后加酒数滴。上药汁送服丝瓜络末,9克/次,2次/日。功能:通络活血。

烫伤:①丝瓜叶晒干捣末,麻油调匀,涂患处。②丝瓜叶焙干研粉,入辰粉 5 克,蜜调擦,生者捣敷。功能:消肿止痛。

酒痢便血,腹痛:①干丝瓜(烧存性)、槐花各等份,研为末,10 克/次,饭饮调服。②干丝瓜 1 条,连皮烧存性研为末,空心酒调服 10 克。功能:清热凉血。

痔疮脱肛:①丝瓜捣末,调陈石灰、雄黄各 25 克,研为末,以猪胆汁、鸡蛋清及麻油调敷,收上乃止。②丝瓜烧存性研为末,酒服 10 克。功能:除热利肠。

【食用宜忌】

☆ 丝瓜性寒滑,多服能滑肠致泻,脾虚便溏者不宜食;另不可生食。
☆ 粤丝瓜全植物有杀昆虫作用,果实含氢氰酸,对鱼毒性很大。

【小常识】

将高出地面 60 厘米正在生长的丝瓜茎割断,丢弃上面的藤蔓,使留在地面的茎切口向下弯曲,插入洁净的玻璃瓶内,瓶嘴上裹一圈脱脂棉,用铝箔包扎。再把半截瓶固定在泥土中,以便丝瓜汁液通畅流入瓶内,然后将采得的丝瓜液隔一夜,用纱布过滤后直接擦脸,可明显去除脸部皱纹。若调入适量甘油、硼酸和酒精,还有消毒杀菌、增强润滑作用。平日还可用简便法取鲜丝瓜绞汁,调入适量酒精和蜂蜜擦脸,也可减少皱纹。此外,以嫩丝瓜及其叶、藤捣烂,滤渣取汁擦脸孔,还有消除粉刺、面疣、毛囊炎及皮肤分泌过多的作用。洗澡时,用丝瓜筋络着力擦拭皮肤,可使毛孔通畅,有助于排出废物,既洁肤护肤,又减缓皮肤老化。

苦 瓜

苦瓜又名癞瓜、癞葡萄、锦荔枝、红姑娘,属葫芦科一年生缘缘草本。茎有柔毛,卷须不分杈。叶淡绿色,掌状深裂。花冠黄色,裂片卵状椭圆形。瓜果纺锤或长圆筒形,表皮瘤状突起,成熟时橘黄色。种子椭圆扁平,有凹凸条纹。原产于印度尼西亚,大约宋元时期传入我国。如今全国各地均有分布,南方有较多栽培,为夏秋蔬菜之一。南方民间多以青皮煮肉或盐酱渍之充蔬,若与其他菜拼烹,如瘦肉片炒苦瓜,或炒鱼焖,食之开胃爽口,别有风味,有"君子菜"之称。

苦瓜熟透裂开,生吃包裹种子之外的鲜红瓜瓤,味如甘蜜。

【性味归经】

性寒,味苦。入心、肝、脾、胃经。

【食用方法】

既可生吃又可熟食,生吃需用糖拌,食之甜脆清香,用盐稍腌可去苦味。熟食多做其他菜的配料,用苦瓜焖鱼,鱼肉不沾苦味。此外,苦瓜还适合炒、煎、烧、蒸、酿等烹调方法,并可做汤。

【营养成分】

每 100 克苦瓜中,含水分 92.4 克,蛋白质 0.8 克,脂肪 0.1 克,糖类 2.5 克,粗纤维 1.2 克,灰分 0.6 克,钾 256 毫克,钠 2.5 毫克,钙 18 毫克,磷 35 毫克,镁 18 毫克,铁 0.7 毫克,锰 0.16 毫克,锌 0.36 毫克,铜 0.06 毫克,硒 0.36 微克,胡萝卜素 100 微克,维生素 B_1 0.03 毫克,维生素 B_2 0.03 毫克,烟酸 0.4 毫克,抗坏血酸 56 毫克,并含苦味素、苦瓜苷、果胶、5—羟色胺和多种氨基酸如谷氨酸、丙氨酸、β—丙氨酸、苯丙氨酸、脯氨酸、α—氨基丁酸、瓜氨酸等。

【保健功效】

健脾开胃,祛暑清心,清热解毒,明目益肝:苦瓜所含苦味素、苦瓜苷可健脾开胃,祛暑清心,清热解毒,明目等。

利尿活血,消炎退热:苦瓜所含生物类物质奎宁能利尿活血,消炎退热,清心明目。用鲜苦瓜捣汁饮或煎汤服,清热作用更强。苦瓜可为素体蕴热者的辅助食疗品。

杀癌降糖:苦瓜所含维生素 B_17,对癌细胞有较强的杀伤力;鲜苦瓜汁中的苦瓜苷和胰岛素样物质可刺激胰岛素释放,有良好的降血糖作用。

增强免疫力,抑癌阻瘤:苦瓜中的蛋白质成分及大量维生素 C 能提高机体的免疫功能,使免疫细胞有杀灭癌细胞的作用;苦瓜汁所含奎宁样蛋白成分能加强巨噬细胞的吞噬能力,临床上对淋巴肉瘤和白血病有效;苦瓜种子中提取的胰蛋白酶抑制剂可抑制癌细胞所分泌出来的蛋白酶,阻止恶性肿瘤生长。

抑制病毒,防治艾滋病:美国研究者采用苦瓜液治疗艾滋病患者,发现大多数艾滋病患者的 T4 数量明显上升;香港的科学家则证实,苦瓜中有 3 种有生理活性的蛋白质能抑制病毒抗原活性,且能有选择地杀死艾滋病毒感染的细胞。

【功能主治】

清暑涤热,明目解毒,利尿凉血。主治热病烦渴引饮,中暑,痈肿,痢疾,目赤肿痛,丹毒,恶疮,少尿等。苦瓜子有益气壮阳之效。

【药用验方】

口臭:苦瓜适量,生切盐腌,加麻油少许,做凉菜食。功能:清心益肝。

牙痛:火硝 12.5 克,青黛 25 克,槟榔衣 50 克(煅黑),共研为末。大苦瓜 1 条,蒂旁切落 1 片,纳上药,挂当风处,待皮上起白霜时收贮备用。每用适量擦患处。功能:清热消炎。

肥胖(轻度),糖尿病:新鲜苦瓜 250 克,豆豉、辣椒丝、豆酱、花生油、姜末、葱末、精盐、味精各适量。苦瓜去子、瓤,切薄片。花生油倒在锅中烧热,把苦瓜片、豆豉、辣椒丝、豆酱、姜末、葱末一道下油锅干煸,最后加盐、味精略煸食。功能:清热祛湿,益气美容。

扁平疣:苦瓜去子,放醋中泡 1 周,取出切碎,油锅爆炒 1 分钟服,3次/日,63 克/次,连食 15 日。功能:清热解毒。

结膜干燥,眩晕,慢性胃炎,高血压,糖尿病,冠心病:鲜苦瓜 200 克,猪瘦肉 100 克,精盐适量。苦瓜去瓤切块,猪瘦肉切片,一同入锅,加清水煨汤,肉熟后入盐调味食。功能:清暑涤热,明目解毒,补益心脾。

夏季中暑,疮疖肿痛:苦瓜 250 克捣烂如泥,入白糖 30 克拌匀,2 小时后滗出水汁。每日早晚分食。功能:清热祛暑,利湿通窍。

慢性肝炎、肠炎,脂肪肝,腹泻:新鲜苦瓜 250 克,鲜马齿苋 200 克,白糖 30 克。苦瓜、马齿苋分别去杂晾干,苦瓜剖开后切片,马齿苋切碎,共捣烂如泥糊入碗,加白糖拌匀,2 小时后滗出液汁。每日早晚分食。功能:清肝化湿。

烦热口渴:苦瓜 200 克去瓤,竖切为寸长细条;鸡脯肉 100 克,切寸段鸡丝。沸水中入苦瓜,翻两下捞起沥干,摊盘内;鸡丝入锅略焯,亦装盘中,再加适量葱白、盐、味精、醋、麻油拌匀食。功能:生津止渴。

流行性腮腺炎:苦瓜 100 克(去瓤切片),紫菜、食盐、味精、麻油各适量。锅内放鸡汤,入苦瓜烧开撇沫,苦瓜软烂后入紫菜、盐、味精、麻油食。功能:清热凉血。

眩晕,高血压,糖尿病:苦瓜 250 克,文蛤 500 克,精盐、黄酒、大蒜泥、生姜汁、麻油各适量。苦瓜去瓤,入沸水锅焯透,捞出浸凉水去苦味后切片。文蛤入锅煮至张口,捞出去壳、内脏,下油锅炸,加姜汁、酒、盐拌匀。苦瓜片铺锅底,蛤肉放其上,入姜汁、酒、盐、蒜泥、清水炖至蛤肉熟透入味,淋麻油食。功能:清心明目,降压降糖。

高血压,动脉硬化,糖尿病,慢性胃炎:新鲜苦瓜 250 克,花生油、姜丝、葱末、精盐、味精各适量。新鲜苦瓜去子、瓤,切细丝。花生油烧热,入姜、葱略炸,投苦瓜丝爆炒片刻,加盐、味精略炒食。功能:降压降糖明目,行气和胃。

高血压,肝阳上亢:苦瓜 150 克去皮、瓤后切细丝,先开水略烫,再凉开水过一遍,沥水,然后将芹菜 150 克与苦瓜同拌,入芝麻酱、蒜泥等调匀食。功能:凉肝降压。

眼疼:苦瓜 1 个去瓤,晒干研为末,5 克/次,灯心草煎汤送服。或苦瓜煅末,灯心草汤下。功能:凉血明目。

蛇头毒:苦瓜不拘量,捣烂,以盐卤浸收,不可太稀,越久越好。取 1 匙敷患处,外以绢敷过 1 夜。功能:清热解毒。

暑热证,慢性胃炎:苦瓜 500 克,面酱 10 克,酱油、鲜汤、植物油、精盐、味精、黄酒、白糖、湿淀粉、麻油各适量。苦瓜去两头,顺长一切为二,去瓤及子,切长 3 厘米、宽 1 厘米的条,撒盐略腌沥水。炒锅上火,放油烧六成热,下面酱炒出香味,入瓜、酒、盐、糖略炒,入汤、酱油烧至苦瓜上色入味,再入味精,勾芡收汁,淋麻油食。功能:消暑清热,补益脾胃。

湿热性耳聋,耳胀痛,舌红苔黄,小便短赤:生苦瓜 1 条,捣烂如泥,入白糖 60 克拌匀,2 小时后将水汁挤出,一次性凉饮。功能:清热利湿,行气通窍。

痱子,疖病,糖尿病,老年糖尿病并发视网膜病变:苦瓜、粟米各 100 克,冰糖 10 克。粟米与切好的苦瓜片共煮粥,粥将好时入冰糖调化拌匀。每日早晚分食。功能:清暑解热,降低血糖。

慢性胃炎,吸收不良综合征,中暑,单纯性消瘦:新鲜苦瓜 250 克,麻油、番茄酱、醋、蒜蓉、香菜末各适量。苦瓜去瓤,只用外面一层,削成透明薄片置碗中,入麻油、番茄酱、醋、蒜拌匀,再撒香菜食。功能:开胃消食,清暑美容。

鼻出血:苦瓜 150 克,马蜂窝 3 克,水煎服。功能:凉血止血。

糖尿病,消渴:①苦瓜晒干碾粉压片,每片含生药 0.5 克,3 次/日,15～25 片/次,饭前 1 小时服。或取鲜苦瓜炒食。②苦瓜适量,切碎捣汁,50 毫升/次,开水冲服,1 次/日。③苦瓜 200 克,油、盐、葱适量炒食。或苦瓜、蚌肉各 200 克,枸杞(泡软)30 克,油盐适量炒菜食。或苦瓜、马齿苋各 200 克,切碎炒食。功能:清热止渴。

【食用宜忌】

☆ 因苦瓜性寒,脾胃虚寒者慎用,否则令人吐泻腹痛。

【小常识】

苦瓜味虽苦,但将其切片用盐略抓揉后,加调料放到锅中略炒,或切块油炸后焖熟,都是特别开胃爽口的菜肴。

番　茄

番茄又名番柿、西红柿、洋柿子,属茄科一年或多年生草本。茎易倒伏,羽状复叶,聚伞花序,花冠黄色,浆果扁圆或圆形,呈红、黄或粉红色,肉厚汁多,为夏秋佳蔬。生吃细嫩酸甜,熟食滋味鲜美。可烹饪番茄肉片汤、番茄炒蛋,制作糖渍番茄、番茄酱、番茄罐头等。若将番茄用水烫后剥皮去子,捣烂调入白糖存入冰箱,饮用时兑入冰水,即成清凉酸甜的饮料。

【性味归经】

性微寒,味甘、酸。入脾、胃、肝、肾经。

【食用方法】

煎汤或煮食,亦可生食。

【营养成分】

每 100 克番茄中,含水分 92.4 克,蛋白质 0.9 克,脂肪 0.2 克,糖类 2.5 克,粗纤维 0.5 克,灰分 0.5 克,钾 163 毫克,钠 5 毫克,钙 10 毫克,磷 2 毫克,镁 9 毫克,铁 0.4 毫克,锰 0.08 毫克,锌 0.13 毫克,铜 0.06 毫克,硒 0.15 微克,胡萝卜素 0.55 毫克,维生素 B_1 0.03 毫克,维生素 B_2 0.03 毫克,烟酸 0.6 毫克,抗坏血酸 19 毫克,并含葫芦巴碱、胆碱、番茄素、谷胱甘肽、苹果酸、柠檬酸和少量番茄碱等。

【保健功效】

解毒清补:番茄含大量的水分,其清热解毒、生津、利尿消暑功效可与西瓜媲美;其性微寒,味甘酸,又主入胃、肝、肾三经,有清补之功。

消食抑菌：番茄所含番茄素、柠檬酸和苹果酸能促进唾液和胃液分泌，帮助消化和利尿，对多种细菌亦有抑制作用，常食对肾病患者有益。

养脑护肝：番茄所含维生素 B_1 有利于大脑发育，缓解脑细胞疲劳；所含氯化汞对肝脏疾病有辅助治疗作用。

抗癌美容：番茄所含谷胱甘肽在体内含量上升时，癌症发病率则明显下降，因而有抗癌功能；亦可抑制酪氨酸酶的活性，使黏着于皮肤的色素减退和消失，雀斑减少，保持皮肤洁净，并能防止细胞老化，故有延缓衰老和美容作用。

利骨益肤：番茄含胡萝卜素，可保护皮肤弹性，促进骨骼钙化，亦可防治小儿佝偻病、夜盲症和眼干燥症。

平衡机体：番茄果胶可降低血清及肝中的胆固醇含量；番茄汁可降低血压，兴奋平滑肌。

其他功效：番茄碱抗真菌、抗炎，并能降低组织胺引起的毛细血管通透性升高等；番茄中的维生素 B 族可保护血管，防治动脉粥样硬化和高血压；自然条件下生长的番茄能降低胆固醇，调节血压，对于心绞痛患者还有扩张冠状动脉的作用，因而可以防治心血管病。

【功能主治】

生津止渴，健胃消食，凉血平肝，清热解毒。主治热病津伤口渴，食欲不振，肝阳上亢，胃热口苦，烦热，高血压，眼底出血等。

【药用验方】

小儿厌食：番茄数个用开水泡过，剥皮去子，用洁净纱布绞汁服，50～100毫升/次，2～3 次/日，不放糖为宜。功能：健胃消食。

厌食症，慢性胃炎，贫血：鲜蘑菇 500 克，番茄酱罐头半罐，精盐、黄酒、味精、白糖、麻油各适量。蘑菇入沸水锅焯后捞出，冲凉沥水。炒锅上火，入麻油和番茄酱炒至浓稠，蘑菇下锅，入盐、酒、味精、糖，汤汁较稠时加清水，大火烧沸改小火煮，至番茄汁裹附蘑菇上食。功能：补气益胃。

年老体弱,脾虚胃弱:番茄 250 克切块,淀粉用鲜牛奶 200 毫升调汁,鸡蛋 3 个煎荷包蛋。鲜牛奶汁煮沸,入番茄、荷包蛋煮片刻,然后入精盐、白糖、花生油、胡椒粉调匀食。功能:健脾和胃,补中益气。

狐臭:洗澡后,取 1 个未熟透的番茄切开,用切口涂擦腋窝,1 次/日。功能:清热抑菌。

贫血,月经不调,更年期综合征:番茄 150 克,阿胶 10 克,粟米 100 克。番茄入温开水浸片刻,冲洗后切碎,连皮剁糊,盛入碗。粟米入砂锅,加水以大火煮沸,改小火煨 30 分钟,调入番茄糊,继续小火煨。阿胶另锅加水煮沸,完全溶化后,兑入番茄粥拌匀,再煮至粟米酥烂,加精盐、味精。每日早晚分食。功能:补虚养血,益气调经。

动脉硬化,冠心病,疲劳综合征:番茄 250 克,鸡蛋 1 个,面包粉 50 克,番茄酱 30 克,植物油、精盐、胡椒粉、面粉各适量。番茄去蒂,切 1 厘米厚的片,其上均匀撒上胡椒粉、盐,然后撒上面粉。鸡蛋磕碗中搅匀,再将番茄片蘸匀鸡蛋液,沾上面包粉,轻轻将番茄片按实。平底锅上火,放油烧至八成热,入番茄片,炸至两面金黄色时捞出装盘,淋番茄酱食。功能:健脾开胃,滋阴润燥。

冠心病:番茄切小丁,加山楂晶 1～2 匙拌匀,入玉米面粥服食。功能:抗血凝聚。

肤枯无华:①番茄中加少许蜂蜜,涂面部、手部。②番茄绞汁,加 1 匙甘油,混合后洗脸,2～3 次/日,10 分钟/次,然后用清水洗净,再涂护肤霜。功能:美容养颜。

消化性溃疡:番茄汁、马铃薯汁各半杯,混合食用,每日早晨 1 次,连服 10 次。功能:健胃消食。

预防中暑:新鲜番茄 500 克切片,放锅内加水煮 20 分钟,取汁入冰糖 100 克搅匀,凉后代茶饮。功能:生津凉血。

高血压,单纯性肥胖:红熟番茄 100 克去蒂,连皮切薄片。冬瓜 50 克去薄皮,切 0.5 厘米厚的块,与番茄片同入砂锅,加水以中火煮汤当饮料。功能:清火解毒,利尿降压。

高血压,贫血:成熟番茄 300 克去蒂后连皮切小块。旱芹 300 克连根、茎、叶切1厘米长段或切碎,与番茄块同绞汁,用洁净纱布过滤,收汁入砂锅,小火煮至沸,待冷离锅。每日早晚分饮。功能:养血补血,平肝降压。

高血压,高血脂,急慢性肝炎,动脉硬化:番茄、豆腐、鱼肉各250克,发菜25克,葱、姜末、精盐、味精、麻油各适量。番茄、豆腐切块;发菜沥水,切小段;葱切葱花;鱼肉沥水,剁烂调味,入发菜及清水搅至起胶,入葱花搅匀,做成鱼丸子。豆腐块入锅,加清水,大火煮沸后入番茄,再煮至沸,入鱼丸子煮熟,加姜、盐、味精,淋麻油。亦可用治糖尿病。功能:健脾消食,养阴润燥,生津止渴,去脂降压。

高血脂,慢性胃炎,吸收不良综合征:番茄200克,山楂30克,陈皮10克。山楂、陈皮分别去杂,山楂切片(去子),陈皮切碎,同置碗中。番茄入温水浸片刻,连皮切碎剁糊。砂锅中加清水,入山楂、陈皮,中火煮20分钟,加番茄糊拌匀,改小火煨10分钟,湿淀粉勾兑成羹。每日早晚分食。功能:消食导滞,通脉散淤,消炎降脂。

萎缩性胃炎,吸收不良综合征:番茄片250克,青鱼250克,鸡蛋2个,植物油、黄酒、精盐、味精、鲜汤、湿淀粉各适量。青鱼去鳞、内脏、皮,鱼肉切2.5厘米长、1.5厘米宽的片,入碗加盐、酒、味精、蛋清和淀粉,拌匀上浆。炒锅上火,放油烧至六成热,下鱼片炸至九成熟,入漏勺沥油。炒锅重新上火加油,投番茄片略炒,加鲜汤、盐、味精、酒调味,湿淀粉勾芡,入炸鱼片炒匀。功能:健脾清胃,养阴润燥。

脾胃不和,食欲不振:猪瘦肉200克切薄片,番茄200克切块状,菜豆角50克去筋后切段。炒锅放油50毫升,上火烧至七成热,下肉片、葱、姜、蒜煸炒,至肉片发白时下番茄、豆角、精盐略炒,然后加汤适量,稍焖煮,起锅时加味精少许搅匀。功能:健胃消食,补中益气。

脾胃虚寒,消化不良,脘腹胀满等:豆腐200克切片,入沸水稍焯沥水;番茄200克,沸水烫后去皮剁茸,下油锅煸炒,加精盐、白糖、味精略炒。油锅下清汤、毛豆米50克、盐、糖、味精、胡椒粉、豆腐,烧沸入味,湿淀粉勾芡,下番茄酱汁推匀。功能:健脾补胃,益气和中,生津止渴。

脾虚水肿:番茄200克,冬瓜250克,葱5克,按常规做汤菜吃。功能:补虚消肿。

　　慢性胃炎,疲劳综合征,单纯性消瘦:番茄、豆腐各 200 克,毛豆米 50 克,精盐、味精、白糖、胡椒粉、湿淀粉、鲜汤、植物油各适量。豆腐切片,下沸水锅略焯,捞出沥水;番茄开水烫后去皮剁蓉,下油锅煸炒,加盐、糖、味精略炒,倒入碗中。油锅中入鲜汤、毛豆米、盐、糖、味精、胡椒粉、豆腐烧沸入味,湿淀粉勾芡,入番茄推匀食。功能:调补脾胃,益气和中。

　　慢性胃炎、胆囊炎,十二指肠炎,吸收不良综合征:番茄 100 克,砂仁末、蔻仁末各 3 克,植物油、鲜汤、精盐、白糖、味精、湿淀粉各适量。番茄入沸水烫去皮,切小粒,下油锅略煸炒,加盐、糖略炒,入鲜汤、砂仁末、蔻仁末烧沸,入味后调味精,湿淀粉勾薄芡食。功能:调气畅中,止呕降逆,生津养胃。

【食用宜忌】

☆ 番茄性寒,便溏泄泻者不宜多食。

☆ 不吃青番茄,未熟的番茄中含有龙葵素,食之会有不适感,特别是口腔会感到苦涩,严重者出现口干、发麻、恶心、呕吐、腹泻等中毒症状。当番茄成熟变红后,龙葵素会因酸的成分增多而水解,变成无毒物质,此时吃起来才又酸又甜。

☆ 不空腹吃番茄,因为番茄中的一些化学物质易与胃酸作用生成不易溶解的硬块。空腹时胃酸多,易形成硬块堵塞胃内物的排出,引起胃扩张,发生腹胀、腹痛等症状。

茄　子

　　茄子又名落苏、酪酥、茄瓜、矮瓜、昆仑瓜、吊菜子,是为数不多的紫色蔬菜之一,也是餐桌上十分常见的家常蔬菜。

　　在它的紫皮中含有丰富的维生素 E 和维生素 P,这是其他蔬菜所不能比的。

【性味归经】

性凉,味甘。入脾、胃、大肠经。

【食用方法】

茄子是夏秋之季上市的大宗蔬菜之一。从颜色上看,有紫茄、青茄、黄茄、白茄等,其中以白茄、紫茄为上品。茄子在烹调中可荤可素,吃法很多,适宜于炒、烧、拌、熬、焖、炸、熘、蒸、烹等烹调方法,也可干制、盐渍。茄子喜油,香而不腻,多与肉类同烧同炖,还可素拌茄泥等。

【营养成分】

每100克新鲜茄子中,含水分91.4克,蛋白质1.1克,糖类2.6克,脂肪0.2克,粗纤维1.1克,灰分0.4克,钾142毫克,钠5.4毫克,钙24毫克,镁13毫克,磷2毫克,铁0.5毫克,锰0.13毫克,锌0.23毫克,铜0.1毫克,硒0.48微克,胡萝卜素0.05毫克,维生素B_1 0.02毫克,维生素B_2 0.04毫克,烟酸0.6毫克,抗坏血酸5毫克,并含维生素P、葫芦巴碱、水苏碱、胆碱、龙葵碱(种子中含量最高)等。茄子皮中含色素茄色苷、紫苏苷等物质。

【保健功效】

保护血管:茄子尤其是紫茄中维生素P的含量很高,有增强人体细胞间的黏着力、保持细胞和毛细血管壁的正常渗透性、增加微血管的韧性和弹性、防止毛细血管破裂及硬化、提高微血管对疾病的抵抗力、预防高血压的作用。

防癌抗癌:茄子所含龙葵碱对腹水癌、胃癌、肺癌、子宫颈癌等癌细胞增殖的抑制率达80%,故癌症(尤其是胃癌)患者可多吃一些茄子食物。

诸症辅疗:茄子为心血管患者的食疗佳品,特别是对动脉硬化、高血压、冠心病和咯血、紫癜及坏血病患者,均有辅助治疗作用,常吃茄子(含维生素 E),可防高血压所致的脑溢血、糖尿病所致的视网膜出血,对急性出血性肾炎等亦有一定疗效。茄子还有抗衰老功能。

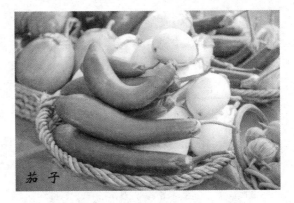
茄子

【功能主治】

清热解毒,活血止痛,消肿利尿,健脾和胃。主治肠风下血,血热便血,痔疮出血,跌扑肿痛,热毒疮痈,皮肤溃疡,蜈蚣、蜂、蝎咬伤等。

【药用验方】

久痢不止:茄根(烧灰)、石榴皮各等份研为末,砂糖水服。功能:健脾和胃。

大风热痰:黄老茄子大者不计多少,以新瓶盛,埋土中,经 1 年尽化为水,取出入苦参末,制丸如梧桐子大。饭后及睡前各以酒送服 30 丸。功能:清热祛痰。

大便出血:经霜茄连蒂,煅成炭研为末,3 克/次,温开水冲服,2 次/日。功能:散血、消肿、宽肠。

无名肿毒:干茄蒂放火盆内燃烧,用纸做一个锥形盖子(盖住火盆),上开一孔,对准患处熏茄蒂烟,3～4 次/日,未成脓者可消,已成脓者可局限。功能:清热解毒。

皮肤溃疡:茄子煨煅存性,研为细末,入少量冰片混匀,撒布创面,纱布包扎。功能:促进伤口愈合。

动脉硬化,营养不良性水肿,高血压:圆茄子 500 克,五花肉 150 克,虾米 50 克,精盐、酱油、白糖、湿淀粉、味精、黄酒、葱花、生姜末、蒜蓉各适量。茄子柄部割 2 厘米长的口,揭开后将茄瓤挖出;猪肉剁馅;虾米切碎块与肉馅拌匀,加盐、味精、酱油、酒、葱、姜调匀后填入挖空茄子内,茄子口用茄柄盖上。茄子(茄口朝上)放大汤碗内,加水蒸熟,取出滗汤汁,茄口开口朝下扣在盘中。炒锅上火,倒入滗出的汤汁,加糖、酱油、味精调味,淀粉勾芡,浇茄子上,撒蒜蓉食。功能:清热消肿,活血降压。

动脉硬化,心绞痛,卒中:茄子1000克,青椒100克,竹笋25克,植物油、麻油、生姜末、黄酒、酱油、香菜、精盐、味精、蒜片各适量。茄子切1.5厘米见方的丁,笋切薄片,青椒切丝。炒锅烧热,温油将青椒丝略炸捞出后,用大火将茄子炸成金黄色捞出。锅留底油,用姜、蒜炝锅,烹酒、酱油,加水,下茄子、青椒丝、笋片、盐,大火焖烧,茄子涨起时加味精,淋麻油,茄子上放香菜食。功能:清热消肿,祛风通络。

慢性支气管炎:茄子根糖浆,2～3次/日,50毫升/次,10日一个疗程,连服3个疗程。茄子根糖浆制法:切饮片的茄根2000克,置于罐内加水温浸30分钟,加热至沸,共煮3次,煎煮时间分别为2.5、2和1.5小时,3次煎液过滤,合并浓缩至500毫升放冷;另取蔗糖40克,溶于适量蒸馏水中,煮沸趁热过滤,使成单糖浆,入冷却浓缩液中,再入苯甲酸钠5克,溶解后加水至1000毫升,搅匀过滤,分装即得。功能:清热解毒。

冻伤:①茄子(焙干)、白及各等份,同研为极细末,水调匀后涂患处,再使患处离火一定距离,烤干,再涂再烤,反复两三次,勿水洗。②茄根200克,煎水熏洗患处,1～2次/日。③茄秆1000克,辣椒秆500克,放铁锅内煮液,取3次滤液合并,浓缩成膏,涂患处或将膏溶于水中熏洗,1次/日。功能:活血止痛。

肝炎:①黄疸型,紫茄数千克,同米煮饭,连食数日。②慢性病毒患者,紫皮茄子250克,连皮切片置于盘中蒸熟,凉后加蒜泥、盐、味精等调味食。功能:清热解毒。

肠风下血,久患不愈:①大茄种3个,1个/次,湿纸包煨熟,装瓶内,以无灰酒1升半沃之,蜡纸封闭3日,去茄暖饮。②茄叶熏干研为末,米饮下。③茄蒂烧存性,研为末,15克/次,食前米饮调下。④经霜茄连蒂,烧存性研为末,每日空腹温酒送服。或茄子煨熟,酒渍,暖酒空心分服。功能:活血消肿。

胃纳欠佳,食欲不振:茄子300克去皮,切直径3厘米长的夹刀片(第1刀切断,第2刀相连);肉末100克,加黄酒、精盐、葱、姜与味精搅匀;鸡蛋1个去壳打碎,入干淀粉调糊;茄夹内撒干淀粉后,肉末加入做茄饼。锅内放油烧六成热,茄饼挂糊,逐个下锅炸至八成熟时捞出,油八成热时将茄饼放入复炸,至酥脆出锅,撒上椒盐末。功能:和中养胃。

胃痛:茄蒂置于密封器皿烧黑,研为末,每次取1/3匙,清水调服。对鲜鱼、蘑菇中毒的胃痛疗效佳。功能:解毒止痛。

热毒疮痛,皮肤溃疡,无名肿毒,蜂蜇肿痛,烂脚:①鲜茄子捣泥或焙干研为末外敷,亦可同醋一起捣敷。②茄子250克切大条,入碗蒸20分钟,茄子熟取出,趁热放精盐,淋麻油食。功能:清热消痈。

动脉硬化,冠心病,心绞痛,心源性水肿:茄子100克,乌梢蛇1条,黄酒50毫升,精盐、味精、湿淀粉各适量。蛇去皮、头后入砂锅,加清水小火炖20分钟后捞出,从头至尾轻剥蛇肉撕丝,放回砂锅,继续小火炖60分钟。茄子切丝,与蛇肉丝同入锅,入煮蛇的原汤、酒,小火炖30分钟入盐、味精,湿淀粉勾芡即可。功能:凉血祛风,消肿止痛。

高血压,动脉硬化,慢性胃炎:紫茄300克,虾仁、猪肉、料酒、葱、姜、味精、鸡蛋、面粉、干淀粉、面包渣各适量。茄子去蒂后切长方形片,开水略烫沥水,拍上干淀粉;虾仁、猪肉分别剁蓉,加酒、葱汁、姜汁、味精、蛋清搅匀,放茄片上卷成卷,接口处用蛋黄、面粉、清水调的蛋黄糊黏合。茄卷入糊中拖一下,蘸上面包渣,入五成热油锅炸至金黄色食。功能:活血消肿,退炎降压。

高血压,冠心病,习惯性便秘,痔疮出血等:紫茄若干切片,晒干或烘干,研细粉,瓶装密封。每次取紫茄粉10克,放茶杯中,沸水冲泡,加盖焖10分钟,调入蜂蜜30克拌匀食。每日早晚分饮。功能:清热解毒,活血降压。

高血压,冠心病,动脉硬化:紫茄200克,肉末50克,粳米100克。茄子切丝,沸水焯后沥水。炒锅上火,加植物油烧七成热,加葱花、姜末煸炒出香味,入肉末、料酒熘炒至肉将熟时,加茄丝稍翻炒离火。粳米入砂锅,加水适量煨成稠粥,粥将成时拌入茄丝、肉末,入精盐、味精再煮至沸。每日早晚分食。功能:清热活血,利尿降血压。

高血压,冠心病,动脉硬化:紫茄250克,植物油、葱花、姜末、精盐、白糖、蒜泥、味精、麻油各适量。茄去蒂后纵裂4份入碗,加植物油、葱、姜隔水蒸熟,入盐、糖、蒜、味精,淋麻油拌匀食。功能:清热消肿,散血降压。

冠心病,心绞痛,卒中后遗症:茄子400克,虾皮15克,植物油、酱油、黄酒、白糖、精盐、味精、葱花、生姜末各适量。茄子去蒂,切大滚刀块,入盘。炒锅上火,倒油烧五成热,入茄子焖炸,从温油炸到油沸,见茄子酥软,连油倒漏勺中控油。炒锅重上大火,撒葱、姜,加水,倒入茄子、虾皮,再入酒、酱油、糖、盐翻动几下,烧开后盖好炒锅,转小火焖约1分钟,汤汁稀少时移至大火上翻炒几秒钟,入味精和植物油,将炒锅晃动几下,卤汁稠浓即可。功能:祛风通络,止痛消肿。

痔疮,便血:①茄子烧炭存性,温开水冲服;或茄子煨熟,加白酒浸3日,去渣,暖酒空腹服用。②鲜茄子1～2个置于碗中,加油盐少许,放锅中隔水蒸熟,连食数日。③茄子250克切小块,锅置于火上,加油烧七成热,倾入茄子块不断煸炒至熟,再加少许精盐食。功能:清热解毒。

痔瘘:老茄子9个,煎汤;小脚盆1个,盖上,开一窍,对肛门熏之,水稍温,再于盆内趁热洗,直到水冷。功能:活血消肿。

脘闷酸胀,食欲不振:茄子300克,香菜、蒜片各5克,酱油、食油、盐各少许。茄子煸炒后,入调料,最后放香菜末。功能:通气消食。

营养不良性水肿,单纯性肥胖,冠心病,心绞痛:茄子500克,鹌鹑脯肉75克,酱油、淀粉、葱花、生姜丝、蒜丝、植物油、鲜汤、香菜各适量。茄子去皮,切1厘米厚片,茄片上交叉划一下,入油锅炸至红色捞出;鹌鹑脯肉切细丝,与葱、姜、蒜同入锅煸炒后装盘。另取蒸碗1只,入酱油、茄子和鹌鹑肉丝,一层茄子一层鹌鹑肉丝摆好,蒸烂后取出,扣汤盘内,酱油、淀粉、鲜汤勾芡浇上面,入香菜食。功能:利水消肿,益气减肥。

跌打肿痛:①茄子切片,焙研为末,2～3克/次,温酒调服。②极大老黄茄,切片如一指厚,新瓦焙研为末。睡前温酒调服6克,一夜消尽,无痕迹。功能:消肿止痛。

慢性风湿性关节炎:茄根25克,水煎服;或茄根150克,浸白酒500克,浸1周后服药酒,25克/次,2次/日。功能:活血消炎。

【食用宜忌】

☆ 茄子性寒滑,食时往往配以温热的葱、姜、蒜、香菜等。体质虚冷、脾胃虚寒、慢性肠滑腹泻及肺寒者慎食。

辣　椒

辣椒又名番椒、秦椒、海椒、辣茄、辣角、圆椒、尖椒、团椒、唐辛、鸡嘴椒、钉头辣椒。青辣椒可以作为蔬菜食用,干红辣椒则是许多人都喜爱的调味品。印度人称辣椒为"红色牛排";墨西哥人将辣椒视为国食。

在我国,辣椒在许多地区都是非常重要的调味品,甚至没有它就难以下饭,可见人们对它的钟爱。

【性味归经】

性热,有小毒,味辛。入心、脾、胃经。

【食用方法】

辣椒作为辣味调料的代表,做主料、辅料、调料均可。做主料者多为辣味较轻的甜椒,可单炒、爆、熘;做辅料,可配主料炒、爆、拌,也可酿上馅心,如红椒酿肉、酿青椒,且有配色功效;做调料的多为辣味较重的干辣椒,川、湘素菜中使用甚广,川菜的红油味、麻辣味等均离不开辣椒。使用辣椒要注意因人、因时、因物而宜,秋冬季气候干燥、寒冷,当多用;春夏季气候温和、炎热,当少用。青年人对辣味菜普遍较喜爱,老年人、儿童则应少用辣椒。清鲜味的蔬菜、水产、海鲜少用,而腥膻味重的牛、羊肉及野味可多用。

【营养成分】

每 100 克新鲜辣椒中,含水分 87.8 克,蛋白质 1.3 克,脂肪 0.4 克,糖类 4.7 克,粗纤维 2.2 克,灰分 0.6 克,钾 222 毫克,钠 2.6 毫克,钙 37 毫克,磷 95 毫克,镁 16 毫克,铁 1.4 毫克,锰 0.18 毫克,锌 0.3 毫克,铜 0.11 毫克,硒 1.9 微克,胡萝卜素 1.39 毫克,维生素 B_1 0.03 毫克,维生素 B_2 0.06 毫克,烟酸 0.8 毫克,抗坏血酸 144 毫克,还含多种辣椒碱和辣椒红素、丰富的维生素 C 及柠檬酸、酒石酸、苹果酸。种子含龙葵碱。

【保健功效】

健胃消食:辣椒的维生素 C 含量较高,能增加唾液、胃液分泌及淀粉酶活性,增加食欲,促进肠道蠕动,帮助消化,少剂量可做健胃剂;但大剂量则对胃有损害。因其辛辣燥热,善走胃肠,常人多喜食,胃寒痛者常食少量炒辣椒可缓解症状,起到健胃消食温中的作用。辣椒可制成辣椒酊治疗消化不良等。

防癌抗癌:对于癌症,辣椒具双重效应,食入过多可引起癌症;而少量食用又有预防癌症的作用,辣椒的有效成分辣椒素是一种抗氧化物质,它可使体内 DMN 化学物质突变作用消失,阻止有关细胞的新陈代谢,从而终止细胞组织的癌变过程,降低癌细胞的发生率。

降脂减肥:辣椒素能促进脂肪的新陈代谢,防止体内脂肪积存,有利于降脂减肥防病。

杀菌灭虫:辣椒碱可抑制蜡样芽孢杆菌及枯草杆菌,但对金黄色葡萄球菌及大肠杆菌无效。10％～20％辣椒煎剂可杀灭臭虫。

其他功效:辣椒可增加血浆内游离的氢化考的松,使其在尿中的排泄量亦增加,还能降低纤维蛋白溶解活性。用它涂擦皮肤,有发赤作用,可使局部血管反射性扩张,促进血液循环旺盛,并能刺激感觉神经末梢,引起温暖感,可将其用治冻疮或制成辣椒膏用治风湿性关节炎等。风湿、寒湿之关节酸痛、冻疮等,可用辣椒汤浸洗。辣椒能通过发汗而降低体温,并缓解肌肉疼痛,故有较强的解热镇痛作用。

【功能主治】

温中散寒,开胃消食,祛风除湿。主治寒滞脾胃之脘腹冷痛,消化不良,呕吐泻痢,风湿痛,腰肌痛,冻疮,疥癣,神经痛。

【药用验方】

外科炎症:老红辣椒焙焦研为末,撒患处,1次/日;或用油调糊局部外敷,1～2次/日。功能:活血消肿。

四肢无力:辣椒根2个,鸡脚15对(由膝以上截出),花生仁100克,红枣6枚,水、酒各半炖服。功能:强身健体。

风湿性关节炎,肥大性关节炎,慢性关节炎:尖红辣椒2个,螺蛳500克,料酒、酱油、砂糖、精盐、味精、蒜泥、姜末、胡椒粉各适量。螺蛳放清水中漂养1昼夜,其间换水1次,剪去螺蛳尾壳。辣椒切碎,入蒜、姜,进油锅煎炒2～3分钟,投螺蛳翻炒,加酒、酱油、糖、盐翻炒10分钟,调味精、胡椒粉。功能:温经散寒,祛湿消炎。

风湿性关节炎,类风湿性关节炎,化脓性关节炎,阳痿,早泄:尖辣椒1个,红花5克,田螺500克,桂皮、料酒、酱油、精盐、植物油、姜丝、葱末、砂糖、胡椒粉各适量。辣椒切碎,田螺用清水漂养1日。起油锅,入辣椒、红花、姜爆炒出香味,入田螺翻炒,加酒、酱油、盐、糖、桂皮、清水烧煮20分钟,调胡椒粉、葱食。功能:温肾通络,化湿利水,滋阴壮阳。

子宫出血:辣椒根25克,鸡脚2～4只,水煎,分2次服,止血后继续服5～10剂。功能:祛痛止血。

外伤淤肿:干红辣椒研极细末,按1:5入溶化的凡士林中拌匀,有辣味时冷却凝固油膏,敷伤处,每日或隔日换药1次。功能:消肿止痛。

外感风寒,不思饮食:青椒1000克去蒂后切开,入锅煸软,拨一边,下熟菜油250克、豆豉煸炒,至香味出便与青椒混匀。食时分盛小盘。功能:散风寒,开胃醒脾。

阳痿,早泄,风湿性关节炎:尖辣椒2个,白鳝(鳗鲡鱼)1条(约500克),料酒、葱白段、精盐、味精、姜片、胡椒粉、蒜头各适量。白鳝去鳃及内脏切块,与辣椒同入锅,加清水用大火烧开后,入10瓣蒜、酒、葱、盐、胡椒粉、姜煨至水汁将干,调味精食。功能:温阳祛寒,滋补肝肾,祛风除湿。

冻疮：①治冻疮，钉头辣椒 6 克切碎，加 60 度烧酒 30 毫升浸 10 日，去渣过滤频擦患处，3～5 次/日。②剥辣椒皮贴患处。③辣椒 50 克切碎，经冻麦苗 100 克，加水 2000～3000 毫升，煮沸 3～5 分钟去渣，趁热浸洗患处，1 次/日。已破溃者用敷料包扎，保持温暖。功能：活血消肿。

益脑健美，延年益寿：青椒 75 克去子切丝，香干 50 克切丝。旺火热锅，油烧七成热，入青椒、毛豆(75 克)炒熟，下香干丝，加调料及水再炒片刻，淋麻油食。功能：补脾开胃，健脑长智。

寒湿泻痢，痢疾水泻：小尖辣椒 1 个，豆腐皮 50 克，素油、食盐、味精各适量。辣椒去子切碎；豆腐皮入清水略泡后卷起切丝，装盘。素油入炒锅烧热，入辣椒炸成辣椒油，浇豆腐皮上，再加盐、味精拌匀。功能：散寒除湿，导滞止痢。

寒滞腹痛，食欲不振，消化不良：仔鸡 500 克去内脏，切小块；四川红辣椒 100 克切段。旺火热锅，油炒鸡块，再加适量精盐焖煮，仔鸡八分熟时入红辣椒翻炒焖熟食。功能：补益气血，温中开胃。

斑秃：小尖辣椒切碎，入 60 度白酒(或酒精)，瓶装密封，浸 15 日后过滤去渣，液涂患处，每日数次。配合补肾药物内服。功能：杀菌活血。

脾胃虚寒，脘腹冷痛，食欲不振，消化不良：青椒 250 克去柄、子，切 1.5 厘米方块。油烧热，放青椒煸炒至外皮稍有皱皮(勿焦)，加盐、糖、水再炒 1～2 分钟食。功能：开胃生津，增进食欲。

腮腺炎，蜂窝织炎，多发性疖肿：老红辣椒焙焦研为末，撒患处，1 次/日；或用油调糊局部外敷，1～2 次/日。功能：消肿止痛。

腰腿疼痛：辣椒末、凡士林(1∶1)，或辣椒末、凡士林、白面(2∶3∶1)，加适量黄酒调糊，涂油纸上贴患处，用胶布固定。功能：活血止痛。

慢性气管炎，扁桃体炎，喉炎：鲜丝瓜 300 克，甜椒 100 克，素鲜汤、生姜、蒜丝、味精、葱白花、精盐、湿淀粉、胡椒粉、植物油、白糖各适量。丝瓜去皮，切 4 厘米长的节，再切条；甜椒去子切丝。锅上火加油，放甜椒，炒五成熟起锅。锅重上中火，入油烧六成热，放丝瓜条略炒，加甜椒、姜、葱、蒜、汤略推炒，放盐、胡椒粉、糖、味精炒匀入味，湿淀粉勾薄芡，淋明油即可。功能：健脾开胃，清热化痰。

慢性胃炎,胃窦炎,吸收不良综合征:肉青椒 30 克,猪瘦肉 50 克,粳米 150 克,食用调和油、姜末、葱花、花椒、陈皮、精盐、料酒各适量。青椒切细丝;猪瘦肉剔去筋膜,切小丁。炒锅上火,加油烧六成热,下姜、葱煸香,入猪肉丁翻炒,烹酒焖烧 5 分钟。砂锅加清水适量,入粳米、肉丁、花椒、陈皮、盐、酒煨至粳米与肉熟烂,加青椒丝搅匀,再小火煨 5～10 分钟。每日早晚分食。功能:温胃祛寒,健胃和中。

【食用宜忌】

☆ 辣椒辛温动热,有较强的刺激性,多食易使人内火旺盛,大剂量口服可产生口干、咳嗽、咽痛、胃黏膜充血、肠蠕动增剧、腹泻呕吐、便秘等,导致腹部不适,故阴虚火旺热盛,咳嗽,各种出血症候,口舌生疮,疔痈,目赤肿痛者,以及口腔炎、咽喉炎、胃溃疡、大便干结、肺结核、高血压、结膜炎、痔疮、肛裂患者和职业演员、教师等均应忌食。

【小常识】

美国科学家实验指出,红辣椒除了能预防癌肿、坏血病、风湿症,还可抑杀胃肠道内的寄生虫,并刺激神经活动起镇痛作用,且有控制心脏病及冠状动脉硬化的奇功。辣椒还被视为一种美容品,当人们吃辣椒后身上产生热乎乎的感觉,则是体内贮存的脂肪燃烧的结果。人体消耗多余的脂肪,就可控制体重,从而达到减肥的目的。又因辣椒极为辛辣,刺激唾液分泌,促进胃壁蠕动,可强心活血,扩张皮肤血管,供给脸部血液营养,使肌肤滑润。

香 菇

香菇又名冬菰、冬菇、香信、合蕈、台蕈、菊花菇。香菇营养丰富,味道鲜美,自古被誉称"蘑菇皇后"、益寿延年的上品。原为野生,现已广泛人工栽培。我国人工栽培香菇已有 800 多年历史,是世界上最早栽培香菇的国家。按品论质,分为花菇、厚菇、薄菇三种。每种又可分为大菇、中菇、小菇,一般以中菇质量最优,呈半球形状,菇边往里卷,呈霜白色或茶色,肉质丰厚,伞面花纹明显,呈菊花形,香气宜人。主产于浙江、福建、江西、安徽、广西、广东等地,其中以福建产量最多,安徽、江西质量最好。春、秋、冬季均可采收,洗净晒干或烘干备用。香菇是人们日常生活中的佳肴,备受男女老少青睐。

【性味归经】

性平,味甘。入胃、肝经。

【食用方法】

煲汤、炒食均可。

【营养成分】

每 100 克香菇干品中,含水分 12.3 克,蛋白质 20 克,脂肪 1.2 克,糖类 28.1 克,粗纤维 29.6 克,灰分 4.8 克,钾 464 毫克,钠 11.2 毫克,钙 83 毫克,镁 147 毫克,磷 258 毫克,铁 10.5 毫克,锰 5.47 毫克,锌 8.57 毫克,铜 1.03 毫克,硒 6.42 微克,胡萝卜素 0.02 毫克,维生素 B_1 0.19 毫克,维生素 B_2 1.26 毫克,烟酸 20.5 毫克,抗坏血酸 5 毫克,还含麦甾醇、香菇多糖、天门冬素、嘌呤、三甲胺、甘露醇、海藻糖、降低血脂的香蕈太生等活性物质。其松茸醇为鲜品香气的主要成分。

【保健功效】

烹饪佳肴:香菇清香,其味鲜美,能增进食欲,是一种高蛋白、低脂肪、低热量的菌类食物,含 17 种易为人体吸收的氨基酸,入肉食或蔬菜中炒、焖、炖、煮,均可使汤鲜菜味佳美,为蕈类食物中应用最广者。

增强免疫力:香菇中钙、磷含量较高,可作为天然抗佝偻病和小儿软骨病的良好辅助治疗食物。香菇多糖可提高巨噬细胞的吞噬能力,促进 T 淋巴细胞(CTL)的产生并提高其杀伤活性,从而提高机体的免疫功能;其水提取物对体内的过氧化氢(H_2O_2)有清除作用,从而有延缓衰老的作用。

防治放射病:香菇中香味物质的主要成分是1,2,3,4,5,6－五硫杂环庚烷,有防治龋齿的功能。香菇含40多种酶,这些酶在人体生化反应中起着极其重要的催化作用;将其酶类制成制剂,用于纠正人体酶缺乏病症有良效。

抵抗病毒:香菇菌丝体水提取物可抑制细胞的吸附疱疹病毒,从而防治单纯疱疹病毒、巨细胞病毒和EB病毒引起的各类疾病。

防癌治癌:香菇菌盖部分含双链结构的核糖核酸,进入人体后,会产生具有抗癌作用的干扰素;香菇多糖的防癌、抗癌作用最强,能提高人体内抗癌免疫细胞活力,故各种癌症患者手术后每日食用10克香菇,可防止癌细胞转移,增强免疫功能。

降脂降压:香菇中的香蕈太生、核糖核酸、嘌呤、胆碱、酪氨酸、氧化酶可抑制血清和肝脏中胆固醇的增加,降低血脂,阻止血管硬化,降低血压,辅助治疗高血脂、心肌梗死、动脉硬化、冠心病、肝硬化等。

【功能主治】

补脾益胃,化痰理气,清热止血,防癌抗癌。

主治胃痛,脾胃虚弱,食欲减退,身体虚弱,小便失禁,大便秘结,体胖气短,小儿麻疹透发不畅,血证,肿瘤疮疡等。

【药用验方】

癌症术后:鲜香菇30克(干品减半)煮食,1次/日,日期不限,持续服用。功能:防癌转移。

中焦气滞,食欲不振,脘腹胀满:鲜冬笋200克去皮切丝,鲜冬菇50克切丝。热锅加油,入炒冬菇、冬笋丝,加适量葱根、精盐,熟透可食。功能:升清降浊,开胃健食。

水肿:香菇干品16克,鹿衔草、金樱子根各30克,水煎服,2次/日。功能:利尿消肿。

厌食症,慢性胃炎,单纯性消瘦,慢性肝炎:香菇50克用水泡发开,剁细末,与肉糜500克、精盐、料酒、葱花、姜末、味精、麻油混合拌匀为馅。茯苓100克切片,入砂锅,加适量清水煮沸后,用小火煮30分钟,以净纱布滤取药液,再如前法将药渣煎煮2次,合并3次滤液。另取面粉1000克,加发面适量,用温热的茯苓煮液和面,面和好后擀成包子皮,加肉馅包成包子,以大火蒸熟食。功能:补气养胃,清热消炎。

肺结核恢复期,阳痿,骨质疏松症:水发香菇、水发海参各150克及玉兰片25克切丁,熟鸡肉、火腿肉各25克也切丁,猪肉150克剁成蓉。以上各料共入盆,加酱油、麻油、精盐、味精、葱花、姜末搅拌成馅。面粉1000克内加碱水、面肥250克、温水和成面团,发酵后搓成长条,切一个个剂子擀扁,包入馅,捏成包子,蒸10分钟。当点心食,量随意。功能:滋补肝肾,填精益髓。

贫血,产后缺乳,习惯性便秘:香菇10克用水浸软去蒂,大花生仁10颗用开水浸去皮入锅,加水适量,与香菇同煮熟软,温后兑入蜂蜜。当饮料上下午分饮。功能:养胃生津,益气和脾。

贫血,骨质疏松症:水发香菇100克去蒂控水;绿叶菜50克沥水切末;嫩豆腐250克入碗捣成泥,加精盐、味精、生姜汁、湿淀粉调匀。香菇放另一碗内,加精盐、生姜汁、料酒、清汤、植物油各适量,盖上蒸10分钟后控水,菇面朝下,平放盘内,撒上干淀粉。将调匀的豆腐抓起,以虎口挤成小圆球,逐个放在香菇上,再拍平,上放绿叶菜末按实,分排放盘中,再蒸熟后取出。炒锅上中火,入清汤、精盐、味精,用湿淀粉勾芡,淋植物油浇香菇上熟食。功能:补益精血,增加钙质。

慢性胃炎,消化性溃疡,溃疡性结肠炎:香菇30克泡发去蒂,剖开;鹌鹑2只宰杀后,去毛及内脏;白及10克,砂仁、蔻仁各5克装入纱布袋,扎紧袋口。鹌鹑与药袋入锅,加适量水,大火煮沸后改小火煨,取出药袋,入香菇、葱、姜、味精、精盐、料酒,煨至肉酥烂食。功能:补脾益气,养胃和中,护膜愈溃。

贫血,慢性胃炎、肝炎,肝硬化,原发性肝癌及其他消化道癌症:水发香菇50克去蒂,保留柄段,切丝;水发干贝30克用温水洗净入碗,入鲜汤及料酒,蒸烂后取下;猪血(块)200克入沸水锅略焯,捞出过晾,切1.5厘米见方的块。炒锅上火,加植物油烧八成热,入猪血块及鲜汤,大火煮沸,入香菇丝,并倒入蒸熟的干贝及其蒸炖液汁,改小火煨30分钟,加葱花、姜末、精盐、味精拌匀,再煮至沸,用湿淀粉勾薄芡,淋麻油食。功能:益气养血,生津抗癌。

食欲不振:鲜桃仁200克蒸熟。鸡汤250毫升加精盐、料酒、白糖适量煮沸,再入熟桃仁和鲜香菇(500克)共煮熟,用淀粉勾芡可食。功能:润肠通便,健脾益气。

轻度风湿性关节炎,高血压,高血脂:大蒜100克切段,鲜香菇200克切片,一起入油锅爆炒,将熟时调精盐、料酒、味精,再稍翻炒熟食。功能:温阳散寒,祛脂降血压。

骨质疏松症,慢性关节炎,腰腿痛:香菇30克用清水浸片刻。猪蹄1只剁开入锅,加水适量,用大火煮20分钟,再入香菇、生姜丝、豆腐100克、精盐,转小火炖30分钟,肉熟时出锅,入味精,淋麻油食。功能:壮骨养血,通络止痛。

高血压,骨质疏松症:水发香菇100克去蒂沥水,虾皮50克入碗。炒锅上火,加植物油烧七成热,入虾皮、料酒、葱花、姜末炒香,加香菇及清汤适量,小火煨沸,调少许精盐、味精、五香粉,湿淀粉勾芡熟食。功能:平肝清火,补钙降压。

高血脂,冠心病心绞痛,动脉硬化:鲜香菇30克(干品15克泡发)切条状或切碎。粟米100克入砂锅,加水适量,大火煮沸后改小火煨30分钟,拌入香菇,继续用小火煨至粟米酥烂,粥黏稠时,加红糖10克拌匀。每日早晚分食。功能:益气补虚,滋阴平肝,散淤降脂。

脾虚湿肿,体弱倦怠:鲤鱼1条(约750克)去鳞及内脏,冬笋100克、火腿肉50克切薄片,水发香菇50克切丁,生姜100克、冬瓜皮50克切细丝。上料一起入鱼腹,并加调料蒸熟食。功能:消肿利水,健脾益气。

慢性气管炎,肺结核,颈淋巴结核,慢性萎缩性胃炎:香菇20克用水泡发,去蒂控干,对半切开;冬笋10克去皮切片;青鱼(中段)400克去鳞皮、骨刺,切块。炒锅上火,放油烧热,入葱花、姜末煸香,下青鱼块、香菇翻炒,入冬虫夏草 10 克、鲜汤、精盐、料酒,并入冬笋片煮熟透食。功能:益气健脾,益胃和中,清热消炎。

慢性白血病,贫血:香菇 30 克、黑木耳 20 克分别去杂,入温水泡发后捞出(浸水勿弃),香菇切片,黑木耳撕朵瓣;新鲜猪肝 200 克去筋膜,剖切片入碗,加葱花、姜末、料酒、湿淀粉抓匀。炒锅上火,加植物油烧六成热,投葱花、姜末煸炒炝锅,出香味后即投猪肝片急火翻炒,加香菇片及木耳继续稍翻炒,入鸡汤(或鲜汤)适量,入香菇、木耳浸液滤汁,加精盐、味精、酱油、红糖、五香粉,小火煮沸熘匀,湿淀粉勾薄芡,淋麻油食。功能:补虚养血。

慢性胃炎,贫血,疲劳综合征:水发香菇 150 克去根蒂,挤干水分,切小丁;青菜叶 30 克切碎;猪瘦肉 150 克切丁;鸡蛋 4 个去黄留清。炒锅上火,放植物油烧热,下葱、姜煸香,入香菇、肉丁、青菜叶稍翻炒,随后入鲜汤、黄油、精盐、味精烧沸,下鸡蛋清搅匀,用湿淀粉勾稀芡,汤浓稠时装碗,淋上麻油。功能:滋阴养胃,气血双补。

慢性胃炎,贫血:香菇 25 克用温水泡发后切碎,与陈皮 10 克、红枣 15 枚同入砂锅,加水煎煮 30 分钟,收取浓汁,与加热消毒后的新鲜瓶装牛奶 200 毫升拌匀。每日早晚分饮。功能:养胃健脾,养血补血。

【食用宜忌】

☆ 香菇为"发物",脾胃寒湿气滞者慎食。痧痘后、产后、病后忌用野生香菇,其与毒蕈易混淆,误食后中毒,严重者可致死亡。

【小常识】

据报道,20 世纪 70 年代后,有人调查发现波西米亚人因经常食用野生香菇,竟无一人患癌症。此外,据日本科学家最近研究报道,从香菇菌丝体培养液中提取的一种多糖蛋白质,还可以用于治疗艾滋病。临床试验时,给患者每服 3 克,日服 3 次,取得较好疗效。

金针菇

金针菇又名金钱菇、朴菇、构菌、黄耳蕈，为担子菌纲伞科食用菌。其菌盖扁平，边缘薄，黄褐色，表面黏滑，基部相连，呈簇生状。干品形似金针菜，故名金针菇。本品耐寒性强。我国栽培金针菇历史已久，元代《农书》记载颇详。如今福建、浙江、江苏等地，已有产品供应国内外市场。近年上海农科院食用菌研究所选育成功的"SFV－9"金针菇，洁白细嫩，堪称上品。

【性味归经】

性寒，无毒，味甘、咸。入肝、脾、胃经。

【食用方法】

金针菇清香脆嫩，味美润滑，风味独特，自古以来一直作为高档名贵菜肴。若将洗净的金针菇放在开水里煮2分钟，捞起沥干置入盘中，调入细盐、味精，淋上香醋、麻油，撒上葱花，则黄、白、绿三色赏心悦目。品尝后，颇觉鲜、嫩、滑、脆四味绝佳，老幼皆宜，百吃不厌。此外，还可以与荤菜拼配成名肴，如列入我国菜谱的"金菇三色鱼""金菇炒鳝鱼""金菇绣球""金菇溜鸡""金菇凤燕"等。

【营养成分】

每100克鲜金针菇中，含水分88.2克，蛋白质2.4克，脂肪0.4克，糖类3.3克，粗纤维2.7克，灰分1克，钾195毫克，钠4.3毫克，钙14毫克，镁17毫克，磷97毫克，铁1.4毫克，锰0.1毫克，锌0.39毫克，铜0.14毫克，硒0.28毫克，胡萝卜素0.03毫克，维生素B_1 0.15毫克，维生素B_2 0.19毫克，烟酸4.1毫克，抗坏血酸2毫克。每100克干金针菇中，含蛋白质13克，脂肪5.78克，糖类52克，粗纤维3.34克，灰分7.58克，

259

矿物质 7.56 克。还含多种氨基酸、植物血凝素、牛磺酸、香菇嘌呤、麦冬甾醇、细胞溶解毒素、冬菇细胞毒素等。其蛋白质中含多种人体必需的氨基酸,尤以精氨酸含量最为丰富。

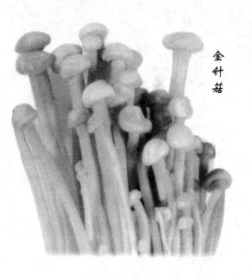

金针菇

【保健功效】

促进代谢:金针菇能有效地增强机体的生物活性,促进体内新陈代谢,有利于食物中各种营养素的吸收和利用。

降脂消乏:可抵抗疲劳,加快疲劳消除;能抑制血脂升高,降低胆固醇,防治心脑血管疾病。

抗菌防癌:金针菇菌丝体、籽实体提取物有抗菌消炎的作用;金针菇中提取的朴菇素能有效地抑制肿瘤的生长,有明显的抗癌作用;金针菇多糖对肉瘤、肝癌、肺癌均有明显的抗活作用。

【功能主治】

利肝胆,益肠胃,抗癌瘤。主治肝病,胃肠道炎症,溃疡,癌瘤等。

【药用验方】

体质虚弱:水烧开,投猪瘦肉片 250 克煮沸,再入金针菇 150 克,加精盐适量,菇熟可食。功能:补益肠胃。

体虚,气血不足,倦怠食少,腰膝酸软:①鲜金针菇、黄鳝肉各 150 克,配以料酒、精盐、酱油、葱姜、猪油制成熟食。功能:补虚损,益气血,强筋骨。②土仔鸡 250 克去内脏,入砂锅加水炖九成熟,再入金针菇 100 克,菇煮熟食。功能:补益气血。

肝病:猪肝 300 克切片,用薯粉拌匀,与金针菇 100 克同入锅煮,调少许精盐、麻油,猪肝熟食。功能:补肝利胆,益气明目。

肝脏疾病,胃肠道溃疡:鲜金针菇 500 克,配以精盐、味精、酱油、麻油制成熟食。功能:增强体质,防病健身,降低胆固醇。

脘腹胀满,食欲减少,体倦肢弱:锅内精油烧熟起烟后,即刻倒入四川火锅料、豆腐 8 块(约 400 克,切小方块),翻炒数次,入金针菇 50 克(冷水浸开)焖熟食。功能:健脾开胃,促进食欲。

脾胃气虚,水肿,消渴,肾炎,肝病:鲜金针菇 100 克,冬笋 150 克,配以精盐、味精、白糖、酱油、淀粉、鸡汤制成熟食。功能:补中益气,生津止渴,和肾润肝。

【食用宜忌】

☆ 金针菇性寒,平素脾胃虚寒腹泻便溏之人不宜食。

蘑 菇

蘑菇又名蘑菰、麻菰、肉蕈、鲜蘑、干蘑、蘑子蕈、蘑菇草、蘑菇蕈。蘑菇既可炒食,又可焯水凉拌,口感细腻软滑,味道十分鲜美。

【性味归经】

性凉,味甘。入胃、肺、大肠、小肠经。

【食用方法】

炒食或煮食。

【营养成分】

每 100 克蘑菇鲜品中,含水分 90.4 克,蛋白质 2.7 克,脂肪 0.1 克,糖类 2 克,粗纤维 2.1 克,灰分 0.7 克,钾 312 毫克,钠 8.3 毫克,钙 6 毫克,磷 94 毫克,铁 1.2 毫克,锰 0.11 毫克,锌 0.92 毫克,铜 0.49 毫克,硒 0.55 微克,胡萝卜素 0.01 毫克,维生素 B_1 0.08 毫克,维生素 B_2 0.35 毫克,烟酸 4 毫克,抗坏血酸 2 毫克,并含多糖类及游离氨基酸、肌肽、肌酐等。

【保健功效】

降脂镇痛:蘑菇含腺嘌呤类物质,常食蘑菇其降脂作用比安妥明强 10 倍;其提取物 ACT－2 可镇痛(效果可代替吗啡)、镇静。

抑菌降糖:蘑菇产生的野菇菌素可抑制革兰氏阳性和阴性细菌,蘑菇醇提取物能降低血糖。

化痰抗癌:蘑菇提取液可明显镇咳、稀化痰液,其有效成分能抑制癌细胞的生长(作用比绿茶中的抗癌物质强 1000 倍),其毒蛋白能有效阻止癌细胞的蛋白合成。

固津润肠:所含的人体很难消化的粗纤维、半粗纤维和木质素可保持肠内水分,并吸收余下的胆固醇、糖分排出体外,对预防便秘、肠癌、动脉硬化、糖尿病等都十分有利。

增强免疫力:鲜蘑菇食用时味道鲜美,能增进食欲,益胃气,适合于肿瘤、糖尿病、肝炎、慢性气管炎者常食。蘑菇的有效成分可增强 T 淋巴细胞功能,从而提高机体抵御各种疾病的免疫功能。

【功能主治】

化痰散寒,补益肠胃,理气益神,延年益寿,抗癌防衰。主治脾胃虚弱,精神萎靡,体倦乏力,食欲不振,乳汁减少,上呕下泻,痰核凝聚,尿浊不禁等,亦可用治急慢性肝炎。

【药用验方】

小儿麻疹透发不畅:鲜蘑菇 18 克,鲜鲫鱼 1 条,清炖喝汤,略加盐调味食。功能:托痘疹。

体质虚弱,发育不良,四肢痿软:乳鸽 1 只(约 500 克)去内脏后入锅煮,初熟时再入蘑菇 100 克,汤沸蘑菇熟后,调精盐食。功能:益气和血。

乳汁不足:鲜蘑菇 100 克入沸水中略氽,捞出切厚片;菠菜 500 克切段。锅上旺火,放花生油 50 毫升烧热,下蘑菇炒片刻,烹姜汁,放菠菜、精盐,炒熟食。功能:滋阴增乳。

乳腺癌、宫颈癌、食管癌、胃癌、大肠癌:蘑菇 150 克切片,菱角 50 克连壳切开。薏苡仁 50 克入锅,加水适量,投蘑菇片、菱角,共煮成浓汁,去渣后饮汤汁。每日早晚分饮。功能:益气健脾,扶正补虚,消肿抗癌。

肺虚痰咳:猪心、猪肺各 200 克切小条块,入锅煮,八成熟时再入鲜蘑菇 150 克和适量精盐、葱段及姜丝,蘑菇熟后可食。功能:滋补肺胃,化痰理气。

肺脾两虚:鸡脯肉、蘑菇各 200 克切块,花生仁 100 克,入锅小炒;生姜切丁,香葱切段。鸡脯肉、蘑菇先烧熟,再入花生仁、精盐、姜丁、葱段焖烧熟食。功能:润肺补脾。

贫血,习惯性便秘,产后缺乳:当归 30 克切片,入洁净纱布袋中,扎口;肋条肉 100 克切薄片,入碗加葱花、姜末、湿淀粉等抓匀。炒锅上火,加植物油烧六成热,投肉片熘炒片刻,烹料酒,加鸡汤(或清汤)适量及清水和药袋,改小火煨 40 分钟,取出药袋,挤尽汁液,加鲜蘑菇 150 克继续小火煨 10 分钟,调精盐、味精,淋麻油熟食。功能:理气养血,润燥增乳。

贫血,产后缺乳等:鲜蘑菇 250 克去杂,将较大的纵剖为二,入碗。童子鸡 1 只(约 500 克)去杂,保留头、足等,入砂锅加水适量,大火煮沸撇沫,烹料酒,投葱花、姜末、笋丝,改小火煨 1 小时,待鸡肉熟烂,加鲜蘑菇继续煨至鸡肉酥烂,调精盐、味精、五香粉煨沸食。功能:益气增乳,养血补血。

贫血,慢性胃炎,吸收不良综合征:鲜蘑菇 100 克切薄片;阿胶 10 克入锅,加水煮沸,待完全溶化后保温。粟米 100 克入砂锅,加水适量,大火煮沸后改小火煨 1 小时,粟米将酥烂时入蘑菇片、阿胶液汁拌匀,继续用小火煨 10 分钟,加精盐、味精拌匀。每日早晚分食。功能:理气开胃,补血养血。

贫血,慢性胃炎、肝炎:鲜蘑菇 100 克撕开,猪瘦肉 100 克切薄片。将花生油烧热,用葱、姜炝锅,入肉片煸炒,加酱油和适量开水,再入蘑菇,小火煮至肉烂汤稠,调盐、味精食。功能:健脾和胃,滋阴润燥。

冠心病，高血脂，高血压，动脉硬化：鲜蘑菇 100 克切片，用植物油煸炒，再入切成小块的豆腐 100 克和适量清水，同煮至沸，调精盐、味精食。功能：祛脂宁心，降压护脉。

冠心病心绞痛频发，胸闷胸痛，心律不齐：蘑菇、冬菇（发好）、草菇各 25 克投油锅煸炒后，入鲜汤及小玉米笋 50 克同煮，熟后调芡粉及调料，翻炒至黏食。功能：行气护心。

消化性溃疡，慢性胃炎，溃疡性结肠炎，胃窦炎，消化道癌：鲜蘑菇 100 克入沸水焯透，取出切丁晾凉；菜花 400 克切 3 厘米长段，以沸水冲焯，取出晾凉。炒锅上火，放少许食用调和油烧八成热，入葱花、姜末煸香，加鲜蘑菇、菜花、鲜汤、精盐、料酒，烧沸后用湿淀粉勾芡，调味精，淋麻油食。功能：生津护膜，补益脾胃，解毒防癌。

高血脂，高血压，动脉硬化：水发腐竹 150 克切 3 厘米长小段，鲜蘑菇 100 克切片，黄瓜 50 克剖开切片。炒锅上火，加植物油烧七成热，加葱花、姜末煸香，顺序入水发腐竹段及蘑菇片、黄瓜片，不断翻炒数分钟，加精盐、味精、五香粉熘匀，淋麻油熟食。功能：补益脾胃，清肺化痰，散淤降脂。

脘腹痞满，食欲不振，口淡乏味，体倦无力：水发蘑菇 50 克切丝，与薯粉丝 150 克同入适量牛肉、猪肉肉糜汤中煮熟食。功能：理气和中，增食欲，补气血。

萎缩性胃炎，胃癌：鲜芦笋 150 克用水浸，控干切丝；蘑菇 150 克切丝。锅上火，放油烧七成热，入蘑菇丝、芦笋丝煸炒几分钟，入少量鲜汤、精盐、白糖、味精，用湿淀粉勾芡，淋麻油拌成馅。面粉 500 克加清水适量拌成面浆。锅上火，用食用调和油滑过，入面浆，摊成薄面皮。将面皮裹上馅入盘，蒸熟透食。功能：养阴清胃，补中健脾，护膜抗癌。

食欲不振，体倦乏力，乳汁减少：猪肚 1 只（500～750 克）切片，鲜蘑菇 150 克切两瓣。先炖猪肚，加精盐少许，待八成熟，再入蘑菇煮熟食。功能：开胃健食，行气通乳。

阳痿早泄，精子稀少，神经衰弱，失眠多梦：干贝壳 20 克剔去筋入碗，加清水适量蒸 20 分钟。炒锅上火，放植物油烧热，煸炒葱花、姜末，再加鲜汤、料酒、干贝、鲜蘑菇 250 克、精盐、味精,用小火炖 10 分钟,淋麻油熟食。功能:滋阴补肾,填精益髓。

慢性胃炎,吸收不良综合征,贫血:鲜蘑菇 150 克,大者纵剖为二,盛入碗;羊血块 200 克入沸水锅氽透取出,切 2 厘米见方的块。炒锅上火,加植物油烧六成热,煸香葱花、姜末,加鸡汤或清水适量,并加羊血块,烹料酒,大火煮沸,加蘑菇拌匀,改小火煨 30 分钟,调青蒜细末、精盐、味精、五香粉及少许麻辣汁水,再煮沸食。功能:养胃健食,补血养血。

【食用宜忌】

☆ 蘑菇性滑,便泄者慎食;其动气发病,不宜多食。

☆ 禁食有毒野蘑菇。蘑菇野生者要注意是否有毒,若不慎中毒,则可用生绿豆和水研浓汁服,以缓解其毒性,并尽快送医院救治。

黑 木 耳

黑木耳又名木耳、云耳、耳子、蕈耳、树鸡、木娥、木菌、桑耳、槐耳、松耳。色泽黑褐,质地柔软,味道鲜美,营养丰富,可素可荤,不但为中国菜肴大添风采,而且能养血驻颜,祛病延年。现代营养学家盛赞黑木耳为"素中之荤",其营养价值可与动物性食物相媲美。

【性味归经】

性平,味甘。入脾、胃、大肠、肝、肾经。

【食用方法】

煮食、炒食、凉拌均可。

【营养成分】

每 100 克黑木耳中,含水分 15.5 克,蛋白质 11.1 克,脂肪 1.5 克,糖类 33.7 克,粗纤维 28.9 克,灰分 5.3 克,钾 757 毫克,钠 48.5 毫克,钙 247 毫克,镁 152 毫克,磷 292 毫克,铁 97.4 毫克,锰 8.86 毫克,锌 3.18 毫克,铜 0.32 毫克,硒 3.72 微克,胡萝卜素 0.1 毫克,维生素 B_1 0.17 毫克,维生素 B_2 0.44 毫克,烟酸 2.5 毫克。糖类中有甘露聚糖、甘露醇、葡萄糖、葡萄醛酸、木糖等物质。干木耳中所含磷脂为卵磷脂、脑磷脂、鞘磷脂等,并含甾醇类(例如麦角甾醇等)。

【保健功效】

增强免疫力:黑木耳营养丰富,不仅是烹饪佳菜,还是滋补强身、防治疾病的良药,被誉为"素中之荤"。它含有大量糖类,例如甘露聚糖、木糖等;其中钙、铁含量较高,脂肪中还含卵磷脂和脑磷脂,故黑木耳可促进体液的免疫功能,增强机体抗病能力,防止疾病侵袭,并可药用治疗贫血、便血、便秘等。

清胃涤肠:黑木耳含较多胶质,有较强的吸附力,可清胃涤肠,是矿山、冶金、纺织、理发等行业职工的保健食品。

防治血栓:黑木耳含对抗人体特别是脑部血栓形成的物质,故可防治脑血管病和冠心病。

防癌抗癌:黑木耳多糖蛋白及其提取物可提高巨噬细胞活性,增强吞噬细胞的功能,抗肝癌、食管癌、子宫癌等效果明显。

【功能主治】

和血养荣,凉血止血,补气止痢。主治血痢、血淋、肠风、崩漏、痔疮等。还可防治脑血管病和冠心病,并能清理消化道。

【药用验方】

习惯性便秘,痔疮出血:黑木耳 15 克泡发,柿饼 30 克略洗,同入锅,加清水适量,先大火煮沸,再小火炖 30 分钟至柿饼熟烂。当点心,上下午分食。功能:滋阴凉血,润肠通便。

小儿盗汗:黑木耳、红糖各 15 克,冰糖适量,水煎服,1 剂/日,分 2～3

次服。功能:清热凉血。

卒中恢复期半身不遂,便秘:黑木耳 120 克用温水泡发,与桃仁 120 克共捣烂如泥,入大碗,兑入蜂蜜 120 克拌匀蒸熟。3 次/日,1 茶匙(约 10 克)/次,温开水送饮。功能:凉血化淤,润肠通便。

心肾不足,心悸不宁,失眠多梦:黑木耳 250 克炒至略带焦味,黑芝麻 250 克炒香,与生黑木耳 250 克放在一起混匀。用时每次取 10 克置于碗中,沸水冲泡,取滤液半盏,加白糖适量代茶饮。功能:和血养荣。

月经过多,小腹疼痛:①黑木耳 30 克,红糖 25 克,炖食。②黑木耳焙干研为细末,以红糖水送服,5~10 克/次,2 次/日。功能:和血止血。

子宫出血:黑木耳、冰糖各 15 克,大枣 20 枚,猪瘦肉 100 克,加水炖熟食,1 剂/日,分 2 次服,连用 7 日。功能:补气止血。

产后虚弱,麻木抽筋:①黑木耳、红糖各 15 克,蜂蜜 30 毫升,煮熟分 3 次服用。②黑木耳 30 克,陈醋浸,分 5~6 次服,3 次/日。功能:和血养荣。

年老生疮,久不收口:黑木耳用瓦焙焦研为细末。2 份黑木耳粉、1 份白糖,加水调成膏摊纱布上,敷患处,早晚各换 1 次。功能:补气和血。

血虚,贫血:黑木耳 15 克,大枣 20 枚,粳米 100 克,煮粥食用,连续进食一段时间。亦可用黑木耳炖红枣食。功能:益气补血。

吸收不良综合征,慢性胃炎,胃下垂:黑木耳 25 克切小片,猪肚 250 克切薄片。姜末入热植物油锅炸香后,投黑木耳、猪肚片和青蒜 50 克翻炒,烹料酒,加白糖、精盐、陈醋、酱油和适量清水煮沸后,用湿淀粉勾芡,撒味精熟食。功能:健脾和胃,补虚益气。

肠风下血:黑木耳、青菜、猪肚共煮。或猪肚 1 个,槐花炒为末,入猪肚内,扎两头,加醋,于砂锅内煮烂吃。功能:益气补血。

乳汁减少:炒锅上火,放植物油 50 克炼热,下姜末、葱花各 5 克爆香,投香肠片 100 克煸炒 1 分钟,入少许清水,倒入水发黑木耳 25 克,放精盐炒熟。功能:行气通气。

肾阴亏虚,血管硬化,高血压,肺阴虚咳嗽:黑木耳、白木耳各 10 克用温水泡发,去杂质入碗,加冰糖 30 克和水适量蒸 1 小时,木耳熟透时食。功能:滋阴润肺,活络降压。

贫血,眩晕,肺结核,月经不调,更年期综合征:黑木耳 15 克、红枣 15 枚泡发后放碗内,入适量冰糖和清水,蒸 60 分钟至红枣熟烂。每日上下午分饮。功能:滋阴活血,补气养血。

贫血,高血脂,高血压:黑木耳 30 克用偏凉温水泡发,撕朵瓣;黄豆 50 克、红枣 15 枚分别入砂锅,加水适量,大火煮沸后,改小火煨 1.5 小时至黄豆熟烂,加黑木耳及少许山楂片继续煨至黄豆、黑木耳酥烂,用湿淀粉勾芡成羹。每日早晚分食。功能:温脾补血,降脂降压。

贫血,营养不良性水肿,慢性前列腺炎:黑木耳 25 克、香菇 10 克用温水泡发后,撕小片。鲜鲫鱼 250 克去杂入大碗,加姜、葱、料酒、糖、精盐和猪油,撒上黑木耳和香菇片,蒸 30 分钟食。功能:补气温中,补血消炎,利水消肿。

痔疮出血:黑木耳 9 克,糖少许,或加柿饼 30 克,同煮烂食。**便秘:**黑木耳 6 克煮烂,加蜂蜜 2 匙,黑芝麻、核桃肉(去衣)不限量,微炒研为末,加少许糖,开水调服,6 克/次,2～3 次/日。功能:润便补血。

冠心病,高血脂,肥胖,高血压:花鲢鱼 250 克去杂切块,用烧热的植物油煸炒鱼块,入紫菜 10 克、水发黑木耳 25 克和适量清水,将鱼炖熟后加黄酒、葱、姜、精盐调味,再略煮熟食。功能:温肾益精,补脾暖胃,祛脂宁心。

冠心病:锅烧热,下菜油烧六成热,入豆腐 60 克炒 10 分钟,再投黑木耳 15 克翻炒,最后入花椒、辣椒等炒熟食。功能:宁心补气。

咯血:粳米 100 克、大枣 3～5 枚煮粥,沸后入黑木耳 30 克、冰糖适量,晚餐食。功能:补血养气。

骨质疏松症,营养不良性水肿,慢性关节炎:水发黑木耳 50 克,海带 25 克分别切丝。猪瘦肉 50 克切丝,用湿淀粉拌匀,再与海带丝、黑木耳丝同下锅,加水适量煮沸,入湿淀粉、味精和精盐搅匀熟食。功能:补充钙质,消肿退炎。

消化性溃疡,贫血:黑木耳 30 克用冷水泡发,撕小瓣;粟米 100 克入砂锅,加水适量煮沸后改小火煨 30 分钟,加黑木耳继续煨。阿胶

10克另锅加水煮沸，待完全溶化后，调入黑木耳粥锅中，加红糖20克拌匀，直至粟米酥烂。每日早晚分食。功能：补虚养血，生津养胃，补血益气。

高血压，习惯性便秘：芹菜250克切碎绞汁，黑木耳12克用温水泡发切碎。清水兑入芹菜汁烧开，入玉米糊（事先将玉米粉100克用凉水搅成糊）及黑木耳，不断搅拌，用文火煮成稀粥。每日早晚分食。功能：凉血降压，益气润燥。

动脉硬化伴眼底出血，肺结核：黑木耳、银耳各10克用温水泡发，除柄蒂、去杂质入锅，加冰糖30克、水适量煮至黑木耳和银耳熟透。每日早晚分饮。功能：滋阴补肾，润肺止咳。

高血压，暑热证：黑木耳20克用冷水泡发去蒂，切碎末；绿豆50克入锅，加水煨至开花，加粳米100克继续煨20分钟，调入黑木耳碎末和红糖30克，再煮几沸。每日早晚分食。功能：清热凉血，益气除烦，活血降压。

慢性胃炎，消化性溃疡，溃疡性结肠炎：黑木耳20克用冷水发开，撕碎块；荸荠100克用清水浸半小时去皮（保留荸荠苗芽），切薄片。两者同入锅，加水适量，大火煮沸后改中火再煮15分钟。每日早晚分食。功能：清胃止呕，养胃护膜。

【食用宜忌】

☆ 脾胃虚寒，大便稀溏不实者不宜用。

银　耳

银耳又名雪耳、白耳、桑鹅、白木耳、白耳子、银耳菌、五鼎芝。它被人们誉为"菌中之冠"，既是名贵的营养滋补佳品，又是扶正强壮之补药。历代皇家贵族将银耳看做是"延年益寿之品""长生不老良药"。

【性味归经】

性平,味甘、淡。入心、肺、胃、肾经。

【食用方法】

作为滋补健身营养佳品,白木耳多用来做汤羹。如传统宫廷点心,用银耳、枸杞、冰糖、蛋清一起炖服,不但色相红白相间,而且香甜可口。以鸽蛋与银耳做成明月银耳汤,汤底透明如兰花,汤上浮蛋如圆月,吃起来松软细嫩,汤鲜味美。用银耳加人参粉煨成羹,不但风味独特,而且具有较好的补益强身作用。经常食用银耳羹,可使肌肤洁白柔嫩,头发乌黑发亮。

【营养成分】

每 100 克银耳中,含水分 14.6 克,蛋白质 10 克,脂肪 1.4 克,糖类 33.9 克,粗纤维 28.4 克,灰分 6.7 克,钾 1.59 克,钠 82.1 毫克,钙 38 毫克,镁 54 毫克,磷 370 毫克,铁 4.4 毫克,锰 0.17 毫克,锌 3.03 毫克,铜 0.08 毫克,硒 2.95 微克,胡萝卜素 0.05 毫克,维生素 B_1 0.05 毫克,维生素 B_2 0.25 毫克,烟酸 5.3 毫克,维生素 E 1.26 毫克,以脯氨酸为主的 17 种氨基酸,并含多缩戊糖、葡萄糖、葡萄糖醛酸、木糖、甘露糖醇、麦角甾醇等物质和对人体有益的植物胶质。

【保健功效】

保护肝脏:银耳多糖类物质可明显促进肝脏蛋白质及核酸合成,提高肝脏的解毒能力,保护肝脏。

防癌抗癌:银耳对人体内放疗和化疗所引起的白细胞减少症等有一定治疗作用,使受害造血系统恢复功能,减少放射性死亡率,加强人体白细胞的巨噬细胞,兴奋骨髓造血功能,控制恶性肿瘤,增强机体抗肿瘤的免疫能力,间接抑制肿瘤生长;还能激发 B 细胞转化,激发 T 细胞功能,是不可多得的免疫增强剂,可增强人体免疫力,调动淋巴细胞等。

清热敛血:银耳有止血之功,尤其对内热而有出血倾向者更宜,例如吐血、咯血、便血、崩漏等,但作用缓慢,须持久服用方能见效。

养心美肤:银耳可治疗老年慢性支气管炎、慢性肺源性心脏病,久服还有美容嫩肤之效。

【功能主治】

养胃生津,滋阴润肺,止血。主治肺燥干咳,肺热咳嗽,痰中带血或无痰,肺胃阴虚所致虚热口渴,咽喉干燥,便秘,妇女月经不调,阴虚津亏等。

【药用验方】

口腔溃疡:银耳、黑木耳、山楂各 10 克,水煎熟,喝汤食银耳、黑木耳,1～2 次/日。功能:清热消炎。

心悸气短:银耳 9.4 克,太子参 15.6 克,加冰糖,水煎服。功能:养心益气。

白细胞减少症:黄芪 20 克,银耳 15 克,水煎服,1 剂/日。功能:补气和血,强心壮身。

慢性支气管炎,肺气肿,哮喘:银耳 100 克水发切碎,黑芝麻 300 克研泥糊状,与银耳合一处,拌生姜汁、冰糖、蜂蜜,隔水炖 2 小时食,1 匙/次,3 次/日。功能:清热润肺,消肿止喘。

两眼昏花,面色憔悴等:鸡肝 100 克切薄片入碗,拌水豆粉、料酒、姜汁、食盐;银耳 15 克撕小片,用清水浸;茉莉花 24 朵去花蒂,入盘。锅上火,入清汤、料酒、姜汁、食盐和味精,随即下银耳、鸡肝、枸杞 15 克烧沸撇沫,待鸡肝初熟入碗,再将茉莉花撒碗内食。功能:补肝益肾,明目养颜。

肝阳上亢型眩晕:银耳、桑叶(纱布包)各 10 克,大枣 10 枚,花生仁 15 克,粳米或小米 50 克,共煮粥食。功能:滋阴润肺,补脑提神。

肺结核,咳嗽:银耳、竹笋各 6 克用冷水发涨取出,加水 1 小碗及冰糖、猪油各适量调和,最后加淫羊藿 3 克(稍碎截),置于碗中共蒸。服时去淫羊藿渣,竹笋、银耳连汤内服。功能:润肺止咳。

肺结核,呛咳无痰,咯血,面红口干,大便秘结:银耳 10 克用清水浸 2 小时去杂质,入碗,倒入沸水,加盖焖泡 30 分钟使发涨,去蒂部木梢,分成片状,与冰糖 30 克同入锅,加清水 1000 毫升,武火煮沸后改文火煮至银耳熟烂。功能:滋阴润肺,湿燥止血。

冠心病:银耳、黑木耳各 10 克,红枣 15 枚,以温水泡发后入小碗,加水和少量冰糖,隔水蒸 1 小时后连汤食,2 次/日。功能:滋阴润肺,强心壮身。

前列腺肥大所致的尿频,淋漓不尽,尿后胀痛:鸡清汤 1500 毫升入无油腻的锅,加精盐、料酒、胡椒烧开,入银耳 12 克(泡发)以大火蒸发软入味后,取出调味精可食。功能:补虚益气,益肾缩尿。

虚劳咳嗽,痰中带血:①伴阴虚口渴者,干银耳 6 克,糯米 100 克,冰糖 10 克,加水煮粥食。若夏季低热易汗,宜于冬季炖服。②银耳 5～10 克浸半日,用粳米 100 克、大枣 3～5 枚煮粥,沸后入银耳、冰糖适量,晚餐食。功能:润肺止咳。

【食用宜忌】

☆ 银耳有滋阴清热的作用,故风寒感冒、咳嗽,湿热生痰和外感口干、阳虚患者均不宜用。

☆ 银耳中含的一种腺苷的衍生物有阻止血小板凝集的效能,故对于有咯血的支气管扩张、胃及十二指肠溃疡并出血及血小板减少症等病史者应慎食。

☆ 食用银耳时,选择黄白色、朵大、光泽肉厚者为佳。其作用缓慢,久服才有效。变质银耳不可食用,以防中毒。

四 季 豆

四季豆又名菜豆、芸豆、白豆、唐豇、唐豆、白饭豆、云扁豆、龙爪豆、龙骨豆、二生豆、三生豆,营养丰富,蛋白质含量高于鸡肉,钙含量是鸡的7倍多,铁含量为鸡的4倍,维生素B族含量也高于鸡肉。四季豆颗粒饱满肥大,色泽鲜明,营养丰富,可煮可炖,是制作糕点、豆馅、甜汤、豆沙的优质原料,其药用价值也很高。

【性味归经】

性平,无毒,味甘、淡。入脾、膀胱经。

【食用方法】

煎汤、煮食或炒食。

【营养成分】

每100克四季豆中,含水分88.3克,蛋白质2克,脂肪0.4克,糖类4.2克,粗纤维1.5克,灰分0.6克,钾123毫克,钠8.6毫克,钙42毫克,镁27毫克,磷51毫克,铁1.5毫克,锰0.18毫克,锌0.23毫克,铜0.11毫克,硒0.43微克,胡萝卜素0.21毫克,维生素$B_1$0.04毫克,维生素$B_2$0.07毫克,烟酸0.4毫克,抗坏血酸6毫克。并含糖蛋白,其糖分为甘露糖、葡萄糖胺、阿拉伯糖、木糖及岩藻糖,蛋白部分含大量芳香族氨基酸和少量胱氨酸;还含胰蛋白酶抑制物及植物血球凝集素、矢车菊素、锦葵花素等。

【保健功效】

健胃消食:四季豆为家常菜蔬,能用于治疗脾胃虚弱、水湿内停所致食欲不振、便溏、水肿等。

消退肿瘤:四季豆所含植物血球凝集素(PHA)是一种蛋白质或多肽,能凝集人的红细胞;还能促进有丝分裂,增加DNA和RNA的合成作用;在体外其能激活肿瘤患者的淋巴细胞,产生淋巴毒素,对各种动物细胞都有非特异性伤害作用;若用其对肿瘤患者反复注射,可有显著消退肿瘤的作用,故肿瘤患者常食四季豆较宜。

刺激造血:四季豆还能刺激骨髓造血系统,升高白细胞,故可用于防治再障性贫血、白细胞减少症等。

【功能主治】

滋养解热,利尿消肿,抗癌。主治水肿,小便不利,脚气病,以及血细胞减少,慢性肝炎,流行性出血热等。

【药用验方】

小便不利,水肿:①四季豆120克,薏苡仁15克,水煎,加白糖30克内服。②四季豆120克,蒜末15克,白糖30克,水煎服。功能:淡渗利水。

脾胃虚弱,食欲不振,便溏,水肿:四季豆500克水泡发后文火煮至烂熟,稍冷置于布上搓成泥;红枣250克以水泡发后去核,煮至烂熟,加红糖150克、糖桂花适量拌压成泥。四季豆摊于案板上,平抹成1厘米厚长条片,上铺一层枣泥,纵向卷起,沿与糕条垂直方向切糕块,1次/日,做早餐食。功能:健脾利湿。

癌性胸腹水:四季豆120克,大蒜15克,白糖30克,加水共煎服。功能:利尿抗癌。

【食用宜忌】

☆ 四季豆含植物血球凝集素,能凝集人的血细胞,故食用前应充分加热至熟透,以免引起中毒。未煮熟透的四季豆可在食用后数小时或1～2日内引起恶心、呕吐、腹痛和泄泻,甚至出现溶血等中毒症状。其所含的胰蛋白酶抑制物能影响人体对蛋白质的消化,故不便多食。

豌 豆

豌豆又名脾豆、寒豆、青豆、毕豆、雪豆。豌豆既可做蔬菜炒食,籽实成熟后又可磨成豌豆面粉食用。因豌豆豆粒圆润鲜绿,十分好看,也常被用来作为辅料,美化菜色,促进食欲。

【性味归经】

性平,味甘。入脾、胃、大肠经。

【食用方法】

100～200克,煎汤食用。

【营养成分】

每100克豌豆种子中,含水分12.8克,蛋白质23克,脂肪1克,糖类51.3克,粗纤维6克,灰分2.9克,钾610毫克,钠4.2毫克,钙195毫克,镁83毫克,磷175毫克,铁5.9毫克,锰1.55毫克,锌2.29毫克,铜1.26毫克,硒41.8微克,胡萝卜素0.28毫克,维生素B_1 0.29毫克,维生素B_2 0.14毫克,烟酸2.4毫克,还有植物凝集素、止权素、赤霉素A20等。

【保健功效】

抗病康复:豌豆富含人体所需的各种营养物质,尤其是含优质蛋白质,可提高机体抗病能力和康复能力。

和胃止泻:豌豆补益作用和缓,通过补中和胃而止泻痢。

防癌抗癌:豌豆富含胡萝卜素,食用后可防止人体致癌物质合成;还含一种酶,可消除体内致癌物质,从而减少癌细胞的形成,降低人体癌症的发病率。

清肠通便:豌豆富含粗纤维,能促进大肠蠕动,保持大便通畅,清洁大肠。

其他功效:豌豆嫩苗当蔬菜食,有清热利尿之功;待其老熟后,又可将种子做成豆酱、豆芽,亦可将其炒熟后,加上姜末、芝麻、茶叶、盐等冲泡成姜盐芝麻豆子茶。

【功能主治】

补中益气,和中下气,清热利尿,调营卫,止泻痢,解疮毒,消痈肿,解乳石毒。主治脾胃虚弱之产后乳汁不下,呕吐呃逆,心腹胀痛,口渴泻痢,霍乱转筋,脚气,痈肿,痘疮等。

【药用验方】

尿少:豌豆、粳米各 60 克,煮粥食。

乳汁不通:净猪蹄 2 只剁块,豌豆 250 克,同入砂锅,加水 1500 毫升,武火煮沸后改文火炖至豆烂肉酥,调作料少许。食用时豆、肉、汤并食。功能:消痈通乳。

烦热纳差:鸭子 1 只小开膛,入锅煮六成熟,捞出晾凉,取鸭脯、鸭腿去骨,切鸭肉条,入大碗,加葱花、姜片、鸭汤蒸 15 分钟,取出滗汤,扣大盘上。取鸭油烧热,煸炒葱花、姜末,调味,加鸭汤、牛奶煮沸,入豌豆 100 克搅匀,加鸭油烧开,浇盘中鸭肉条上,撒上豌豆苗 20 克可食。功能:清热除烦,益胃和中。

大便干结:鲜嫩豌豆叶或苗 600 克切碎,调味炒食,连用 10 日。功能:清肠通便。

糖尿病:①青豌豆 250 克,加水 800 毫升煮至豆烂。食时不加盐,以淡食为主。②鲜豌豆苗 150 克,切碎挤汁半碗,兑入稠小米粥,甜咸随意食。③豌豆或豌豆苗不拘量煮食。④豌豆或豌豆苗榨汁饮。功能:降糖止渴。

【食用宜忌】

☆ 豌豆多食令人腹胀,故不宜长期大量食用。

豆 腐

豆腐是我国的一种古老传统食品,在一些古籍中(如明代李时珍的《本草纲目》)都有记载。中国人首开食用豆腐之先河,在人类饮食史上,树立了嘉惠世人的丰功。豆腐不仅是味美的食品,它还具有养生保健的作用。

五代时人们称豆腐为"小宰羊",认为豆腐的白嫩与营养价值可与羊肉相提并论。

【性味归经】

性凉,味甘。入脾、胃、大肠经。

【食用方法】

煎汤、炖食,或凉拌佐餐。

【营养成分】

每 100 克豆腐中,含水分 78.8 克,蛋白质 8.1 克,脂肪 3.7 克,糖类 3.8 克,粗纤维 0.4 克,灰分 1.2 克,钾 125 毫克,钠 7.2 毫克,钙 164 毫克,镁 27 毫克,磷 119 毫克,铁 1.9 毫克,锰 0.47 毫克,锌 1.11 毫克,铜 0.27 毫克,硒 2.3 微克,维生素 B_1 0.04 毫克,维生素 B_2 0.03 毫克,烟酸 0.2 毫克。

【保健功效】

降脂降压:豆腐可降低血清胆固醇,所含阻碍胶原酶作用的物质,对高血压、高血脂、糖尿病、冠心病、动脉硬化均有防治作用。

清热败火:豆腐能清火,对肺热痰黄、咽痛、胃热口臭、便秘者较宜;水土不服者,每日食用豆腐,可协助适应水土。

促进发育:豆腐中的赖氨酸含量相当高,对儿童发育和增强记忆力有显著作用。

【功能主治】

生津润燥,清热解毒,下气消痰,健脾利湿,清肺健肤,益中气,和脾胃,催乳。主治病后体虚,脾胃虚弱,气短食少,肾虚小便不利或小便短而频数,肺热咳嗽痰多,胃火上壅,目赤肿痛,消渴欲饮,腹胀满,粉刺(青春痘、痤疮)。

【药用验方】

口腔溃疡:豆腐、冬瓜各100克,枇杷叶10克,入锅加水适量,大火烧开,再文火慢煎,去枇杷叶,吃冬瓜、豆腐,1次/日。功能:清热祛火。

子宫出血:豆腐500克,陈醋150毫升,共煮熟,饭前服食。忌辛辣刺激物。功能:清热散血。

发烧不退,口渴饮水多:豆腐500克,黄瓜250克,煮汤代茶饮。功能:生津止渴。

小儿麻疹出齐后,清余热:豆腐250克,鲫鱼2条,加水煮汤饮。功能:清热解毒。

反胃:豆腐锅巴(黄色者佳)炒干研为末,15克/次,砂糖水调服或白水送服。功能:健脾益胃。

产后乳少:①豆腐250克,红糖100克,水煮,加米酒50克,1次吃完,连吃5日。②豆腐500克,炒王不留行20克,煮汤。喝汤、吃豆腐。③豆腐与鲜鲤鱼炖服。功能:通乳养胃。

伤风感冒:①白糖煮豆腐,睡前服下。②豆腐150克切片,加水略煮,再入淡豆豉12克、葱白15克,煮汤1大碗,趁热饮汤、吃豆腐,盖被取微汗。功能:清热解毒。

经行不畅:豆腐500克加水煮开,调红糖30克食。功能:补血破淤。

老年性咳嗽,虚劳喘咳:嫩豆腐500克,红糖50克,陈皮、桔梗各5克,放锅内加水2碗浓煎后,食豆腐。功能:补气止咳。

血风疮:豆腐泔洗去疮上靥,以布拭干,用川黄连、豆腐锅巴研粉末,麻油调擦,干则再涂。功能:

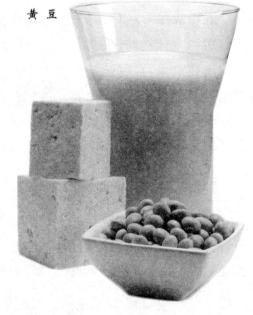

黄豆

清热解毒。

肺胃郁热衄血:豆腐 200 克,生石膏 50 克,加水 500 毫升,文火煮 1 小时,用少许盐调味食。功能:清热补血。

胃及十二指肠溃疡出血:软嫩豆腐 500 克,红糖 50 克,清水 1 碗,放锅中共煮 10 分钟,温食。功能:益气养胃,健脾补血。

胃热所致的牙痛、口疮、咽喉炎,肺热咳嗽、痰黄稠,暑热咳嗽等:生石膏 50 克入锅,加水煎 1 小时,入豆腐 200 克再煮 30 分钟,调少许精盐,饮汤吃豆腐,2 次/日。功能:清热止咳。

恶疮,无名肿毒:豆腐渣在锅内略焙热,视红肿处大小,量做饼贴上,冷即更换,至愈。功能:解毒破淤。

流行性腮腺炎:豆腐 500 克,豆豉 60 克,咸橄榄 3 个,生姜 3 片,水煎服,1 剂/日,连服 3～5 日。功能:清热祛火。

淋浊带下等:豆腐锅巴 50 克,川黄连 5 克,同捣丸如梧桐子大,每次服 25 克。赤浊者,蜜糖滚水汤下;白带者,砂糖汤下;热淋尿血者,白汤下;肠风下血者,陈酒下。功能:抗菌杀虫。

经行腹痛,月经过多:鸡汤 2000 毫升入火锅,再投当归 20 克(切薄片)入汤,武火煮开,再文火煮 20 分钟,调作料,入鱼片 400 克、豆腐小块 250 克、白菜段、香菇丝(泡软)等,熟后佐餐食。功能:补血益气。

黄疸:每日早餐前生吃冷豆腐,连吃 15 日。湿热黄疸、小便不利,传染性肝炎:泥鳅 500 克去鳃及内脏,入锅加清水煮至半熟,再加豆腐 250 克、食盐适量炖熟烂。功能:清利湿热。

褥疮:新鲜豆腐渣 20 克,凡士林 10 克,文火搅拌至 100℃,5 分钟取下,外敷局部并包扎,每日换药 1 次。功能:清热解毒。

【食用宜忌】

☆ 疔疮病患者忌食。

☆ 因豆腐中含较多嘌呤,故痛风患者慎食。

☆ 过食豆腐,有腹胀、恶心反应,莱菔(萝卜)、菠萝可解之。

【小常识】

豆腐乳:又名腐乳、乳腐、菽乳,为豆腐腌制而成,以红曲制为红乳腐,以酒糟制为糟乳腐,以盐卤制为臭乳腐,还有辣乳腐、玫瑰乳腐等。性平味甘,入胃、脾经。功能:养胃调中。主治病后纳食不香,小儿食积。

海 带

海带又名纶布、海草、昆布、海带草、海带菜、江白菜、海昆布、海马蔺、西其菜、黑昆布、鹅掌菜,它素有"长寿菜""海上之蔬""含碘冠军"的美誉。从其营养价值上看,的确是一种保健长寿菜。

【性味归经】

性寒,无毒,味咸。入脾、胃、肺、肝经。

【食用方法】

炖煮煲汤或切丝凉拌。

【营养成分】

每 100 克鲜海带中,含水分 91.4 克,蛋白质 1.2 克,脂肪 0.1 克,糖类 1.6 克,粗纤维 0.5 克,灰分 2.2 克,钾 246 毫克,钠 8.6 毫克,钙 46 毫克,镁 25 毫克,磷 22 毫克,铁 0.9 毫克,锰 0.07 毫克,锌 0.16 毫克,硒 9.54 微克,胡萝卜素 0.56 毫克,维生素 B_1 0.02 毫克,维生素 B_2 0.15 毫克,烟酸 1.3 毫克,碘 340 毫克,并含氮、脯氨酸、氯化钾、大叶藻素、藻胶酸、昆布素、甘露醇等。

【保健功效】

促生激素:海带含碘量为所有食品之冠,可促进甲状腺激素生成,预防甲状腺肿大,暂时抑制甲状腺功能亢进的新陈代谢率而减轻症状(但不能持久)。

杀菌抗癌:海带通过改变大便菌群活性而选择性地减少或杀灭可产生致癌物质的某些结肠内的细菌。

降压降脂:海带提取物中的U型岩藻多糖能诱导癌细胞自杀而起到抗癌作用。海带中褐藻氨酸可降血压;昆布素能清除血脂,显著降低血中胆固醇含量;淀粉硫酸酯为多糖类物质,亦可降血脂;所含的较多的碱性成分,有助于体内酸碱平衡,故海带能减少脂肪在体内的储存,降低血脂和血压,可用于防治动脉粥样硬化、高血压等心血管疾病及老年性疾患。

防病止血:海带中的褐藻酸钠盐可预防白血病和骨痛病,对动脉出血有止血作用。

利水消肿:海带中甘露醇的利水消肿作用十分显著,对急性肾功能衰竭、肿胀、急性青光眼皆有治疗作用。

润肠通便:海带性寒而滑,有润肠、清肠通便作用,热性便秘者食之有辅助通便功效。

【功能主治】

清热行水,软坚化痰,散结消瘿,祛湿止痒,醒脾开胃,止血降血压。主治瘰疬瘿瘤,噎膈,睾丸肿痛,皮肤湿毒瘙痒,水肿,湿气,带下带浊,高血压等。

【药用验方】

中暑头晕,头痛烦渴:将切片状的浸发海带60克、去皮蚕豆瓣50克一起下锅,用麻油炒一下,然后加200毫升清水,加盖烧煮,蚕豆将熟时入切长方块的冬瓜250克和盐,冬瓜烧熟即可食。功能:消暑利水。

肠风下血:海带120克,白糖120克,海带拌糖生食。功能:润肠止血。

便秘:先将海带 100 克、鲤鱼 500 克煮六成熟,再入青芋、萝卜、乌梅各适量煮熟,加适量精盐食。功能:理气润肠通便。

神经痛,风湿痛:海带、线叶藻、鹿角菜共水煎,用煎液敷患处。功能:清热祛湿。

缺铁性贫血:海带 100 克切碎,入锅加水先煮熟,将切好的芥蓝菜 100 克投入再煮熟后,加适量食盐调味,可长期食用。功能:补血益气。

高血压,眼结膜炎:海带 20 克切丝,草决明 10 克去杂,加清水 2 碗煎至 1 碗。功能:清肝明目,降低血压。

暑热食欲不振:海带 250 克切丝,水煮,捞起沥水,入麻油、精盐、酱油、味精各少许拌食。功能:清凉开胃。

慢性支气管炎:海带根 63 克,水煎浓缩,入研成细末的瓜蒌皮、五味子各 6 克制丸剂,14 克/日,分 2～3 次服,10 日一个疗程,连服 2 个疗程。功能:清热止咳。

睾丸肿痛:海带、海藻各 12 克,小茴香 6 克,水煎服。功能:消炎止痛。

【食用宜忌】

☆ 海带性凉而滑润,脾胃虚寒者不宜多食。

茭 白

茭白又名菰、菰手、茭笋、茭瓜、茭首、茭芦、茭粑、菰首、菰笋、菰菜、菰根、白菰、绿节、茭耳菜,是我国的特产蔬菜,与莼菜、鲈鱼并称为"江南三大名菜"。由于其质地鲜嫩,味甘实,被视为蔬菜中的佳品,与荤共炒,其味更鲜。

【性味归经】

性寒,无毒,味甘。入肺、脾、胃经。

【食用方法】

煎汤、煮食、炒菜、生食或凉拌。

【营养成分】

每 100 克茭白鲜品中,含水分 91.2 克,蛋白质 1.2 克,脂肪 0.2 克,糖类 3 克,粗纤维 1.9 克,灰分 0.5 克,钾 209 毫克,钠 5.8 毫克,钙 4 毫克,镁 8 毫克,磷 36 毫克,铁 0.4 毫克,锰 0.49 毫克,锌 0.33 毫克,铜 0.06 毫克,硒 0.45 微克,胡萝卜素 0.03 毫克,维生素 B_1 0.02 毫克,维生素 B_2 0.03 毫克,烟酸 0.5 毫克,抗坏血酸 5 毫克。

【保健功效】

利尿解酒:茭白甘、寒,性滑而利,既能利尿祛水,辅助治疗四肢水肿、小便不利等,又能清暑解烦而止渴,还能解除酒毒,治酒醉不醒。

补充营养:茭白含较多的糖类、蛋白质、脂肪等,能补充人体的营养物质,有健壮机体的作用,适宜于阴虚内热、便秘溲赤、咽干等热病者食用。

【功能主治】

清热祛湿,生津除烦,止渴解毒,醒酒利便,催乳。主治烦热,消渴,暑湿腹痛,中焦痼热,饮酒过度,小便不利,大便秘结,黄疸,痢疾,目赤,风疮,产后乳少等。

【药用验方】

大便带血:茭白、木瓜各 8 克,捣碎,半碗水调,为 1 次剂量,早晚各服 1 次,长期服用。功能:清热利便。

贫血,妇女产后缺乳,习惯性便秘:净茭白 250 克切滚刀片,用开水略烫捞出控水,晾凉入碗,调麻油、味精、花椒油、精盐可食。功能:补血通乳,通利二便。

贫血,慢性气管炎,尿道炎,习惯性便秘:猪瘦肉 300 克切片,再切长 6 厘米、宽 0.2 厘米的丝,用鸡蛋液、湿淀粉浆搅匀;茭白 500 克去老皮,切丝。炒锅上火,放油烧热,下浆好的肉丝炒散后,入葱花、生姜末、黄酒炒匀,再投茭白丝、精盐、味精炒匀即可食。功能:益气养血,清热化痰,通利二便。

贫血,糖尿病,习惯性便秘:茭白 150 克削皮,入开水锅略焯,捞出后先切 3 厘米长段,再切片;鸡蛋 3 个磕碗中,入精盐适量搅匀。炒锅上火,放麻油烧热,下葱花炸香,倒入蛋液炒熟装起。原锅再上火,放麻油烧热,下茭白片炒片刻,入鲜汤,放精盐、味精炒入味,倒入熟鸡蛋炒匀可食。功能:滋阴补虚,养颜美容,通利二便。

食欲不振,口淡乏味:炒锅放旺火上,入猪油烧至油锅边冒泡时,把茭白 250 克(切滚刀块)入锅炸约 1 分钟沥油,然后倒出锅中余油。锅置旺火上,投茭白,入红辣椒少许、芝麻酱、酱油、精盐、白糖、味精和高汤,在小火上烧约 1 分钟,淋湿淀粉勾芡,再入麻油可食。功能:开胃和中。

高血压,心烦失眠,便秘:鲜茭白 60 克,旱芹菜 30 克,切碎,加调味品,炒食或水煎服,连食 7 日。功能:降低血压,安神通肠。

高血压,胃肠神经官能症:茭白 500 克去皮,切滚刀块,焯水、过晾后捞起;荷兰豆 14 个去边筋,去两头,焯水;草莓 4 个均切成两半。炒锅上火,烧热后入葱油 30 克,下茭白块、荷兰豆和水发香菇,再加精盐、黄酒、味精、鲜汤炒至入味,淋麻油起锅,再放入草莓可食。功能:健脾降血压,润肠通便。

糖尿病,习惯性便秘:茭白 100 克切细丝,水发香菇 25 克切末。炒锅上火,放麻油烧热,下猪肉末 50 克炒散,入茭白丝、香菇末、精盐、味精,炒入味后盛碗中。另将米 100 克加水用大火烧开,改小火熬稀粥,入备料搅匀,稍煮片刻。每日早晚分食。功能:清热降糖,通利二便。

湿热泄泻:茭白 100 克刨成细丝,用食盐拌后去汁,入盆,加面粉、清水和面做饼食。功能:清热利湿。

慢性气管炎,前列腺炎,阳痿,早泄,性欲减退:茭白 300 克去老皮切片,入沸水锅略焯,捞出晾凉,撒精盐、味精稍腌;海米 25 克用开水泡发,捞出后放碗中,将泡海米的汁水去泥沙后留用。锅中加油烧热,投海米炸出香味,烹适量泡海米的汁水,晾凉后浇茭白片上可食。功能:理气宽胸,补肾壮阳。

慢性气管炎,高血脂,脂肪肝,动脉硬化:毛豆米 100 克放锅里煮约 10 分钟捞出;茭白 300 克去皮,下开水锅烫 1 分钟,捞出后直剖成两半,再切斜长片;红辣椒去蒂、子,切长片。炒锅上火,放油烧热,下葱花、生姜末略炒,入茭白、毛豆米、红辣椒、精盐、白糖和酱油炒熟食。功能:理气宽胸,通络祛脂。

慢性气管炎、咽喉炎:茭白 500 克去皮,下开水锅里略烫捞出,切长 4.5 厘米、宽 0.5 厘米的条。炒锅上火,放油烧六成热,下茭白炸 1 分钟,捞出控油。再将炒锅留底油上火,投茭白,入精盐、白糖、味精和适量清水烧 2 分钟,淋麻油可食。功能:理气宽胸,除烦解渴。

慢性肝炎,黄疸,便秘:鲜嫩茭白 300 克去外皮,切小滚刀块。汤锅放水烧沸,下茭白块焯八成熟,捞出沥干。炒锅上火烧热,入鲜汤、精盐、白糖 30 克、醋 20 毫升烧开,再入茭白稍煮,湿淀粉勾芡,淋麻油可食。功能:清肝退黄,通利二便。

慢性胃炎,胃肠神经官能症:茭白 750 克剥去老壳,切长 5 厘米、宽 1.5 厘米的片;干辣椒 2 个去蒂、子,切长段。炒锅上火,放清水烧沸,投茭白略烫,捞出晾凉,入精盐、味精、葱花、生姜丝拌匀。炒锅上中火,入麻油 10 毫升、花椒 10 粒及干辣椒炸出香味后,去花椒和辣椒,待油七成热,将油浇在盛茭白的盘中,加盖略焖拌食。功能:温胃散寒,开胃消食。

【食用宜忌】

☆ 脾胃虚寒腹泻及阳痿遗精滑泄患者不宜食。

【小常识】

茭白为我国特有的水生菌藻类植物,烹调时常以其嫩者炒猪肉或牛肉,味道甚美,亦可生吃;粗壮白嫩者为佳,切开其中若有黑点,虽仍可吃,但味道却逊色得多。

紫 菜

紫菜又名紫英、子菜、索菜、乌菜、坛紫菜、甘紫菜、条斑紫菜。是生长在浅海岩礁上的一种红藻类植物,颜色有红紫、绿紫及黑紫的区别,但干燥后却均呈紫色。

这种紫色的海生植物虽属藻类,但却可做菜吃,所以取名紫菜。

【性味归经】

性寒,味甘、咸。入肺、脾、膀胱经。

【食用方法】

煎汤饮食或制成干品嚼食。

【营养成分】

每 100 克紫菜中,含水分 12.7 克,蛋白质 25.7 克,脂肪 1.1 克,糖类 21.5 克,粗纤维 20.6 克,灰分 13.4 克,钾 1.8 克,钠 710.5 毫克,钙 264 毫克,镁 105 毫克,磷 350 毫克,铁 54.9 毫克,锰 4.32 毫克,锌 2.47 毫克,铜 1.68 毫克,硒 7.22 微克,碘 1.8 毫克,胡萝卜素 1.37 毫克,维生素 B_1 0.27 毫克,维生素 B_2 1.02 毫克,烟酸 7.3 毫克,抗坏血酸 2 毫克,还含多量氨基酸等。

【保健功效】

治缺碘病:紫菜为生长于海中的一种可当蔬菜食用的藻类植物,用其做汤则滑爽绵软,味道鲜美,口感舒适。紫菜多用于防治单纯性甲状腺肿大,可配海带等同用;因属含碘量较高的食物,故其药用功能和海带相似,可用治缺碘引起的甲状腺功能不足和甲状腺肿大,故此类疾病患者可常食之。

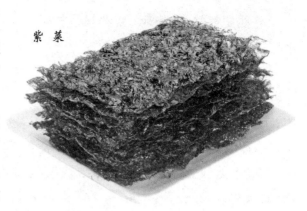

紫菜

清热抗癌:紫菜的有效成分对艾氏癌的抑制率可达 53.2%,有助于脑肿瘤、乳腺癌、甲状腺癌、恶性淋巴瘤等肿瘤的防治。紫菜亦可清湿热,利小便。

其他功效:紫菜多糖能明显增强细胞免疫和体液免疫功能,促进淋巴细胞转化,提高机体的免疫力,对抗放射线的辐射损伤和环磷酰胺所致的白细胞下降及实验性肝损伤,还可抗衰老。它亦可降低血浆胆固醇总含量,降血脂。

【功能主治】

化痰止咳,软坚散结,利水消肿,清热利咽,养心除烦。主治痰热互结所致的瘿瘤,瘰疬,咽喉肿痛,咳嗽,烦躁失眠,脚气,水肿,淋病,小便不利,泻痢等。

【药用验方】

水肿,湿性脚气,小便不利:①紫菜、车前子各 15 克,水煎服。②紫菜煎汤内服,或配薏苡仁、冬瓜等同用。阴虚火旺,心烦咽燥:先煮馄饨 30 个,九成熟时入紫菜 30 克、虾仁 10 克,再加适量精盐、葱花、姜丝等食。功能:养心除烦,软坚利咽。

烦渴纳差,脘腹痞满,嗳气:榨菜 100 克切丝,紫菜 50 克用清水泡开。锅内加肉汤 500 毫升烧开,入榨菜丝、紫菜,投适量精盐,汤沸片刻加适量胡椒粉食。功能:清心开胃。

高血压:①紫菜、车前草各 15 克,水煎服。②紫菜、决明子各 15 克,水煎服。③紫菜和海带各适量,烧汤常吃。功能:清热降压。

慢性支气管炎,咳嗽:紫菜、远志各 15 克,牡蛎 30 克,水煎服。功能:化痰止咳。

瘿瘤,甲状腺肿大,淋巴结核等:①甲状腺肿大,颈淋巴结核,大便秘结者,紫菜 25 克剪碎,猪瘦肉 100 克切丝,共加清水适量煮汤,调油、精盐、味精食。功能:化痰软坚,滋阴润燥。②甲状腺肿大者,单用紫菜,30克/日,煎汤内服。③甲状腺肿大者,紫菜、鹅掌菜各 15 克,夏枯草、黄芩各 9 克,水煎服。④石瘿,颈部结块坚硬如石者,紫菜、红花、橘皮各 10克,加水共煮 15 分钟,调味食。⑤肉瘿者,白萝卜 250 克(切丝),鲜橘皮1 片(切丝),加水同煮 20 分钟,然后入紫菜 15 克(切碎)煎煮片刻,调精盐、味精、醋食。功能:软坚散结。

【食用宜忌】

☆ 胃寒阳虚者不宜多食,尤其是素体脾虚者,多食可腹胀。

【小常识】

瘿瘤、水肿、淋病、脚气均宜饮紫菜汤。地方性甲状腺肿大流行地区居民常食,有防治作用。

海　藻

海藻又名海草、落首、乌菜、海带花、大叶藻、海蒿子、羊栖菜、大蒿子、海根菜、小叶海藻、大叶海藻。

【性味归经】

性寒,无毒,味苦、咸。入肺、脾、胃、肝、肾经。

【食用方法】

煲汤饮食。

【营养成分】

每 100 克海藻中,含水分 11.3 克,蛋白质 4.2 克,脂肪 0.8 克,糖类 53.9 克,钙 7.27 克,铁 92 毫克,还含藻胶酸、藻多糖、甘露醇等。

【保健功效】

治缺碘病:海藻所含碘可纠正因缺碘引起的甲状腺功能不足;亦可暂时抑制甲亢的新陈代谢率而减轻症状,但不能持久,仅作为手术前的准备。

抑制病毒:海藻提取液蛋白多糖类可对抗艾滋病病毒、致癌 RNA 病毒等多种病毒。

防白血病:海藻中的藻胶酸可与放射性元素锶结合成不溶物而排出体外,使锶不致在体内引起白血病等。

降压降脂:海藻能降血压、降血脂,还可增强机体免疫功能,抗血凝。

【功能主治】

消痰软坚,利水。主治瘿瘤,瘰疬,脚气,水肿,睾丸肿大等。

【药用验方】

甲状腺肿瘤见气滞,腹胀,咳嗽痰稠:萝卜 250 克切块,海带 50 克、海藻 20 克切碎,加水共煮,并入鸡汤或肉汤及其他辅料,煮至萝卜熟透而入味可食。功能:消积化痰,软坚散结。

单纯性甲状腺肿,慢性颈淋巴腺炎:昆布、海藻各 50 克,黄豆 300 克,加水共煮熟,酌调精盐或糖食。功能:清热散结,软坚降血压。

淋巴结核,淋巴结肿大:猪瘦肉 150 克切丝,与海藻、夏枯草各 30 克共煮汤,调味食。功能:清热解毒,软坚散结。

颔下瘰疬如梅李:海藻 500 克,酒 2 升,渍数日,稍稍饮之。功能:软坚散结。

【食用宜忌】

☆ 海藻反甘草;脾胃虚寒,血气亏虚,畏冷者慎食。

马 齿 苋

马齿苋又称马齿菜、马蛇子菜、蚂蚱菜、五行草、长寿菜、长命菜,属马齿苋科,一年生肉质草本植物。马齿苋分布于我国各地,华北、东北、中南、西南、西北较多,常生于荒地、田间、菜园、路旁。

【性味归经】

性寒,无毒,味甘、酸。入大肠、肝、脾、心经。

【食用方法】

鲜品 30~100 克,煎汤或捣汁饮服,或做馅、凉拌食。

【营养成分】

每 100 克马齿苋鲜嫩茎叶中,含蛋白质 2.3 克,脂肪 0.5 克,糖类 3 克,粗纤维 0.7 克,灰分 1.3 克,钙 85 毫克,磷 56 毫克,铁 1.5 毫克,胡萝卜素 2.23 毫克,维生素 B_1 0.03 毫克,维生素 B_2 0.11 毫克,烟酸 0.7 毫克,维生素 C 23 毫克。每 100 克干茎叶中,含钾 44.8 毫克,钙 10.7 毫克,镁 14.57 毫克,磷 4.43 毫克,钠 21.77 毫克,铁 584 微克,锰 40 微克,锌 72 微克,铜 21 微克。另全草含大量去甲肾上腺素和多种钾盐,并含丰富的苹果酸、柠檬酸、谷氨酸、天冬氨酸、蒽醌苷、果糖、生物碱等。

【保健功效】

抑制真菌:马齿苋对志贺氏菌、伤寒杆菌、大肠杆菌、金黄色葡萄球菌、费氏痢疾杆菌及其他一些致病性真菌均有不同程度的抑制作用。

固宫强肌：产妇口服鲜马齿苋汁 6～8 毫升，能使子宫平滑肌收缩增多，强度增加，可代替麦角新碱。

消毒退炎：马齿苋能消除尘毒，防止吞噬细胞变性和坏死，亦可防止淋巴管发炎和阻止纤维性变化，杜绝矽结节形成，对白癜风亦有一定的疗效。

愈合溃疡：马齿苋含丰富的维生素 A 样物质，能促进上皮细胞的生理功能，并促进溃疡的愈合，对血管亦有显著的收缩作用。

消肿降压：马齿苋含大量的钾盐，有良好的利水消肿作用；钾离子亦可直接作用于血管壁上，使血管壁扩张，阻止动脉管壁增厚，从而起到降低血压的作用。

稳定血钾：口服马齿苋煎剂对外科手术中有些不明原因的低钾血症有稳定血钾作用。

保护心脏：马齿苋富含一种 ω－3 脂肪酸，它能抑制人体内血清胆固醇和三酰甘油的生成，使血管内皮细胞合成的前列腺素增多，抑制血小板形成血栓素，把血液黏度降低，促使血管扩张，可预防血小板聚集、冠状动脉痉挛和血栓形成，从而起到防治心脏病的作用。

清热涩肠：民间以马齿苋与肉末做馅包馄饨、饺子食用，能清利肠热，止泻止痢。

【功能主治】

清热解毒，祛湿散血，利尿通淋，消肿止痛，除尘杀菌，止血凉血。主治热痢脓血，热淋，血淋，便血，痔疮出血，带下，崩漏，产后子宫出血，痈肿恶疮，瘰疬，湿疹，肺痈，肠痈，丹毒，瘰疬，乳疮，乳腺炎，急性肠炎，菌痢，肾炎水肿，小儿腹泻，蛇虫咬伤。该品最善解血证和大肠热毒，为治痢的常用品。

【药用验方】

小儿百日咳：50％马齿苋糖浆 100 毫升，4 次/日，分 3 日服。功能：

润肺止咳。

小儿单纯性腹泻:①鲜马齿苋 250～500 克,煎汤,加适量白糖调味,分次做饮料服下,1 日服完,连服 2～3 日。②鲜马齿苋焙干后研为末,3 克/次,温开水送服,3 次/日。功能:杀菌止泻。

天疱疮:马齿苋全草、鬼灯笼全草各适量,煎水洗患处,然后用洁净纱布吸干患处,擦龙胆紫。功能:消肿止痛。

风齿肿痛:马齿苋 1 把,嚼汁渍之,即日肿消。功能:清热止痛。

外伤肿痛:鲜马齿苋适量,切碎捣烂,入少许樟脑粉调糊状,敷患处,绷带包扎,每日换药 2 次。功能:散血消肿。

产后血痢,小便不通,脐酸痛:生马齿苋捣汁 300 毫升,煎 1 沸,下蜜 100 毫升调,1 次服完。功能:止血通便。

产后流血:①马齿苋、益母草各 30 克,1 剂/日,水煎服。②马齿苋注射液 2 毫升(相当于生药 2.5～5 克)肌注。功能:益气止血。

产褥热:马齿苋 120 克,蒲公英 60 克,水煎服。功能:清热消炎。

百日咳:鲜马齿苋 200～300 克,水煎 2 次,合并滤液浓缩至 100～150 毫升,口服,3 次/日,年幼者酌减,7 日一个疗程。功能:清热止咳。

血淋,砂淋:马齿苋 1 撮,核桃 1 个,芝麻 1 把,共捣烂,滚酒冲服。功能:止血凉血。

血痢:生马齿苋捣汁 100 毫升,煎沸,入蜜 30 毫升和服。功能:止血解毒。

尿血:鲜马齿苋 60～120 克,车前草 7 株,水煎服。功能:止血消炎。

尿道炎,尿路感染:①马齿苋 60 克,水煎,冲白糖服。②鲜马齿苋捣汁服。③马齿苋 60 克,生甘草 6 克,水煎服,1 剂/次,连续服用。功能:利尿杀菌。

疔疮:①马齿苋 1 克,石灰 1.5 克,研为末,蛋白和,敷之。②马齿苋捣烂敷患处。功能:解毒散结。

肛门肿痛:马齿苋叶、三叶酸草各等份,煎汤熏洗,2 次/日。功能:清热消肿。

肝血不足,脾气壅滞,夜盲,身体疲乏:马齿苋 45 克切碎,金针菜 30

克切段,熟猪肝 50 克切薄片。马齿苋、金针菜入锅,加水煮 15 分钟后,再入猪肝稍炖,磕入鸡蛋 1 个,沸后调精盐、味精食。功能:益肝明目,宽中下气。

肠炎,痢疾,泌尿系感染,疮痈肿毒:鲜马齿苋 100 克入沸水中焯片刻,捞出洗去黏液切碎。油锅烧热,入葱花 5 克煸香,再投马齿苋,加精盐炒至入味后出锅。粳米 50 克加适量水煮熟,入马齿苋煮至成粥。功能:清热解毒,健脾养胃。

肠炎:鲜马齿苋 750 克,先干蒸 3～4 分钟,然后捣汁 150 毫升,每次服 50 毫升,3 次/日。功能:清热益肠。

赤白带下:马齿苋捣绞汁 300 毫升,和蛋白 1 个,先温令热,乃下苋汁,微温顿饮之。功能:消炎杀菌。

肺结核:①咯血者,干马齿苋 3000 克,加 7 倍水,煮沸 2～3 小时,压汁;残渣再加水 3 倍,同样煮沸取汁。将药汁混合,以文火浓缩至 3000 毫升。每次服 50 毫升,每日早晚各 1 次。②马齿苋 250 克,大蒜头(去皮)适量,水煎代茶常服。功能:润肺清热。

肺痈:鲜马齿苋捣汁 500 毫升,加蜜糖 60 克,微熬成膏状。每日 2 次,成人每次服 20～30 毫升,小儿每次服 5～10 毫升,服至病灶基本吸收。功能:清热散血。

急性荨麻疹:每次取鲜马齿苋全草 200～300 克,加水 1500 毫升,煎沸浓缩至 1000 毫升,内服 100 毫升(小儿酌减),余下药液加水再煎沸后弃渣,温洗患处。功能:止痒消疹。

钩虫病:鲜马齿苋 90 克,加水 2 碗,慢火煎剩 4/5,去渣后加白醋 15 毫升、白糖 15 克。每晚睡前服,连服 2 晚。儿童用量酌减。功能:杀虫抑菌。

热痢脓血,心腹胀满,小便淋涩:马齿苋 150 克(切碎段)与粳米 100 克入锅,加清水,旺火烧沸后改小火煮至粥成,不着盐、醋,空腹淡食。功能:清热解毒,凉血止痢。

脓疱疮:干马齿苋研粉,加葡萄糖适量调味,饭前温开水调服,3 克/次,3 次/日。成人酌加。功能:清热消炎。

淋病,泌尿系感染:①马齿苋150克(鲜品加倍),水煎,早晚分服,1剂/日,10日一个疗程,可服1～3个疗程。②马齿苋汁与鲜藕汁饮服。功能:利尿止血。

痔疮初起:马齿苋不论鲜干,煮熟急食之,并以汤熏洗。1个月左右,其孔闭即愈。功能:清热消肿。

筋骨疼痛:干马齿苋500克(湿马齿苋1000克),五加皮250克,苍术200克,共捣碎,以水煎汤洗澡。功能:强筋健骨,消炎止痛。

食欲不振,疮疖肿毒,小便不利:鲜马齿苋400克沥水;鸡脯肉100克切细丝后放碗内,加精盐、味精、料酒抓匀,再放湿淀粉、鸡蛋清抓匀。炒勺置于中火上,加油烧五成热,入鸡肉丝滑散,倒入漏勺沥油。炒勺置于旺火上,加油烧七成热,煸葱、姜末各10克,下马齿苋、料酒、清汤炒至断生,入精盐、味精、鸡肉丝炒匀,放湿淀粉勾薄芡,最后淋麻油熟食。功能:健脾益胃,解毒消肿。

糖尿病:干马齿苋100克,水煎,2次煎汁混合,早晚分服,1剂/日。对阴虚燥热者效佳,对阴阳两虚或久病不愈者欠佳。功能:清热降糖。

【食用宜忌】

☆ 马齿苋乃寒凉之品,脾胃虚寒,肠滑腹泻者不宜用;脾虚便秘者及孕妇禁食;忌与鳖甲、胡椒、蕨粉同食。

苜　蓿

苜蓿又称木栗、金花菜、三叶菜、盘岐头、草头、紫花苜蓿、蓿草等,为豆科一年生或多年生草本植物。苜蓿广泛分布于我国西北、东北、华东等地,适应性极强,对生长条件要求不严,在河边、水渠边、路边潮湿处,均长势良好。

【性味归经】

性凉,味甘。入脾、胃、大肠、小肠、膀胱经。

【食用方法】

将嫩茎叶焯熟凉拌或炒食(加入少许白酒味道会更加鲜美)。

【营养成分】

每 100 克苜蓿鲜嫩茎叶中,含水分 80.8 克,蛋白质 3.3 克,脂肪 1 克,糖类 7.8 克,粗纤维 2.1 克,灰分 2.4 克,钾 497 毫克,钠 5.8 毫克,钙 713 毫克,镁 61 毫克,磷 78 毫克,铁 9.7 毫克,锰 0.79 毫克,锌 2.01 毫克,硒 8.53 微克,胡萝卜素 2.64 毫克,维生素 B_1 0.1 毫克,维生素 B_2 0.73 毫克,烟酸 2.2 毫克,抗坏血酸 118 毫克,并含皂苷、苜蓿素、苜蓿酚、维生素 K、大豆黄酮等异黄酮衍生物、瓜胺酸、刀豆酸。干品含蛋白质 21.8%～37.6%,糖 4%～9%。叶和茎含果胶酸等。根含糖类、氨基酸等。

【保健功效】

止咳平喘:苜蓿中的苜蓿素、苜蓿酚等物质有止咳平喘的作用,对支气管炎有一定疗效。

止血抑菌:苜蓿所含维生素 K 可止血,民间常用治胃或痔、肠出血。全草提取物在体外能抑制结核杆菌生长,并对脊髓灰质炎有效。

补血抗癌:苜蓿含铁量较多,可作为贫血的辅助治疗食品;所含维生素 B_{12} 能治恶性贫血。

利尿通肠:苜蓿所含大豆黄酮及瓜氨酸有利尿作用,对尿路结石患者有辅助治疗作用。苜蓿所含粗纤维可促进大肠蠕动,有助于大便及毒素的排泄,防治大便秘结和肠癌。

【功能主治】

清脾胃,利大小肠,下膀胱湿热,排石,补血止咳。主治黄疸,痔疮出血,尿路结石,夜盲症等。

【药用验方】

心烦失眠,手足心热,干咳便血,便秘痔血:苜蓿150克切段,鸡蛋3个磕入碗内。锅中加油烧热,下葱花10克煸香,入鸡蛋煸炒,加精盐炒成块,投苜蓿炒入味,调味精可食。功能:滋阴润燥,安神止血。

支气管哮喘,外感咳嗽,痔疮便结:嫩苜蓿450克入沸水锅略焯沥水,罐装杏仁25克入开水锅稍焯沥水。苜蓿入盘,加杏仁、酱油、麻油、精盐、味精拌食。功能:止咳平喘,润肠通便。

水肿:苜蓿叶15克研为末,豆腐1块,猪油150克,炖熟,1次服下,连续服用。功能:利尿消肿。

腹胀,呕吐,消渴,便秘,水肿:苜蓿250克切段,豆腐200克切块。油锅烧热,入葱花煸香,入豆腐、精盐和少量水烧入味,再投苜蓿,煮沸后加葱花、姜末,调味精可食。功能:健胃补脾,滋阴养血。

【食用宜忌】

☆ 过敏体质,尿路结石及大便溏薄者慎用。宜炒食,不宜多烧。

【小常识】

苜蓿嫩茎叶可做蔬菜,炒煮时入少量白酒,可使味道更加鲜美;亦可采取嫩头晒干渍盐后,暑天当蔬菜,鲜嫩爽口。

薄 荷

薄荷又称为苏薄荷、南薄荷等,为唇形科多年生草本植物,在我国主要产于江西、江苏、湖南等省。薄荷适应性强,对土质要求不高,但较为喜温暖、湿润的环境。多生长于水塘旁、低洼湿地处,每年可收2～3次,阴干润软切段备用。

【性味归经】

性凉,味辛。入肺、肝经。

【食用方法】

每年春、秋季采收嫩茎叶食用或盐渍。薄荷的嫩茎叶,沸水烫后可做凉拌菜,或炒吃,也可做成干菜食用,还可做清凉饮料及糕点等。

【营养成分】

薄荷营养丰富,每 100 克薄荷中含水分 9.6 克,蛋白质 6.8 克,脂肪 3.9 克,膳食纤维 31.1 克,糖类 36.5 克,磷 22 毫克,铁 4.3 毫克。此外,还含有维生素 A 0.7 毫克,维生素 B_2 0.4 毫克。薄荷油中的主要成分有薄荷脑、薄荷酮、乙酸薄荷酯、薄荷醇、薄荷霜、樟脑萜、柠檬萜。

【保健功效】

发汗解热:薄荷中含有丰富的薄荷油,它辛辣而清凉,有强烈的穿透性,可兴奋中枢神经系统,使皮肤毛细血管扩张,促进汗腺分泌,增加散热,从而起到发汗解热作用。

抗炎解痉:薄荷油能抑制胃肠平滑肌收缩,对抗乙酰胆碱而呈现解痉作用,同时能促进呼吸道腺体分泌而对呼吸道炎症有治疗作用。

【功能主治】

疏解风热,清利头目,舒气解郁。可治头痛和眼睛、咽喉、口齿疾病,以及小儿惊热、疮疥等症。

【药用验方】

口臭:鲜薄荷叶 4 克,茶叶 3 克,白糖适量。将薄荷叶去杂物,去除老、黄叶,清水洗净,控干,与茶叶一同倒入干净茶壶内,加入刚煮沸的水,加盖焖 10 分钟后,加适量白糖即成。功能:清热抑菌。

小便不利,水肿:薄荷 4 克,香薷、淡竹叶各 3 克,车前草 5 克。将香薷、淡竹叶、车前草去除杂物,用清水洗净,放入砂锅中,加适量水,煎沸 5 分钟,再放入洗净的薄荷,煎 5 分钟即成。功能:利水通淋。

烦热咳喘:将薄荷、藿香、甘草去杂洗净,捞出沥干水。锅中放入适量清水,用旺火煮沸后,将薄荷、藿香、甘草放锅中,煮 15 分钟,滤出汁液,加入白糖,代茶饮用。功能:清热解毒,祛痰止咳。

反应迟钝:薄荷 5 克,灵芝 2 克,谷芽 5 克,白糖适量。将薄荷洗净切段,灵芝洗净切成粗末,谷芽入锅炒香。锅上火,加入适量水,将灵芝、谷芽和白糖煎成浓汁,再下入薄荷煎 10 分钟即成。功能:清利头目。

食欲不振,消化不良:鲜薄荷叶 50 克,山楂酒 500 克,白糖适量。将薄荷叶除去老、黄叶,用清水逐片清洗干净,沥干水,装进纱布袋,放入容器内,加白糖和山楂酒,密封 2 周,把薄荷叶捞出,即可饮用。功能:消食健胃。

咽喉疾病:新鲜薄荷叶 20 克,粳米 100 克,冰糖 20 克。将鲜薄荷叶去杂质及老、黄叶片,清水洗净,沥干水。把粳米淘洗净,直接放锅内,加适量水,用旺火煮沸后转用小火慢煮至米烂粥稠,倒入薄荷叶及冰糖,烧两沸即成。功能:疏风解热。

失眠,烦躁,更年期综合征:薄荷梗 25 克,莲子 100 克,白糖 20 克。将薄荷梗洗净,放入锅内,加入半锅清水,用旺火烧开后转用小火慢煮 15～30 分钟,弃渣留汁。把莲子放入锅中,加入沸水,加盖焖约 10 分钟取出,剥去外衣,除去苦心,温水洗净,再放入锅内,加入薄荷汁,用旺火煮沸后转用小火炖至莲子酥而不烂,加入白糖,待白糖完全溶化,莲子呈玉色即成。功能:益气安神。

消化不良:鲜薄荷叶 60 片,山楂糕 125 克,白糖、发面糊、精制植物油各适量。薄荷去除杂质和老、黄叶洗净,沥干水;山楂糕改成薄荷叶大小 30 片。炒锅上火,放油烧热,用 2 片薄荷叶夹住 1 片山楂糕蘸上发面糊,下油锅炸至金黄色捞出,装进盘里,撒上白糖即成。功能:健脾利胃。

喘咳不止：鲜嫩薄荷叶 4 克，甘草 2 克，白糖适量。将薄荷叶和甘草用清水冲洗净，沥干水后同放入锅内，加适量水煮沸，几分钟后过滤去渣留汤，加入白糖，即可饮。功能：疏风益气，润肺止咳。

眼睛疾病：桑叶、菊花各 6 克，薄荷 4 克，竹叶、白茅根各 30 克。将桑叶、菊花、竹叶、白茅根和薄荷分别去杂物，用清水洗净，沥干水，一同放入茶壶内，用沸水泡 10～15 分钟，代茶饮。功能：清肝明目。

癌瘤肿痛：柠檬 1 个，薄荷油 10 克，砂糖 20 克，冰块 30 克，冰水适量。将柠檬洗净切开榨汁，倒入杯中，加入砂糖、冰水，用筷子搅拌混合，放入冰块，加入薄荷油，使其浮在上面即成。功能：抗癌消肿。

萎靡不振，乏力嗜睡：薄荷糖 40 克，白糖 80 克，鸡蛋清 50 克，脱脂奶粉 15 克，精盐 2 克。白糖放入锅内，加入清水后用小火煮开，熬成糖浆，煮至可以拉成丝状；薄荷糖捣碎，研成粉末。用清水把奶粉调匀，上火煮沸，待奶汁冷却后，加入鸡蛋清，直接抽打成糊，再缓缓加入糖浆，边倒边搅，再加入薄荷糖粉末，轻轻地搅拌，最后将混合物倒入盘中，放入冰箱冷冻即成。功能：补中益气。

小便不利，水肿：芦根 30 克，薄荷叶 5 克。将芦根、薄荷叶洗净，芦根切成段。锅中放入适量清水，芦根直接放入锅内，盖好锅盖，煎沸 10 分钟后，再将薄荷投入，再煮两沸即成。功能：利水消肿。

咽喉炎：白砂糖 500 克，薄荷细粉 30 克，精制植物油适量。将白砂糖放在铝锅中，加清水少许，以小火煎熬至稠糊状时，加入薄荷细粉调匀，再继续煎熬至用铲挑起即成丝状且不粘手时停火。将白糖倒在表面涂过油的大搪瓷盘中，待稍冷，将糖分割成条，再分割成小块即成。功能：凉血止痛。

食欲不振：鲜薄荷芽 30 克，番茄 300 克，白糖 30 克。将番茄洗净去蒂，切成小块，码放于盘中。将薄荷芽洗净，放于番茄上，撒白糖拌匀即成。功能：益脾健胃。

口腔异味，口臭：薄荷 300 克，精盐、食醋、麻油、生姜末、白糖、味精各适量。将薄荷清洗干净，放沸水锅中焯一下，捞出用凉水浸透，挤掉一些水，切成段放盘内。将生姜末、精盐、食醋、味精、白糖放碗中调匀，浇在薄荷上,淋上麻油即成。功能:疏风散热,清新口气。

中暑,挑食,厌食:鲜薄荷叶 40 片,白糖 50 克,青红丝 10 克,发粉糊 100 克,精制植物油 500 克(实耗约 30 克)。将薄荷叶洗净沥水,逐一蘸满发粉糊(按 100 份面粉、100～150 份水、5 份发酵粉的比例调配),入油锅炸至皮硬,捞出沥油。炒锅上中火,加白糖和少许清水,熬至金黄色能拔丝时,倒入薄荷叶,撒上青红丝,颠翻均匀,出锅拨散晾凉即成。功能:健脾益胃,清热凉血。

小儿挑食、厌食:莲子 150 克,鲜薄荷叶 50 克,冰糖 25 克,桂花 5 克。莲子去皮、心。薄荷洗净,用清水 1000 毫升煮沸,待薄荷味入汤后,捞出薄荷不用,汤中加入莲子,烧沸煮透后,再加入冰糖、桂花,小火煮沸 1 分钟即成。功能:调和脾胃。

【食用宜忌】

肝阳偏亢、体虚自汗、阴虚发热、血虚眩晕者不可服用。

车 前 草

车前草又称车轮菜、猪肚菜、灰盆草、蛤蟆草、饭匙草、猪耳草、牛甜菜,为车前科多年生草本植物。主要生长在山野、路旁、花圃、菜园以及池塘、河边等。我国各地均有出产,江西、海南、安徽、广西、广东、云南、江苏等地区产量较多。

【性味归经】

性寒,味甘。归肝、肾、肺、小肠经。

【食用方法】

每年 4～5 月采嫩幼苗食用。车前草嫩苗烫后,用清水漂洗数次,可拌、炝、炒、炖、蒸、做汤、制粥等,质嫩略有苦味。

【营养成分】

车前草营养丰富，每 100 克嫩叶芽含水分 79 克，膳食纤维 3.3 克，糖类 1 克，蛋白质 4 克，脂肪 1 克，钙 309 毫克，磷 175 毫克，铁 25.3 毫克，胡萝卜素 5.85 毫克，维生素 B_2 0.09 毫克，维生素 B_5 0.25 毫克，维生素 C 23 毫克。此外，还含胆碱、钾盐、柠檬酸、草酸、桃叶珊瑚苷、车前苷、胆碱等成分。

【保健功效】

利尿润肺：车前草适用于小便不利、暑热泄泻、目红肿痛、血热出血等症。现代药理研究表明，车前草及车前子不仅有显著的利尿作用，而且具有明显的祛痰、抗菌、降压效果，还有抗肿瘤作用；它们所含的车前苷能使呼吸加深，可治疗肺热咳嗽、痰多等病症。

平衡细胞：车前草、车前子中所含的腺嘌呤的磷酸盐有刺激白细胞增生的作用，可用于防治各种原因引起的白细胞减少症。

抑制病菌：车前草所含三萜皂苷类对金黄色葡萄球菌、卡他球菌及绿脓杆菌、变形杆菌、痢疾杆菌有抑制作用，同时还有抑制胃液分泌和抗溃疡作用，因此是溃疡患者的食疗佳品。

【功能主治】

利水通淋，清热明目，清肺化痰，凉血止血。

【药用验方】

水肿，咳痰，视物模糊：鲜车前草 200 克，蜂蜜 30 克。将车前草清洗干净，晾干，捣烂取汁约 100 克，调入蜂蜜，1 次饮完。功能：清肺止咳，凉血明目。

口腔异味，上火，目浊：车前子 20 克，玉米须 50 克，生甘草 5 克。将玉米须、车前子和生甘草放入水中清洗，沥干水，同放入砂锅（车前子用纱布包），加水 500 毫升，煎取 400 毫升，去渣温服。功能：清热明目。

视物不清：车前叶 50 克，粟米 100 克，葱白 1 根，苋菜 50 克，精盐、味精各适量。车前叶、苋菜分别洗净切碎；葱白洗净，切成段。粟米淘洗净，放入锅内，倒入适量清水，用大火煮至水沸，转用小火继续煮，待米熟透时，放入车前草、苋菜、葱段，煮沸一会儿，加入精盐、味精调味即成。功能：清热明目。

喘咳痰稠，目红肿痛：车前叶 50 克，粳米 100 克，葱白 1 根，西瓜瓤 2000 克，精盐、味精各适量。车前叶去杂洗净，切碎；葱白切段；西瓜去子。将粳米淘洗净后放入锅内，加适量清水，置于旺火上煮沸，转用小火继续煮，待米熟透时加入车前叶、葱段和精盐，再煮 10 分钟，调入味精，拌入西瓜瓤即成。功能：清肺化痰。

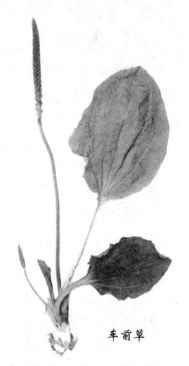

车前草

咳痰：车前叶 50 克，萝卜 100 克，粳米 100 克，葱白 1 根，味精、精盐各适量。车前叶去老、黄叶片，用清水洗净，切碎；萝卜洗净去外皮，切成丝，放入热水中焯熟捞出；葱除去外层黄、老叶，用清水洗净，切成段。将粳米淘洗干净，直接放入锅内，注入适量清水，置于旺火上煮沸之后，转用小火继续煮，待米熟透时，放入车前叶、葱段、精盐，再煮 15 分钟，放入萝卜丝，用勺子搅匀，撒上味精调味即成。功能：化痰止咳。

水肿，目浊，泻痢：车前子 20 克，粳米 100 克。车前子清洗去杂，用纱布包入砂锅内，煎取汁，去车前子。粳米淘洗干净后，放入锅内，加车前子汁，兑适量水，煮为稀粥。功能：利水明目。

毒肿：嫩车前草 400 克，精盐 3 克，蒜蓉 5 克，白糖 5 克，麻油、醋各适量。将盐水烧开，把洗净的车前草放入焯一下，捞出用凉水浸泡，保持绿色，然后取出挤干水分，切成 5 厘米左右长，放入盘中，加入蒜蓉、白糖、醋、精盐拌匀，再淋上麻油即成。功能：解毒消肿。

咳痰，血压高：嫩车前叶 250 克，豆腐丝 150 克，味精、酱油、精盐、白糖、麻油各适量。将车前叶择洗净，放沸水中焯熟，转入凉水中去苦味，沥水,再放盘内加精盐腌 10 分钟,挤去菜水切细,放回盘中,加麻油拌匀。豆腐丝切 2～3 厘米长,下沸水锅焯一下,用凉开水淋过,稍挤水,放入盛车前叶的盘内,加入白糖、酱油、味精、精盐,拌匀即成。功能:化痰降压。

高血压:车前草 200 克,粉皮 300 克,大蒜 4 瓣,豆瓣酱 25 克,白糖、醋、精盐、精制植物油、麻油各适量。将盐水煮沸,车前草入水中焯过,再用冷开水浸泡片刻,捞起挤干水分,切成细末。蒜捣成泥,加入豆瓣酱、适量白糖、醋,调成调味酱。炒锅上中火,放油烧至六成热,倒入调味酱,放车前草细末烧至香浓汁稠,盛入瓶罐,作为凉拌菜调料。凉粉皮入水浸洗后,切细丝或粗条或块,加入车前草酱拌匀后,再淋少许麻油拌匀即成。功能:凉血降压。

小便不畅:鲜车前草 90 克,猪膀胱 100 克,精盐、味精、胡椒粉、葱段、生姜片、黄酒、鲜汤各适量。车前草除杂,清水洗净。猪膀胱用清水洗净,再将精盐撒在猪膀胱内外,多揉几次,用清水洗,下沸水锅中焯透,清水洗去尿臊味。把猪膀胱、车前草、精盐、味精、胡椒粉、葱段、生姜片、黄酒、鲜汤同放煮锅内,兑入适量水,炖至熟烂,拣出葱段、生姜片、车前草,装入汤碗中即成。功能:利水通淋。

中暑:鲜车前草 100 克,荸荠粉 50 克,冰糖适量。用清水 25 毫升调化荸荠粉及冰糖。车前草去杂质,清水洗净,放入煮锅内,加入清水约2000 毫升,用旺火煮沸后,转小火煮沸 15 分钟,取汁冲入已调化的荸荠粉及冰糖内,搅匀,即可食用。功能:清热解暑。

小便不利,水肿:车前子 250 克,连壳田螺 1000 克,红枣 10 枚,精盐、味精各适量。田螺用清水浸养 2 天,经常换水漂去污泥,斩去田螺尾;已清洗净的车前子用纱布包好;红枣去核洗净。把全部用料放入刚煮沸的水锅中,用旺火煮沸后转小火煲 2 小时,放入精盐、味精调味,即可饮汤吃螺肉。功能:消肿利水。

水肿,高血脂,高血压:鲜车前草 100 克,冬瓜 500 克,精盐、味精、麻油各适量。冬瓜洗净,留皮和瓜仁,切厚片;车前草洗净,去头。把全部用料放入锅内,加适量清水,旺火煮沸后,小火煲至冬瓜熟烂,加精盐、味精、麻油调味即成。功能:清热降压。

【食用宜忌】

肾气虚脱、脾胃虚寒者不宜食用。

桔　梗

桔梗又称绿花根、铃销花、梗草等,为多年生草本植物,有白色乳汁。桔梗常野生于山坡、草丛及林缘的向阳干燥处,较喜温和的气候,也较耐寒,在阳光充足、土质偏沙、水分不过多的条件下,长势更好。我国南北方各地均有野生或种植,但主要产于广东、广西北部、贵州、云南南部地区。

【性味归经】

性平,味苦、辛。归肺经。

【食用方法】

桔梗根和幼嫩茎叶可做菜食。晚秋或早春挖掘桔梗的根,剥去外面的皮,用水泡去苦味后,切成细丝,直接炒食或加调料拌食,也可加工成朝鲜咸菜,是朝鲜族和东北民间喜爱的野菜之一。3月至5月间采摘幼嫩茎叶,焯水后可拌、腌、炒、烧、做汤或做粥等。

【营养成分】

桔梗营养丰富,每100克桔梗嫩茎叶中含水分74克,蛋白质0.2克,膳食纤维3.2克,胡萝卜素8.4毫克,维生素C 216毫克。每100克桔梗根鲜品中含水分67克,糖类16.2克,维生素B_2 0.44毫克,维生素C 10毫克。此外,还含有14种氨基酸和22种微量元素,以及皂苷、桔梗聚糖、三萜烯、桔梗酸、葡萄糖、生物碱等成分。

【保健功效】

祛痰止咳：桔梗所含皂苷对咽喉黏膜和胃黏膜有刺激作用，能反射性地引起呼吸道黏膜分泌亢进，使痰液稀释，促使其排出，因此可用于治疗咳嗽多痰。

抗炎解热：桔梗所含皂苷还有抗炎、抗过敏、镇静、镇痛解热及抑制胃液分泌、抗消化性溃疡等多种作用，因此可用于治疗上呼吸道感染、急慢性支气管炎、胃溃疡、十二指肠溃疡等症。

护肝降糖：桔梗所含皂苷还能降低肝内胆固醇含量，增加类胆固醇及胆酸的分泌。桔梗还能使血糖下降，可用来治疗糖尿病。

【功能主治】

宣肺祛痰，散寒止咳，排脓。可治外感咳嗽，咳痰不利，胸胁疼痛，咽喉肿痛，肺痈，外疡痈疮，痢疾腹痛等病症。

【药用验方】

咳嗽痰稠：粳米 100 克，干薄荷 15 克（鲜品 30 克），桔梗 10 克，甘草 6 克，冰糖 25 克。将桔梗、甘草、薄荷煎汤冷却；粳米煮成粥，将熟时把煎好的汤倾入并加冰糖，再煮 1 分钟即成。功能：清热化痰。

咳嗽不止，痰淤：桔梗 5000 克，味精 5 克，酱油 600 毫升，熟芝麻 100 克，辣椒粉 50 克，白糖 100 克。将桔梗去杂洗净，放清水中浸泡 1 天，捞出切细丝，挤去水分，放入小缸内。将酱油、辣椒粉、芝麻、味精、白糖混合均匀，倒入缸内，与桔梗丝拌匀，隔天翻缸 1 次，7 天即为成品。功能：化痰止咳。

咳嗽，咽喉肿痛：桔梗根 5000 克，精盐 500 克，五香粉、生姜粉、味精、花椒各适量。将桔梗根去毛须、杂质，洗净，切成丝状，阳光下晒 3～5 日，到手感柔软为止。将精盐拌于桔梗中，并搓揉至略出水，然后拌入五香粉、生姜粉、味精、花椒，再装坛，一层层压实，15 日后取出即成。功能：祛痰止咳，消肿止痛。

咳痰,高血脂,高血糖:鲜桔梗 250 克,黄瓜 250 克,辣椒酱 10 克,精盐 3 克,醋 5 克。将鲜桔梗洗净,剥去外面黑皮,挤去水,投入沸水锅中焯一下,捞出切片。黄瓜去瓤切片,用精盐(2 克)稍腌,去水。将桔梗和黄瓜放在大碗内,加辣椒酱、精盐、醋,调匀即成。功能:降压止咳。

脾胃虚弱,癥瘤肿痛:水发银耳 50 克,桔梗嫩苗 250 克,葱花、生姜末、精盐、味精、精制植物油、鲜汤各适量。桔梗去杂洗净,水发银耳洗净。炒锅上火,放油烧热,下葱花、生姜末煸香,再投入银耳和桔梗嫩苗急速翻炒,加入精盐、味精、鲜汤,炒至断生入味即成。功能:宣肺排毒。

口干舌燥,脾弱肺瘀:鲜桔梗根茎部 100 克,黄瓜丝 50 克,胡萝卜丝 50 克,精盐、味精、麻油、白糖各适量。将桔梗根茎去老皮撕成丝,和黄瓜丝、胡萝卜丝及精盐、味精、麻油、白糖拌匀即成。功能:生津止渴,宣肺祛痰。

【食用宜忌】

阴虚久嗽、气逆及咯血者忌服。

蕨　菜

蕨菜又称乌糯、龙头菜、拳头菜、鹿蕨菜等,属凤尾蕨科多年生草本植物。我国各地均有分布,尤以长江以北,如安徽北部、河南、山东、河北、山西、内蒙古、青海、新疆等地较多。蕨菜适应性较强,主要生长于荒坡、山村边、草地等处,是我国主要的野生蔬菜,被称为"山菜之王"。

【性味归经】

性寒,味甘,无毒。入肝、脾、胃、大肠、小肠经。

【食用方法】

鲜嫩叶可蘸酱、凉拌、炒或做汤食。

【营养成分】

每 100 克蕨菜干品中,含蛋白质 6.6 克,脂肪 0.9 克,粗纤维 23.5 克,糖类 52.2 克,灰分 5.6 克,钾 59 毫克,磷 253 毫克,钙 851 毫克,镁 82 毫克,铁 23.7 毫克,锰 2.31 毫克,锌 18.11 毫克,铜 2.79 毫克,硒 6.34 微克,维生素 B_2 0.16 毫克,烟酸 2.7 毫克,抗坏血酸 3 毫克,并含 18 种氨基酸、胆碱、1-茚满酮类化合物、多种蕨素和蕨苷、蕨类酰胺、甾酮类物质等。

【保健功效】

强身健体:蕨菜做成粉皮、粉条代粮充饥,能补脾益气,增强抗病能力。

下气降压:蕨菜所含某些有效成分能扩张血管,降低血压;膳食纤维能促进胃肠蠕动,可下气通便,防止便秘。

消炎解毒:蕨菜素对细菌有抑制作用,可应用于发热不退、肠风热毒、湿疹、疮病等。

【功能主治】

清热利湿,化痰止咳,滑肠降气,健胃安神,解毒敛疮。主治食膈,气膈,肠风热毒,黄疸,白带,泻痢腹痛,风湿痹痛,头昏失眠,痨嗽咯血,疮疡不敛,湿疹,痔疮等。

【药用验方】

肠风热毒,瘦弱干咳,胃气上逆:鲜蕨菜 100 克切段,入沸水中稍焯过晾;火腿肉、水发香菇、柿椒、冬笋各 50 克及生姜 15 克均切细丝,冬笋丝入沸水中焯熟。炒勺置于旺火上,加油烧六成热,一次投入蕨菜、火腿肉丝、香菇丝、冬笋丝、柿椒丝、生姜丝,煸炒出味,加精盐、料酒和清汤炒匀,稍候撒上胡椒粉、味精,淋入湿淀粉和麻油拌匀食。功能:滋阴润燥,和胃补肾。

疮口不敛:蕨萁(全草)、煅石膏、海螺壳、地衣各适量,研细,麻油调擦患处。功能:解毒敛疮。

瘦弱干咳,腰膝酸软:鲜蕨菜 200 克去掉叶柄上的茸毛和未展开的叶苞,入光叶柄至沸水锅内焯一段时间后捞出切段;猪里脊肉 150 克切丝。锅烧热,加肉丝煸炒至水干,烹酱油,入葱花、姜末各 10 克煸熟,再加料酒略煸炒,投蕨菜炒至入味,调味精可食。功能:滋阴补虚,强身健体。

虚劳羸瘦,胃呆食少,咳嗽有痰:鲜蕨菜 100 克切末,鸡脯肉、虾仁各 25 克斩蓉,鲜蘑菇 30 克切丁。以上各物入碗内,入葱花、姜末各 20 克,以及精盐、味精、花椒油、麻油拌成馅。鸡蛋 4 个磕入碗内,入湿淀粉调匀,用手匀摊成 12 个小圆皮,并剩下些鸡蛋糊。把蛋皮从中间一切两半,放上馅卷成卷,蘸上面粉后,再蘸上剩下的鸡蛋糊,最后蘸上面包渣(200 克)。锅内放油烧五成热,将卷下锅炸成金黄色,捞出沥油即可食。功能:健脾益胃,润肺化痰。

湿疹:用水酒洗患处,把蕨粉撒上,或以甘油调擦。功能:清热祛湿。

【食用宜忌】

☆ 蕨菜性味寒凉,脾胃虚寒者慎用。蕨菜不可食用太多,其所含硫胺酶等对人体的整个造血系统有伤害,能抑制红细胞的生成,抑制红细胞对铁的摄取,减少白细胞和血小板数目,并含致癌物质。

【小常识】

春暖花开的季节,鲜蕨菜采后用开水略烫,加盐、醋、辣椒等调料烹调后,鲜嫩爽滑。秋冬季节,可采其地下茎煨食或磨成蕨根粉食用。

荠　菜

荠菜又称荠、荠菜花、护生草、菱角菜等,属十字花科一年或二年生草本植物。荠菜广泛分布于我国各地,适应性很强,对土质的要求不严,在田边、路旁、沟边、荒地、房前屋后均可生长;在肥沃的园地、田埂等处长势更好。

【性味归经】

性凉,味微苦、辛。归心、肝、肾、脾、肺、膀胱经。

【食用方法】

嫩叶炒食、做汤均宜,而且可做馅料,做成春卷、饺子、包子等。

【营养成分】

荠菜不仅味美可口,而且营养丰富,每 100 克中含水分 90.6 克,蛋白质 2.9 克,脂肪 0.4 克,膳食纤维 1.7 克,糖类 3 克,胡萝卜素 2.29 毫克,维生素 B_1 0.04 毫克,维生素 B_2 0.15 毫克,烟酸 0.6 毫克,维生素 C 43 毫克,钙 294 毫克,磷 81 毫克,铁 5.4 毫克。此外,还含精氨酸、胱氨酸、天冬氨酸、蛋氨酸、谷氨酸、甘氨酸、丙氨酸、半胱氨酸等 10 多种人体所需要的氨基酸,以及草酸、酒石酸、苹果酸、丙酮酸、对氨基苯磺酸等。

【保健功效】

降脂降压:荠菜所含乙酰胆碱、谷甾醇、季胺化合物不仅可降低血中、肝中胆固醇、三酰甘油含量,且可降血压。

消炎解毒:荠菜维生素 C 含量比番茄还高,所含橙皮苷能增强体内维生素 C 含量,消炎抗菌,对发热略有退热作用;还能抗病毒,预防冻伤;并可抑制眼晶状体的醛还原酶,对糖尿病性白内障有疗效。荠菜醇可抑制胃溃疡,加速应激性溃疡愈合。

【功能主治】

和脾利水,止血明目等。可治痢疾,水肿,淋病,乳糜尿,吐血,便血,血崩,月经过多,目赤疼痛等症。

【药用验方】

头痛：荠菜全草 30 克，水煎，去渣加入鸡蛋 2 个（去壳），煮至蛋熟，服汤食蛋。功能：清热凉血。

久痢：干荠菜研成细末，每次服 6 克，枣汤送下，每日服 2 次。功能：和脾止泻。

急慢性湿疹：取干荠菜燃烟熏患处，熏至患处泌液减少为效，每日 1 次。功能：消炎祛湿。

高血压病：①荠菜、夏枯草各 30 克，水煎服。②荠菜、猪毛菜各 10 克，水煎服。每日 1 剂，服药 3 日，停 1 天。功能：凉血降压。

仙　人　掌

仙人掌又称仙巴掌、观音刺、观音掌、神仙掌、玉芙蓉、火掌、霸王树、龙舌，属仙人掌科植物。近几年仙人掌作为一种蔬菜越来越频繁地出现在餐桌上，它口感较好，切成细丝，通体碧绿透明，入口清香爽口，具有多种保健功效。

【性味归经】

性寒，味苦、涩。归心、胃、肺经。

【食用方法】

仙人掌以体大、肉厚者为佳。仙人掌可以糖渍、蜜饯，并可用来酿酒、造醋，用途颇广。

【营养成分】

仙人掌茎叶中含三萜化合物、苹果酸、琉璃酸、树脂、酒石酸、蛋白质、槲皮素等。

【保健功效】

现代药理研究表明,仙人掌对金黄色葡萄球菌、枯草杆菌有高度抑制作用。临床应用中发现,仙人掌有补血和保护创面的作用,故适用于溃疡病出血者。仙人掌还有利尿作用,是肾炎、糖尿病患者的理想食物。

【功能主治】

清热解毒,消肿止痛,行气活血等。可治肺热咳嗽,痔疮,痞块,乳痈,喉痛,肺痈,痢疾,疔疮,烫火伤,蛇伤,胃痛溃疡,出血,失眠等症。

【药用验方】

肺病,咽喉病:嫩仙人掌100克,牛蛙400克,酱油、麻油、蒜蓉、豆豉、胡萝卜片、葱段、胡椒粉、黄酒、精制植物油、白糖、干淀粉、湿淀粉、鲜汤各适量。牛蛙斩成大块,加适量酱油、胡椒粉、黄酒拌匀,腌约10分钟。仙人掌去刺、去皮切成丝,过清水洗去黏汁,沸水烫过迅即捞起沥去水分。炒锅上火,放油烧至七成热,将牛蛙裹上干淀粉,入油锅炸至骨头有些收缩时捞起,控去油。油锅留底油,入仙人掌快炒盛起。另起油锅爆豆豉、蒜蓉、牛蛙,沿锅边加入黄酒,放入酱油、胡椒粉、白糖略炒,下葱段、胡萝卜片、仙人掌丝炒匀,烹入鲜汤烧开,用湿淀粉勾芡,淋麻油装盘即成。功能:清热消肿。

血淤,水肿:仙人掌100克,红灯笼椒2个,老豆腐干100克,精盐、酱油、醋、白糖、麻油各适量。仙人掌去刺去皮,下沸水锅中焯一下捞出,切成细丝;老豆腐干切丝,用沸水焯一下;红灯笼椒切丝。将三丝一同放入碗中,加精盐、酱油、醋、白糖同拌,约10分钟后入味,淋上麻油,拌匀即成。功能:行气活血。

咳嗽:仙人掌500克,白糖30克,蜂蜜20克,糖桂花适量。仙人掌洗净,削皮去刺,放入沸水锅中焯1分钟,捞出晾凉,切成条装在盘内。白糖、蜂蜜放入铝锅内,加适量水,用小火熬成浓汁,加入糖桂花调匀,用勺浇在仙人掌条上即成。功能:清热止咳。

疼痛,痢疾:仙人掌400克,砂仁末2克,精盐、味精、麻油各适量。将仙人掌削皮去刺,切成片,放入碗内,用少许精盐拌匀,腌渍5分钟,滗去汁水,加砂仁末拌匀,放味精,淋麻油,拌匀即成。功能:消肿止痛,清热止泻。

【食用宜忌】

体质虚寒的患者忌用。

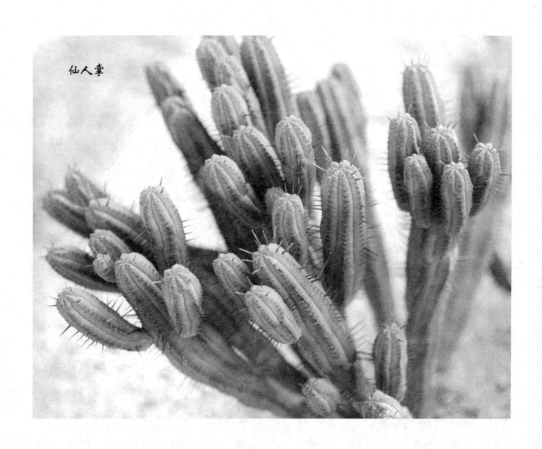

仙人掌